日本運動生理学会　運動生理学シリーズ7

運動と高次神経機能
―運動の脳内機能を探検する―

Exploring Higher Sensorimotor Functions in the Human Brain

編　者

筑波大学教授　　東京大学名誉教授
西平　賀昭　　大築　立志

株式会社　杏林書院

著者紹介 (五十音順)

今中　國泰（いまなか　くにやす）
首都大学東京大学院人間健康科学研究科教授

大築　立志（おおつき　たつゆき）
東京大学名誉教授

木田　哲夫（きだ　てつお）
自然科学研究機構生理学研究所統合生理研究系研究員

木塚　朝博（きづか　ともひろ）
筑波大学大学院人間総合科学研究科准教授

木下　博（きのした　ひろし）
大阪大学医学系研究科教授

工藤　和俊（くどう　かずとし）
東京大学大学院総合文化研究科助教

久保田　競（くぼた　きそう）
学校法人東洋学園国際医学技術専門学校副校長

小宮山伴与志（こみやま　ともよし）
千葉大学教育学部教授

武井　智彦（たけい　ともひこ）
自然科学研究機構生理学研究所発達生理学研究系研究員

内藤　栄一（ないとう　えいいち）
独立行政法人情報通信研究機構／株式会社国際電気通信基礎技術研究所・脳情報研究所

西平　賀昭（にしひら　よしあき）
筑波大学大学院人間総合科学研究科教授

八田　有洋（はった　ありひろ）
横浜薬科大学健康薬学科准教授

船瀬　広三（ふなせ　こうぞう）
広島大学大学院総合科学研究科教授

柳原　大（やなぎはら　だい）
東京大学大学院総合文化研究科准教授

序　文

　この度，運動生理学シリーズ7として『運動と高次神経機能―運動の脳内機能を探検する―』を刊行することとなりました．運動生理学は，身体活動の高い状態をあつかう生理学であります．それゆえ，運動生理学の中で最初に注目されるのは筋であります．筋は人間の身体を動かす動力源であり，車輪でもあるからです．次にこの筋を支配するのは神経系であり，脳と脊髄の運動中枢や末梢の運動神経を含む運動制御系であります．

　体育・健康・スポーツ科学分野において，この運動制御系に関する研究の変遷を概観してみると，最初は筋電図を用いての運動制御研究が主流であり，反応時間研究と相まって末梢神経系と中枢神経系の動態を推測していました．その後，運動制御研究に脳波の研究が導入され，運動刺激に対する脳波変化の研究が行なわれました．さらにその後，誘発電位の手法が駆使され，運動神経の動態の研究に誘発筋電位，脳の研究に大脳誘発電位（体性感覚，聴覚，視覚）が用いられるようになりました．そして近年，人間の脳の情報処理過程の研究に有効なもののひとつして事象関連電位が測定可能となり，人間の脳内機能の解明を大きく進歩させることになりました．事象関連電位とは脳内の情報処理過程を非侵襲的に検討する指標であり，感覚刺激の入力，あるいは刺激を手がかりに被験者に課題を遂行させた際に頭皮上から誘発される電位成分の総称であります．本書も2章を中心に，3章，6章と多くのページを，この事象関連電位を用いた運動制御にかかわる脳内情報処理過程の研究紹介に割いています．特に3章では，運動制御系の活動を支える感覚関連脳活動を取り上げて解説しています．さらにMEG（脳磁図）やPET（陽電子放射断層撮影装置）を用いた最新研究も紹介されています．また筋電図を用いた長潜時反射研究の運動制御上の意義を紹介した章をもうけたことも本書の特色であり，脳電位と筋電図を併用しての運動制御研究の重要性がこの章でも強調されています．

　歩く・走る・運ぶなどの移動，持つ・操るなどの操作，食べる・飲むという生命維持行為，描く・書く・話すという文化創造行為などの日常生活行為は，生理学的には随意運動であります．この随意運動を研究することは，すなわち脳・運動神経系を中心とした運動制御系の研究をすることにほかなりません．今までにも，動物実験を用いた研究によって，随意運動に関連する脳や神経系の働きに関する知見はある程度得られていますが，人間が文化として作り上げた人間特有の熟練動作の解明はこれからであります．

　運動制御研究の応用的な面についてみると，近年，環境の悪化，少子化，塾の流行などにより運動遊びの減少によって必然的に子どもの正常な身体・運動制御能力が低下していることが明らかになっております．さらにまた，高齢者は，筋力や骨密度の低下とともに身体・運動制御能力が低下しているため，立位姿勢のバランスを失いやすくなります．高齢者がバランスを失って転倒すると，容易に骨折する危険性があり，いったん骨折すると，そのまま寝たきりになってしまうなどの重大な

影響があります．それゆえ，子どもの身体・運動制御能力向上のための「運動プログラム」開発や，高齢者の身体・運動制御能力向上のための「疾病予防運動プログラム」策定のためにも，随意運動に伴う脳内の情報処理や脊髄運動神経系の研究成果が大きく貢献すると確信しております．そこに運動制御研究成果の応用的な重要さがあります．

　本書は先に触れた事象関連電位のほかに，運動準備と発現という基礎的な研究から運動における感覚系の重要性，脊髄運動神経機構そして運動学習と運動制御系研究にとつて重要かつ最新な研究成果，手法を網羅的に紹介してあります．本書が体育・健康・スポーツ科学分野やリハビリテーション分野の運動制御研究に従事している若い研究者や大学院生の研究遂行の指針ともなれば望外の幸せであります．

　最後に本シリーズに多大なご支援を賜っている杏林書院太田博社長や，本書の出版に労を惜しむことなくご尽力頂いた清水理恵氏に衷心より感謝の意を捧げます．

2005年5月

編　者
西平　賀昭
大築　立志

目　　次

1章　運動の準備と発現 …………………………………… 1

1. 随意運動と大脳皮質 …………………………………… 久保田　競 … 1
    1) 運動性皮質 …………………………………… 2
        (1) 一次運動野と運動性皮質 …………………………………… 2
        (2) 補足運動野 …………………………………… 4
        (3) 前補足運動野 …………………………………… 4
        (4) 運動前野 …………………………………… 4
        (5) 帯状皮質運動野 …………………………………… 4
    2) 前頭前皮質（前頭連合野） …………………………………… 4
    3) まとめ …………………………………… 6
2. 随意運動の制御 …………………………………… 内藤　栄一 … 7
    1) 期待される運動結果 …………………………………… 9
    2) 運動のシミュレーション …………………………………… 10
    3) 期待される運動感覚もシミュレートされる …………………………………… 10
    4) 随意運動制御における前頭連合野の関与 …………………………………… 11
    5) 運動の随意性とは何か？ …………………………………… 12
3. 随意運動と脳内賦活 …………………………………… 内藤　栄一 … 13
    1) 運動頻度 …………………………………… 13
    2) 力の符号化 …………………………………… 14
    3) 最大筋出力による制御と精巧な筋出力による制御
       ―どちらがより脳を賦活するか― …………………………………… 15
    4) まったく同じ強度・回数の運動でも協同筋制御か非協同筋制御かによって
       脳の賦活度合いが異なる …………………………………… 15
    5) 視知覚運動課題 …………………………………… 15
    6) 左右協調運動と系列運動 …………………………………… 17
    7) 外的刺激誘導性 (externally-triggered) 運動と
       自分のペースで行なう (self-paced) 運動 …………………………………… 18
    8) 選択反応課題 …………………………………… 19
    9) 運動の転移 …………………………………… 20
4. 脳における運動の準備状態 …………………………………… 武井　智彦 … 23
    1) 知覚的準備と運動準備 …………………………………… 23
    2) 運動の準備とは？ …………………………………… 24
    3) 脳における運動準備状態 …………………………………… 24
        (1) 準備状態での脳電位 …………………………………… 24
        (2) サルにおける準備関連活動 …………………………………… 25
    4) まとめ …………………………………… 27

2章　運動と事象関連電位 …………………………………… 29

1. 事象関連電位の概論と歴史 …………………………………… 西平　賀昭 … 29
2. 運動の発現と制御の概略 …………………………………… 西平　賀昭 … 30

3．運動が運動関連脳電位に及ぼす影響 ……………………………西平　賀昭… 30
　1）運動が脳に及ぼす影響 ……………………………………………………… 30
　2）運動関連脳電位の概論と歴史 ……………………………………………… 31
　3）運動関連脳電位の構成成分とその生理学的意義 ………………………… 32
　4）運度が運動関連脳電位に及ぼす影響 ……………………………………… 34
4．運動がP300に及ぼす影響 …………………………………………西平　賀昭… 38
　1）P300の概論と歴史 ………………………………………………………… 38
　2）P300の生理心理学的意義 ………………………………………………… 39
　3）注意機能と注意関連電位 ………………………………………………… 40
　4）運動がP300に及ぼす影響 ………………………………………………… 41
　5）注意が体性感覚情報処理に及ぼす影響 ………………………………… 48
　　（1）選択的注意が体性感覚情報処理に及ぼす影響 ……………………… 48
　　（2）体性感覚情報処理における受動的注意 ……………………………… 49
5．運動と随伴性陰性変動 ……………………………………………西平　賀昭… 51
　1）随伴性陰性変動の概論と歴史 …………………………………………… 51
　2）運動と随伴性陰性変動 …………………………………………………… 53
　3）随伴性陰性変動の解消過程（CNV resolution）………………………… 54
6．予備緊張が事象関連電位と脊髄運動ニューロンに及ぼす影響 ……西平　賀昭… 55
　1）予備的な筋活動が随伴性陰性変動，H反射，EMG-RTに及ぼす影響 …… 57
　2）運動開始前の持続的な随意収縮が運動準備電位に及ぼす影響 ………… 58
　3）運動前の予備的な筋活動が体性感覚誘発電位に及ぼす影響 …………… 59
7．児童の事象関連電位 ………………………………………………西平　賀昭… 60
　1）児童期の運動遂行上の脳内情報処理過程の問題 ………………………… 60
　2）児童のEMG-RTと運動時間（MT）………………………………………… 63
　3）運動遂行に伴う児童のP300 ……………………………………………… 64
　4）児童の事象関連電位早期成分（N100, N200）の特徴 …………………… 66
　5）児童の運動関連脳電位 …………………………………………………… 68
8．高齢者の事象関連電位 ……………………………………………西平　賀昭… 70
　1）高齢者の脳内感覚―運動処理過程の問題 ………………………………… 70
　2）高齢者のEMG-RT ………………………………………………………… 71
　3）高齢者の運動課題遂行時のP300 ………………………………………… 72
　4）運動準備期における高齢者の随伴性陰性変動 …………………………… 73
　5）高齢者の自発的随意運動に伴う運動関連脳電位 ………………………… 75

3章　運動における感覚系の重要性 ……………………………………… 84

1．運動と体性感覚系 …………………………………………………木田　哲夫… 84
　1）体性感覚系の基礎 ………………………………………………………… 84
　　（1）皮膚の感覚受容器 …………………………………………………… 84
　　（2）筋紡錘 ………………………………………………………………… 85
　　（3）体性感覚経路 ………………………………………………………… 86
　　（4）視床 …………………………………………………………………… 86
　　（5）大脳皮質 ……………………………………………………………… 86
　2）運動制御における体性感覚の重要性 …………………………………… 88
　　（1）体性感覚系の傷害や疾患に伴う運動制御の異常 …………………… 88
　　（2）体性感覚系と運動系の線維連絡 ……………………………………… 89

(3) 随意運動開始前に起こる体性感覚系の変化 ……………………………… 89
　　　(4) 体性感覚野の電気刺激によって起こる筋収縮 ……………………………… 89
　　　(5) 体性感覚と運動習熟 ……………………………………………………… 89
　2. 運動制御における"gating"の役割 ……………………………… 木田　哲夫 … 90
　　1) 体性感覚誘発電位 …………………………………………………………… 90
　　　(1) 体性感覚誘発電位とは? ………………………………………………… 90
　　　(2) 体性感覚誘発電位の発生源 ……………………………………………… 91
　　2) 随意運動による体性感覚誘発電位の変化 ……………………………………… 92
　　　(1) 随意運動による短潜時体性感覚誘発電位振幅の低下（gating）……… 92
　　　(2) gatingの発生部位 ………………………………………………………… 93
　　　(3) gatingの発生機構 ………………………………………………………… 93
　　　(4) gatingの機能的役割 ……………………………………………………… 94
　　　(5) 随意運動による長潜時体性感覚誘発電位振幅の増大 ………………… 94
　3. 注意が体性感覚情報処理に及ぼす影響 ……………………………… 木田　哲夫 … 95
　　1) 注意とその研究 ……………………………………………………………… 95
　　2) 選択的注意と事象関連電位 ………………………………………………… 96
　　3) 受動的注意と事象関連電位 ………………………………………………… 98
　　4) 処理資源と事象関連電位 …………………………………………………… 99
　4. 無意識下の感覚情報と運動 ………………………………………… 今中　國泰 … 107
　　1) 脳損傷による感覚麻痺患者の無意識下の知覚と運動反応 …………………… 107
　　2) 健常者にみられる知覚と運動の乖離―錯視と運動 ………………………… 108
　　　(1) 幾何学的錯視と運動反応 ………………………………………………… 108
　　　(2) 運動錯視とポインティング動作 ………………………………………… 109
　　　(3) 運動残効とポインティング動作 ………………………………………… 109
　　3) 無意識的知覚に誘発される運動反応 ……………………………………… 111
　　　(1) 急速眼球運動中の見えない刺激に対するポインティング …………… 112
　　　(2) 逆向マスキング下の無意識的知覚と反応時間 ………………………… 112
　　4) まとめと今後の展望 ………………………………………………………… 113
　5. 体性感覚野と運動野の体部位局在 …………………………………… 木下　博 … 115
　　1) 一次体性感覚野の体部位局在 ……………………………………………… 115
　　2) 一次体性感覚野の体部位局在の可塑的変化 ……………………………… 118
　　3) 一次運動野の体部位局在 …………………………………………………… 121
　　4) 一次運動野の体部位局在の可塑的変化 …………………………………… 121

4章　随意運動に伴う反射活動の調節 …………………………………………… 125

　1. 随意運動と伸張反射 ………………………………………………… 木塚　朝博 … 126
　　1) 伸張反射の基礎知識 ………………………………………………………… 126
　　　(1) 反射弓 …………………………………………………………………… 126
　　　(2) 反射潜時および筋収縮時間 …………………………………………… 126
　　　(3) 伸張反射の役割 ………………………………………………………… 127
　　2) 随意的活動と伸張反射の調節 ……………………………………………… 127
　　　(1) 意識と伸張反射 ………………………………………………………… 127
　　　(2) 歩行と伸張反射 ………………………………………………………… 128
　　　(3) ジャンプと伸張反射 …………………………………………………… 128
　　　(4) その他の運動と伸張反射 ……………………………………………… 130

(5) 伸張反射のタイミング……………………………………………………130
　2. 随意運動と長潜時伸張反射……………………………………木塚　朝博…132
　　1) 長潜時伸張反射の基礎知識…………………………………………………132
　　　(1) 長潜時伸張反射とは……………………………………………………132
　　　(2) 長潜時反射研究の経緯…………………………………………………132
　　　(3) 長潜時反射の潜時と経路………………………………………………132
　　　(4) 長潜時を含む反射活動の調節メカニズム……………………………133
　　　(5) 長潜時反射の役割………………………………………………………134
　　2) 随意運動と長潜時反射の調節………………………………………………135
　　　(1) 予測と長潜時反射の変化………………………………………………135
　　　(2) 運動準備期と長潜時反射の変化………………………………………136
　　　(3) 動作方向と長潜時反射の変化…………………………………………137
　　　(4) 調節動作と長潜時反射の変化…………………………………………138
　　　(5) 運動能力と長潜時反射の調節…………………………………………140
　3. 随意運動と姿勢反射……………………………………………木塚　朝博…142
　　1) 姿勢反射の基礎知識…………………………………………………………142
　　2) 随意運動と姿勢反射の調節…………………………………………………143
　　　(1) 随意運動の中に発現する姿勢反射……………………………………143
　　　(2) 姿勢制御にかかわる長潜時反射………………………………………144
　4. 反射再考…………………………………………………………木塚　朝博…145

5章　身体運動と脊髄運動神経機構……………………………………………149

　1. 運動と脊髄反射機構における可塑性…………………………船瀬　広三…149
　　1) 神経系と可塑性………………………………………………………………149
　　2) 脊髄における可塑性研究……………………………………………………150
　　3) 脊髄伸張反射の可塑的変化をもたらす神経機構…………………………152
　2. 長期身体運動が運動神経伝導速度に及ぼす影響……………八田　有洋…157
　　1) 測定原理………………………………………………………………………158
　　　(1) 末梢運動神経伝導速度…………………………………………………158
　　　(2) 神経伝導速度分布………………………………………………………158
　　2) 末梢運動神経系の運動適応能………………………………………………160
　3. 筋疲労と中枢性疲労……………………………………………小宮山伴与志…163
　　1) 中枢性疲労と末梢性疲労……………………………………………………163
　　2) 筋疲労に伴う運動単位発火頻度の低下……………………………………164
　　3) 筋疲労と運動ニューロンの膜特性，脊髄反射の関連……………………164
　　　(1) 運動ニューロンの膜特性………………………………………………164
　　　(2) 多シナプス性脊髄反射…………………………………………………165
　　　(3) 伸張反射…………………………………………………………………166
　　4) 筋疲労と大脳皮質運動野の関連……………………………………………167
　　　(1) 経頭蓋的磁気刺激による随意的動員度の評価………………………168
　　　(2) 運動課題依存的な随意的最大筋収縮発揮時の皮質運動野の興奮性…170
　　　(3) 筋疲労とEMG消失期間 (SP) …………………………………………171

6章　運動学習と脳 …………………………………………………………175

1. 運動学習からみた事象関連電位 ………………………………西平　賀昭…175
    1) 運動系の階層構造 ………………………………………………………175
    2) 運動学習の基礎的知見 …………………………………………………175
    3) 運動学習と事象関連電位 ………………………………………………176
2. 運動の学習・記憶と小脳長期抑圧 ……………………………柳原　　大…180
    1) 小脳皮質の回路構成 ……………………………………………………181
    2) 小脳プルキンエ細胞における長期抑圧 ………………………………182
    3) 長期抑圧の発現における登上線維入力の役割 ………………………182
    4) 長期抑圧の発現における平行線維入力の役割 ………………………183
    5) 小脳長期抑圧の欠損と反復練習における学習障害 …………………185
    6) 前庭動眼反射の適応制御 ………………………………………………185
    7) 歩行の適応制御 …………………………………………………………186
    8) まとめ ……………………………………………………………………187
3. 巧みな身体運動と脳活動 ………………………………工藤　和俊・大築　立志…189
    1) 巧みさを実現する脳活動 ………………………………………………189
        (1) 素早い動作 …………………………………………………………189
        (2) 正確な動作 …………………………………………………………191
        (3) 時間的な正確さ―タイミング― …………………………………192
        (4) 複雑な動作 …………………………………………………………193
    2) まとめ ……………………………………………………………………194

1章　運動の準備と発現

1. 随意運動と大脳皮質

　動物が環境へ働きかける時は，骨格筋を働かせる．高等動物になると，大脳，特に大脳の表面を覆っている大脳皮質が働いて，骨格筋を働かせる．大脳皮質の前部は，環境へ運動，動作，行動を骨格筋活動として起こし，後部は，環境の情報を感覚の種類ごとに受け取る．大脳皮質の後部は，感覚器を通じて環境を知覚し，認知し，記憶して，環境を知ることになる．そして，これらの脳内情報を利用して，前部が，環境へ働きかけ適応する．大脳皮質の前部と後部は中心溝という溝で分けられている．中心溝の前が，前頭皮質（frontal cortex, anterior cortex）または前頭葉で，中心溝のすぐ後が後部皮質（posterior cortex）で，頭頂葉，後頭葉と側頭葉が続いている．

　本項は，随意運動と大脳皮質を論じるのであるが，前頭皮質を取り扱い，後部皮質にはほとんど触れない．前頭皮質について，わかってきたことを述べる．

　前頭葉（frontal lobe）は，大きく運動（movement）にかかわる運動性皮質（中心溝の前にある precentral motor cortex）と，その前にある行動（behavior）にかかわる前頭前皮質（prefrontal cortex）とに分けられる．前頭葉のことを行動・運動発現系ということもある．

　前頭葉は解剖学的に，いくつかの領域に分けられる．19世紀の終わりごろ，神経細胞や髄鞘を染色して，領域を分ける研究，細胞構築学（神経細胞を染色して，その形態，分布などの特徴をだす神経解剖学の一分野），髄鞘構築学（軸索を染色して，領域での違いを調べる神経解剖学の一分野）が行なわれた．

　よく知られているのは，Brodmann の研究[1]で，彼の領域分けがよく使われる．

　図1-1が，Brodmann のヒトの左大脳半球皮質の背外側面（A）と右大脳半球皮質の内側面（B）の細胞構築図で，（C）がA上の領野を模式的に現したものである．野（領野，area）とは，ブロードマンが，細胞構築的特徴の領域の単位として使った小区画のことである[1]．10野と33野は，ヒトで最大になるところで，紡錘細胞（紡錘形で両端から突起が出ている，機能は不明）がみられる．

　Jackson[2] 以来，行動・運動の発現には，階層支配があると考えられてきた．最低のレベルが脊髄で反射活動として行なわれ，発現の自由度は最小である．中のレベルが運動野で発現の自由度は中等度である．最高のレベルが prefrontal lobe（前頭連合野に相当する，Jackson がこの用語を初めて使った）で，最高の自由度があると考えた．1980年頃の生理学，解剖学の知識をもとに生まれてきた階層支配のモデルを図1-2に示す[2]．前頭連合野が行動・運動発現の最高中枢で，行動は，ここから発せられる．運動は運動野（運動の最終共通経路）からの指令で，筋収縮を起こす．中間の運動連合野は，前頭連合野から神経情報を受け取り，運動のプログラムをつくり，運動野に神経情報を送り運動させる．同様な階層構造は，解剖学，生理学で裏付けられている．矢印は情報の流れを示す（視覚の階層支配の説明は省略）．

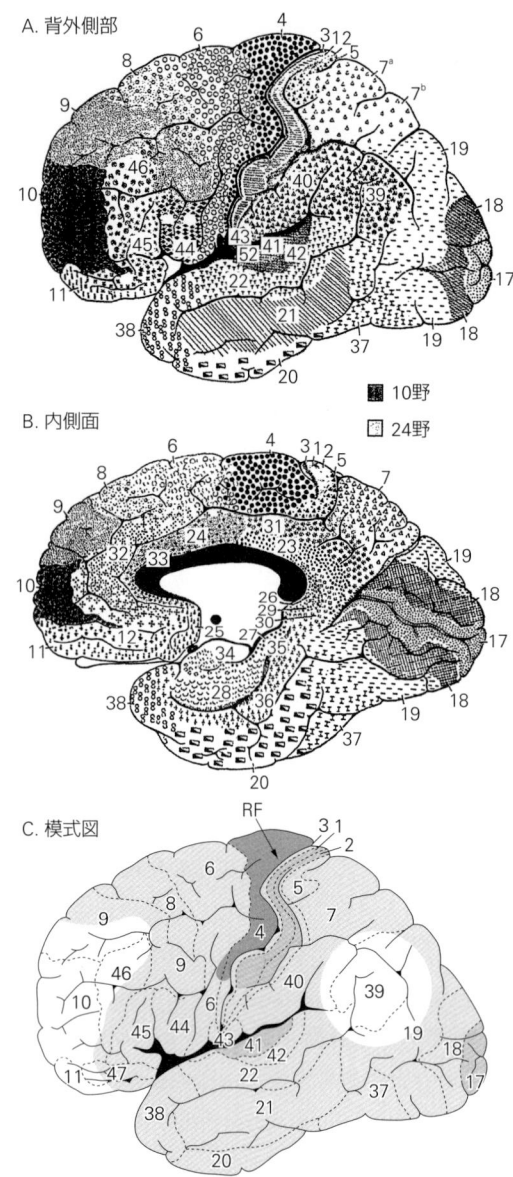

図1-1 左大脳半球背外側面（A）と右大脳半球内側面（B）の細胞構築図，Aの領野を模式的に表した図（C）
(Brodmann K: Vergleichende Lokalizationslehre der Grosshirnrinde. Verlag von Johann Ambrosius Barth: Leipzig, 1925)

1）運動性皮質

（1）一次運動野と運動性皮質

運動の発生と制御にかかわる大脳皮質である運動性皮質（運動領域，運動領野）は，中心溝の前の大脳半球外側面と内側面にある．中心溝のすぐ前の領域は一次運動野（primary motor area, M1）で，脊髄に直接軸索を送っている．一次運

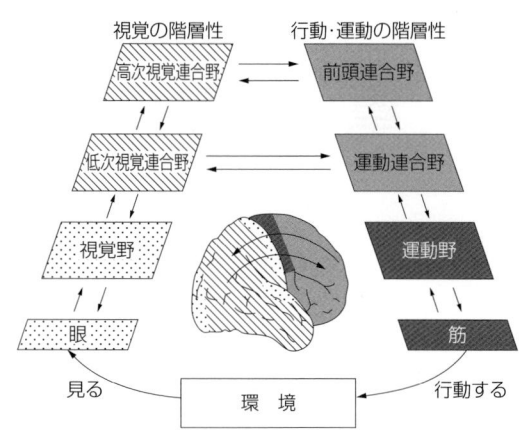

図1-2 1980年頃の生理学，解剖学の知識をもとに生まれてきた階層支配のモデル
(Jackson JH: Remarks on evolution and dissolution of the nervous system. In: Taylor J, Selected Writings of John Hughlings Jackson Vol.2, pp.76-91, Hodder and Stoughton: London, 1932)

動野を電気刺激すると，脳と反対側の四肢の筋が収縮する．運動野という名前は，この事実に由来する．

運動野を発見したのは，FritschとHitzigで1870年のことで[3]，イヌの脳を露出して刺激した．このことから，脳の生理学的研究がはじまった．運動野の働きを決めるために，サル，その他の実験動物で，運動野を電気刺激し，起こる運動の観察，また運動野を外科的に除去してみられる脱落症状が観察された．Ferrier[4]が，さまざまな動物の前頭葉を刺激して，FritschとHitzigのイヌでの観察が正しいと確認し，1876年に出版された"Function of Cerebrum"の中で研究内容を紹介した．これが脳の生理学の最初の啓もう書となった．「大脳生理学」という言葉が使われるようになったのは，Ferrierの書以来のことである．1917年には，Layton（初期にはGreenbaumという名であった）とSherrington[5]が，類人猿（22頭のチンパンジー，3頭のゴリラと3頭のオランウータン）を，エーテルとクロロフォルムで深く麻酔して，中心溝の前後の領域を，単極または双極で，誘導電流による刺激を行なった．図1-3は，LaytonとSherringtonが報告した，チンパンジーの運動野と眼球支配領域の刺激結果のまとめを示す[5]．対側の体の骨格筋の収縮を起こし，その収縮は下等

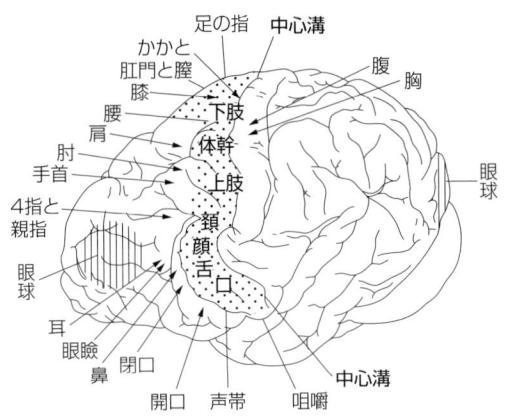

図1-3 チンパンジーの大脳皮質：運動野と眼球支配の領域
(Layton ASF, Sherrington CS: Observations on the excitable cortex of the chimpanzee, orang-utan and gorilla. Quart J Exp Physiol, 11: 135-222, 1917)

動物よりも細かいものであった．筋収縮を起こす部位は外側から内側に向かって，顔面，上肢，体幹，下肢の順に並んでいる．つまり，運動野の刺激部位と収縮筋の配列が決まっており，運動野地図（motor map）が画ける．特定の筋の収縮が決まった運動野の場所から起こっている．このことから LaytonとSherringtonは，運動野は刺激すると運動を起こすので，運動野は運動を再現（representation，心理学の分野では表象と訳されている）していると考えたのである．それで，運動野地図は運動野再現地図（motor representation map）と呼ばれるようになった．脳を刺激すると，興奮が起こって，対側の体の筋収縮が起こるので，運動野という用語が生まれ[6]，それに続いて運動野再現地図という用語が生まれた．運動野は手足の運動を再現しているという．その後，運動野以外にも運動を起こす領域が見つかるようになって，運動野は一次運動野（M1）といわれるようになった．

運動野の配列関係は，体部位局在（somatotopy），体部位再現（somatotopic representation）と呼ばれる．

中心溝のすぐ前は，ブロードマンの4野（BA 4）と呼ばれ，第5層に巨大錐体細胞があり，第4層の顆粒細胞層がないのが，細胞構築学的な特徴である．この特徴は，ヒト，サル，その他，種

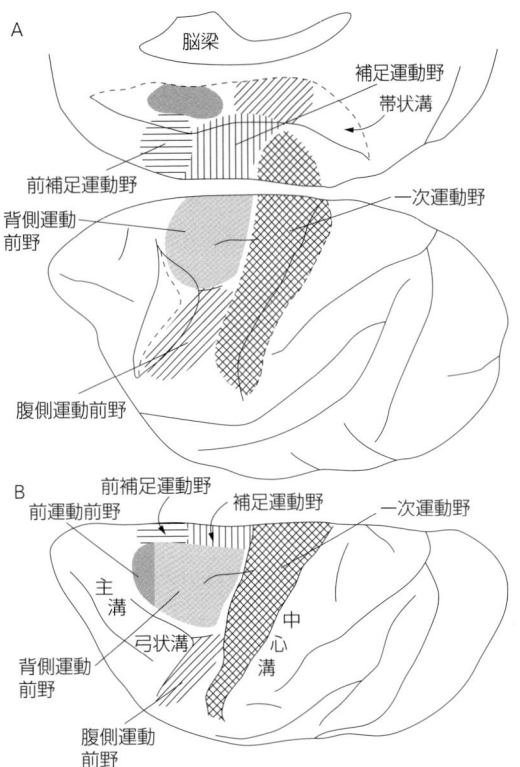

図1-4 アカゲザルの運動性皮質

を超えて同じ特徴をもっている．巨大錐体細胞はロシアの解剖学者のベッツが発見したので，ベッツ細胞と呼ばれている[7]．4野は一次運動野に相当する．4野の前が6野である．4野と6野を合わせて前頭性非顆粒性皮質（frontal agranular cortex）ということもある．

一次運動野から，前方の運動前野へ，前頭前皮質に近付くほど，第5層の錐体細胞が小さく，数が少なくなっていく．図1-4はアカゲザルの運動性皮質を示す．

6野には，4個の運動野が区別されている．6野は外側部と内側部（前頭葉内側面）に大別される．外側部分が，運動前野（premotor area, PM），運動連合野（motor association area）で，外側の腹側運動前野（ventral PM, PMv）と内側の背側運動前野（dorsal PM, PMd）とに分けられる．内側部には，前方に前補足運動野（pre-SMA），後方に補足運動野（supplementary motor area, SMA）がある．

前頭葉の内側面で，前補足運動野，補足運動野

と一次運動野の下縁に帯状溝があり，帯状回との境界になっている．帯状回で，前補足運動野と補足運動野の前部に接する部分には帯状皮質運動野前部（rostral cingulate motor area, rCMA）があり，補足運動野の後部と一次運動野に接する部分には帯状皮質運動野後部（caudal cingulate motor area, cCMA）がある．

運動性皮質の以上7領域の研究は，1870年以来行なわれ，数々の業績があるが，未だに機能が確定していない．

(2) 補足運動野

ヒトの前頭葉内側面で一次運動野のすぐ前（ブロードマンの6野内側部）を電気刺激すると，同側の筋運動や発声のあることが報告された[8]．運動の誘発には，一次運動野よりも，強い電流が必要であった．損傷されても，明確な麻痺は起こらなかった．体部位再現は，運動野ほど細かく明白なものではなかった．そこで，この領域から起こる刺激効果は，運動野を経由するのだろうと考えられて，この領域は，PenfieldとWelchにより補足運動野（SMA）と名付けられた[9]．サルで，単純な手の運動を起こしても，補足運動野ニューロンは，運動に先行して，手の運動野ニューロンと同様に働くので，手の運動を助けて働くと考えられる．また，リズムのある手の運動をすると，特異的に働くことがShimaとTanjiにより報告されている[10]．補足運動野の機能は，おそらく運動をうまく行なうため，脳内情報を使い分けたり，記憶情報を運んだりして，運動の発現や執行にかかわるのだろうと考えられる．補足運動野は運動野や脊髄に連絡している．

(3) 前補足運動野

サルで補足運動野の前にある領域のニューロンは，単純な手の運動をすると，運動に先行して働くので，運動性皮質と考えられ，補足運動野の前にあるので，前補足運動野と名付けられた．順序のある運動を学習したり，複雑な運動を繰り返したりすると働くので，筋パターンに関係すると考えられた．それだけでなく，刺激と運動の連合を思い出したり，記憶しておいたり，注意を向けたりすると働くことが，サルのニューロン活動とヒトの機能的核磁気共鳴撮像法（functional magnetic resonance imaging, fMRI）によって報告されるようになった[11]．よって，単に反応を選んだり，発現させるのではなく，運動をするための感覚情報を処理したり，維持したりすることにかかわると考えたほうがよい．線維連絡は，前の前頭連合野と強く，後ろの一次運動野とは弱い．

(4) 運動前野

視覚その他の感覚刺激に誘発されて起こる手の運動をする時，運動に先行して働く領域である．一次運動野に接して，内側部は，このような運動を行なう時，1秒も前から働くので，運動の準備状態を用意している．また，外側部は感覚刺激と運動との関係の学習の時，連合の形成の時に働いている．この領域が傷害されると，感覚誘導性の運動が下手になったり，できなくなったりする．頭頂連合野から入力を受ける．背側運動前野（PMd）と呼ばれる．

運動前野の前頭連合野に隣接する領域は，一次運動野との連絡は少ない．しかし前頭連合野との連絡が強い．つぎに行なう運動を覚えている時や，その運動に注意を向ける時に働く．図1-5はSimonら[12]が報告したもので，目の前に注目点の場所を覚えていて，その場所へ手を動かす時に働く領域（ヒト）を示している（rostral portion of the PMd, VAC線の前の領域）．PicardとStrickは，PrePMdという用語を提案している[13]．運動領域のひとつと考えるより，前頭連合野のひとつと考えるほうがよいという考えからである．

(5) 帯状皮質運動野

痛みやその他の情動変化を伴った刺激で手を動かす時に働くので，運動野のひとつと考えられるようになった．大脳辺縁系の諸核から入力を受け，運動野や脊髄に投射している．どのような情動変化が入力するか，今後の研究課題である[11]．

2）前頭前皮質（前頭連合野）

運動前野の前が，8野で，ヒトでの機能ははっきりしていない．サルではGO/NOGO課題（行動

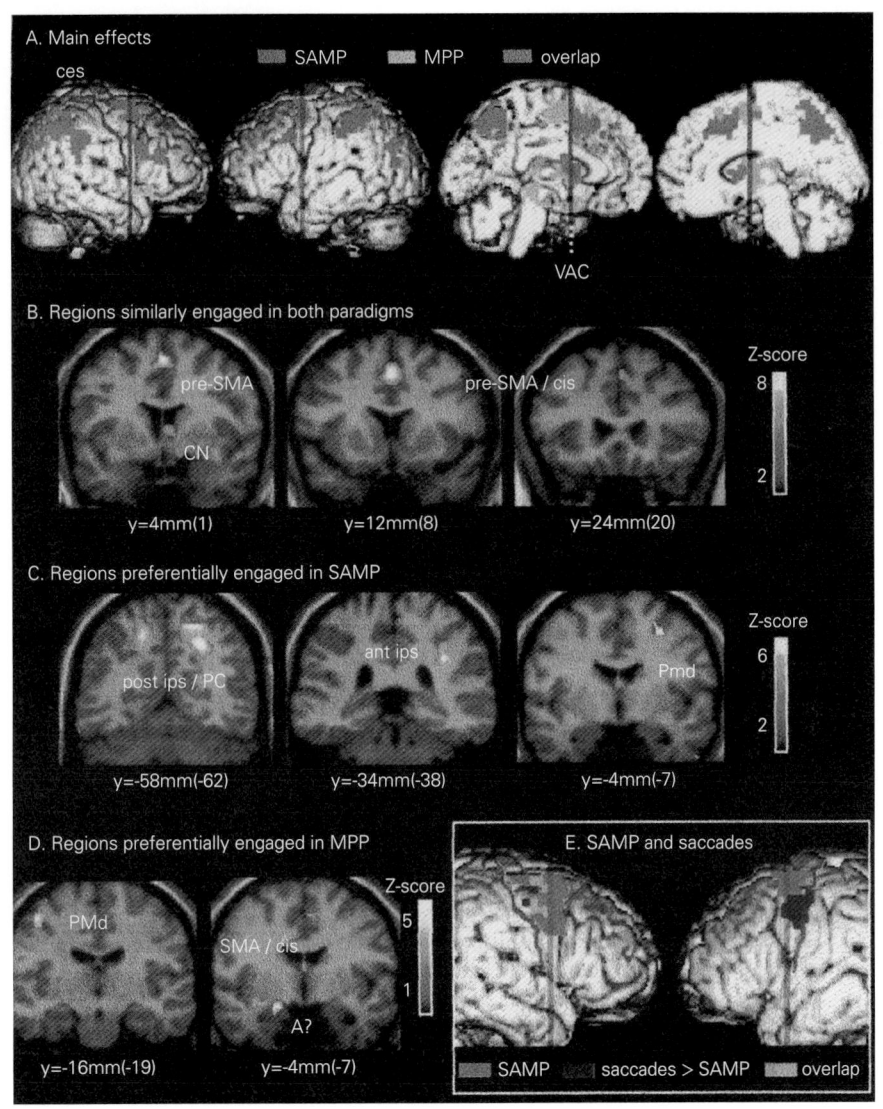

図1-5 目の前に注目点の場所を憶えていて、その場所へ手を動かす時に働く領域（ヒト）
(Simon SR et al: Spatial attention and memory versus motor preparation: premotor cortex involvement as revealed by fMRI. J Neurophysiol, 88: 2047-2057, 2002)

をすることとしないことのどちらかを選ぶ）にかかわることが報告されている[14]．ヒトでは，45野，9野がかかわることがfMRIで報告された．8野の前の46野に，ワーキングメモリー（行動するために一時的に覚えておく働き）の機能のあることが，ヒトでもサルでも報告されている[15]．8野，9野，46野などを含む前頭連合野背外側部では，手掛かりとなる刺激を記憶し，分析，推理する機能も行なわれている．それらをもとに，行動が計画されて実行される．推理，思考に関係する系と執行系とを考えの上で区別することが行なわれる

が，解剖学的には区別できない．図1-6は，Koechlinの前頭連合野による行動支配の模式図である[16]．行動を起こす手掛かり刺激を文脈信号と時間と場所を含んだ刺激（エピソード）とに分け，前者が前の領域（吻側外側前頭前皮質，rostral lateral prefrontal cortex, rostral LPFC，ブロードマンの46野）と後者が後ろの領域（尾側外側前頭前皮質，caudal LPFC，ブロードマンの9, 44, 45野）に関係すると考えた．

前頭連合野の最前部（ブロードマンの10野，図1-1の塗りつぶしてある領域，前頭極，前部

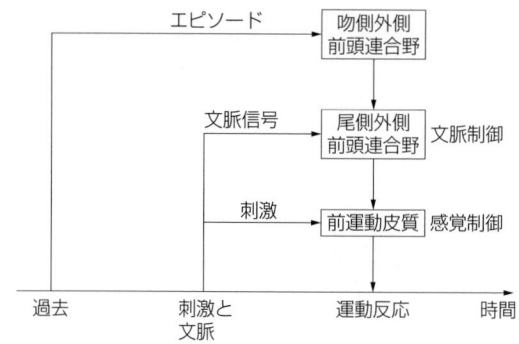

図 1-6 前頭連合野による行動支配の模式図
(Koechlin E et al: The architecture of cognitive control in the human prefrontal cortex. Science, 302: 1181-1185, 2003)

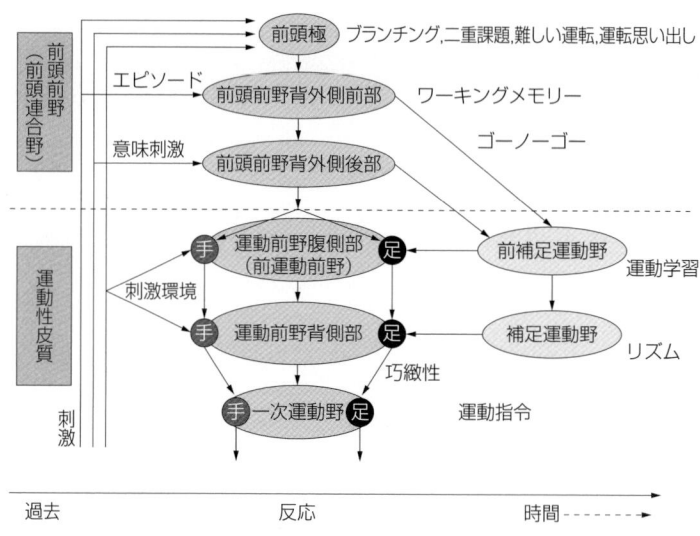

図 1-7 行動・運動制御の階層性

前頭皮質)は,ヒトで大きくなっている領域で,ヒトに独特な領域と考えられるようになった.類人猿よりも,前頭葉や全大脳皮質の面積に対する相対面積が広い[17].10 野の機能は,最近になって研究されるようになった.ワーキングメモリーの課題を行なっている時に別の課題をする(2つの課題を同時に行なう時の特殊な場合,Koechlinら[18]は,branching task と呼んだ)時に,働くことを報告している.10 野は,エピソード記憶を再生するときにも働いている.10 野が行動支配の最高次の領域であるという考えが生まれつつある.

図 1-7 は,著者が考えている行動・運動制御階層支配のモデルである.Koechlin のモデルの最高位に前頭極をおいたものである.

3) まとめ

前頭葉の前部が障害されると,計画して行動することができなくなることが,1848 年(Gage P の Crow Bar 事件)[19]に報告されたが,行動と前頭葉の研究が行なわれるようになったのは 20 世紀後半になってからで,19 世紀後半から 20 世紀前半では,運動と前頭葉の関係が主に行なわれた.運動と行動と前頭葉の関係が研究されるようになったのは 21 世紀の初めごろからである.

文　献

1) Brodmann K: Vergleichende Lokalizationslehre der Grosshirnrinde. Verlag von Johann Ambrosius Barth: Leipzig, 1925.
2) Jackson JH: Remarks on evolution and dissolution of the nervous system. In: Taylor J, Se-

lected Writings of John Hughlings Jackson Vol.2, pp.76-91, Hodder and Stoughton: London, 1932.
3) Fritsch GT, Hitzig E: Ueber die elektrische Erregbaarkeit des Grosshirns. Arch. F. Anat., Physiol. Und wissenschafttl. Mediz, Lepzig, pp.300-332, 1870. English translation in von Bonin The Cerebral Cortex, pp.73-96, Charles C. Thomas, Springfield, Ⅲ., 1960.
4) Ferrier D: Functions of the Brain. Smith & Elder: London, 1876.
5) Layton ASF, Sherrington CS: Observations on the excitable cortex of the chimpanzee, orang-utan and gorilla. Quart J Exp Physiol, 11: 135-222, 1917.
6) Fritsch GT, Hitzig E: Über die elektrische Erregbarkeit des Grosshirns. Archiv fur Anatomie, Physiologie und Wissenschaftliche Medizin, pp.330—332, 1870.
7) Betz V: A. Anatomischer Nacchwweis zweier Gehirncentra. Zbl med Wiss, 12: M578-580, 1974.
8) Penfield W, Welch K: The supplementary motor area of the cerebral cortex; a clinical and experimental study. AMA Arch Neurol Psychiatry, 66: 289-317, 1951.
9) Woolsey CN et al: Patterns of localization in precentral and "supplementary" motor areas and their relation to the concept of a premotor area. Res Publ Assoc Res Nerv Ment Dis, 30: 238-264, 1952.
10) Shima K, Tanji J: Role for cingulate motor area cells in voluntary movement selection based on reward. Science, 282: 1335-1338, 1998.
11) Picard N, Strick PL: Imaging the premotor areas. Curr Opin Neurobiol, 11: 663-672, 2001.
12) Simon SR et al: Spatial attention and memory versus motor preparation: premotor cortex involvement as revealed by fMRI. J Neurophysiol, 88: 2047-2057, 2002.
13) Picard N, Strick PL: Imaging the premotor areas. Curr Opin Neurobiol, 11: 663-672, 2001.
14) Petrides M, Pandya DN: Dorsolateral prefrontal cortex: comparative cytoarchitectonic analysis in the human and the macaque brain and corticocortical connection patterns. Eur J Neurosci, 11: 1011-1036, 1999.
15) Baddeley A: Working memory: looking back and looking forward. Nat Rev Neurosci, 4: 829-839, 2003.
16) Koechlin E et al: The architecture of cognitive control in the human prefrontal cortex. Science, 302: 1181-1185, 2003.
17) Semendeferi K et al: Prefrontal cortex in humans and apes: a comparative study of area 10. Am J Phys Anthropol, 114: 224-241, 2001.
18) Koechlin E et al: The role of the anterior prefrontal cortex in human cognition. Nature, 399: 148-151, 1999.
19) Harlow JM: Passage of an ivon rod through the head. Boston Med Surg J, 39 (20): 20-24, 1848.

〔久保田　競〕

2．随意運動の制御

　ヒトは多くの場合，目的をもって運動行動を行なっている．このような運動を合目的運動と呼ぶ．特定の目的を達成するために，ヒトはするべき運動を企画して運動を実行している．このように，特定の目的をもって自らの意思で行なう運動を随意運動と呼び，行為者の意図とは比較的無関係に自動的に引き起こされる反射運動とは区別されて考えられている．というのは，ステレオタイプに引き起こされる反射運動に比べると，随意運動には行為者の意図が反映される余地が十分にあるからである．従来までの脳神経科学研究は，主に随意運動が発現するまでの脳内神経機序を明らかにしてきたといってもよい．

　ヒトがこのような運動を行なうに際して，脳は前もって運動を計画・準備しなければならない．ところが運動を準備している時点では，まだその運動が実行されていないために，その運動が当初期待したとおりの適切なものであるかどうかを知ることができない．運動の計画とはまさに近い将来に起こすべき行動や運動を前もって準備するこ

とにほかならない．このような未来に対する運動の計画において，期待したとおりに運動が実行できるのはなぜだろうか？

運動した結果のフィードバック情報を利用して，運動を適宜修正すれば，期待していた運動に極めて近い運動を実現することができるだろう．しかし脳が常にこのような運動制御の方略をとっていると，その動き自体はどうしてもゆっくりになってしまう．なぜならば，通常多くのフィードバック情報は，運動がいったん開始してからでなければ脳が受け取ることができないし，さらにその情報を脳が処理して運動プログラムを修正するためには，時間がかかるからである．

ところが，実際の運動の場面では比較的運動時間の短いバリスティックな運動でも，ヒトは極めて精巧で期待したとおりの運動を行なうことができる．このためには，脳はあらかじめその内部にそういう理想的な運動を実現するための，運動指令を準備しもっていなければならない．これを計算論的神経科学では，運動の内部モデルと呼ぶ．このようなモデルが脳のどこにどのように再現されているかについては未だ完全な解決をみていないが，運動の実行とその修正を繰り返すうちに脳によって獲得されるのは間違いない．

この内部モデルには，ある運動を実行する上で必要かつ適切な運動プログラムが再現されている必要がある．その運動プログラムが理想的であったかを確かめるためには，実行された運動結果が期待どおりであるかを検討しなければならない．もし期待どおりでなければ，運動プログラムを修正する必要があるからである．実行された運動結果は通常運動のフィードバック情報として脳に与えられる．つまり脳の中では，運動プログラムを作成してそれを実行する部位と運動の結果得られる運動フィードバック情報の処理に関与する部位が必要だということになる．

従来の電気生理学的研究および新しいニューロイメージング研究より，運動プログラムの作成やその実行には，一次運動野，帯状回運動皮質，運動前野，補足運動野，小脳，大脳基底核などの運動領域が関与することが明らかになっている．これに対して，手や足が動く感覚は運動感覚といわれ，運動のフィードバック情報として極めて重要な役割を果たす情報である．この情報は主に筋骨格系にある筋紡錘や関節受容器などのセンサーから脳に送られるため，これらの運動フィードバック情報は脳内の体性感覚領域で主に処理されると考えられてきた．ところが，近年これらの運動フィードバック情報は主に一次運動野，帯状回運動皮質，運動前野，補足運動野，小脳，大脳基底核などの運動領域で処理されていることが明らかになった[1-2]．さらに重要なことは，これらの運動領域の中で，例えば手の運動実行指令の出力に関与する部位は，同時に手の動きの運動フィードバック情報処理にも関与しており，運動実行とフィードバック情報処理が運動領域内の同一部位で行なわれていることである[3]．これはすなわち，運動実行過程とそのフィードバック情報との比較がこれらの運動領域で起こっている可能性を意味する．

このことは運動制御を考える上で極めて都合がよい．なぜならば，フィードバック情報が体性感覚領域という運動領域とは異なる脳内神経回路で処理されるとすると，その情報を運動実行過程と比較するためにはネットワーク間での情報の転送が必要になり，それはその転送処理に時間を要することを意味する．さらに転送の途中で情報がゆがむ可能性もある．運動実行とフィードバック情報処理が同一部位で行なわれているとすると，時間的効率もよく，情報のゆがみもない状態で直接両者を比較できる．

運動実行の座である一次運動野内の細胞は筋からの感覚情報を極めて短時間（数十ミリ秒以内）で受け取ることができる．ヒトが通常行なう運動のうちで究極的にバリスティックな運動でもその運動時間はこれよりははるかに長い．したがって，いったん運動が開始したら，その運動実行過程は多かれ少なかれフィードバック情報入力の影響を受けることになる．運動を開始する前には基本的には運動フィードバック情報がないと考えられるため，運動を開始するためにはどうしても運動プ

ログラムが必要不可欠であるが，それはフィードバック情報による継時的修正をまったく必要としないような完璧なプログラムである必要はない．むしろ，実行開始後直ちに受け取るフィードバック情報からの影響分を考慮した形の運動プログラムを作成していると考えたほうが生理学的証拠とよく一致する．

「運動開始前から脳がフィードバック修正をまったく必要としない完璧な運動プログラムを準備しているのではない」と考えたほうが都合がよい理由はほかにもある．

もし，完璧な運動プログラムが運動開始前に準備されているとすれば，フィードバック情報は完璧な運動プログラムによって実現されている理想的な運動に対しては，干渉する外乱になってしまう．

また，もしいったん開始した運動がその実行中にまったくフィードバック修正を受けないとしたら，脳は完璧な運動プログラムを獲得していて，運動実行に関して常にこれを実行していることになる．そうだとすると，ヒトが実行する運動のすべてのパターン一つ一つについて，脳がそれぞれに対応する完璧な運動プログラムをもっていなければならないことになる．これには膨大な記憶容量を要するだろうし，運動の大まかな要素は同じであるのに，微妙に運動の時間的要素のみが異なる場合でも，脳はそれぞれの運動パターンに対して対応する運動プログラムをもっていなければならない．例えば，自分の名前のサインをゆっくり書く場合，早く書く場合，大きく書く場合，小さく書く場合を考える．サインの大きさは運動の大きさであり，書く速さは運動の速度と考えると，それぞれを随意的にほぼ無限の自由度をもって変化させることができる．これらすべてに対して，脳がいちいち対応する運動プログラムをもっているとは到底考えにくい．この場合，運動プログラムはサインを書くという一般的な運動要素と任意の動作初速は設定しているであろうが，開始前から詳細な運動明細まで決定されているとは考えにくい．

逆に，脳はいったん運動が開始したら即座に受け取るであろうフィードバック情報からの影響分を将来的に考慮した形で運動プログラムを作成して実行しているとしたら，ある程度冗長度をもたせたまま運動プログラムを実行することができる．なぜなら，脳は運動開始後から入力される運動フィードバック情報を利用できるからである．

1）期待される運動結果

実行された運動プログラムが理想的であったかを確かめるためには，実行された運動結果（運動フィードバック情報）が「期待どおり」であるかを検討しなければならないことは前述した．それでは，この「期待される運動結果」というのは脳のどの部位でどのように処理されているのだろうか？

内部モデルが獲得される前の，ある運動の学習の初期段階で，ヒトがその運動に対して最適な運動プログラムを準備することは大変難しい．それでは，ヒトは何をより所にして運動を準備するのだろうか．そのひとつに，「こういう運動を行なうと，こういう運動感覚が期待できる」という期待される運動感覚を挙げることができるだろう．ある運動の学習初期には，その運動は相対的にゆっくり制御される．これはその運動を脳が制御する場合，期待される運動感覚を内的にシミュレートしながら運動プログラムを作成し，そのプログラムを実行した運動結果であるフィードバック情報と比較するなど，極めて多くの過程の計算をしなければならないからである．はじめてスノーボードをする人がゆっくりと雪上を滑っていることを思い出していただければ，新しい運動技能の習得において，いかに脳が多くの計算をしなければならないか納得できるはずである．運動を実行する前に運動をシミュレートする方略は重要である．というのは，ヒトが結果の不確かな運動行動を闇雲に行なうことは生物学的に極めてリスクが高いからである．例えば，鉄棒で一度も大車輪をやったことのない者がいきなり大車輪の大技をしたとしよう．大抵は失敗するはずである．場

合によっては，大怪我につながることもある．このような鉄棒の場面では大抵マットなどで命の安全が保証されている．しかし，ジャングルで目の前にある渓谷をジャンプしなければならない状況に直面したらどうだろう．もし飛び越えられずに谷底に落ちたらそれこそ命の保証はない．人類の祖先はおそらくこのような状況に直面しながら行動を選択し，生存し続けてきたに違いない．こういう場合，まず実際に行動を起こす前にその行動をシミュレートするという方略が有効になる．おそらくヒトが運動行動をシミュレートできる能力は，二足歩行によって失った高度な運動機能を代償するための，生態学的な必要性から獲得されたものであろう．

　前もって期待される運動感覚を得ることができるように運動プログラムを作成するという方略は，その期待される感覚が意識されやすい（学習初期）か，されにくい（習熟期）かの相違はあるが，運動の準備段階では有効な方略になると考えられる．学習初期では運動自身がゆっくりしており，運動時間が長いことが多いため，その運動感覚が意識されやすく，習熟期では運動時間が短くなるために適切で正確な運動が実現できるようになるが，その半面その運動の運動感覚は意識されにくくなるわけである．

2）運動のシミュレーション

　このようにヒトは運動を実際に発現する前に，随意的かつ内的に運動をシミュレートすることができる．このような心的過程は一般に運動イメージといわれており，スポーツトレーニングなどでも盛んに応用される．運動イメージとは「運動の準備はしながらも，実際の運動を行なわない内的過程」と定義される．運動イメージと運動準備との相違について，フランスの心理学者Jeannerodは次のように述べている[4]．「運動イメージと運動の準備は，異なる脳内過程ではなく，運動に関する脳内処理過程においては程度の相違に過ぎない．つまり，通常の運動準備はそのすぐ直後に運動が実行されるために，準備状態が意識化されにくいのに対して，運動イメージは運動実行と時間的に解離しているためにその経験が意識化されやすい」としている．

　さて，運動を準備している時点では結果を知ることができない運動を脳はどうやってシミュレートするのであろうか？　実は脳は実際に運動を実行するときに関与する脳領域を賦活させることによって，運動をシミュレートしている．運動イメージ想起中に脳活動を測定した研究は数多い[5-14]．その多くは系列運動を行なった際の脳活動を測定している．それらの結果を総合すると，主に運動とは反対側の補足運動野，運動前野，一次運動野，帯状回，頭頂葉および同側小脳など，実際の運動の計画，準備および実行に関与する脳領域が賦活される．しかも，例えば手の運動をシミュレートする場合には，運動領域（補足運動野・帯状回運動皮質・運動前野・一次運動野）のうちでも手の運動制御に関与する部位を，足の運動をシミュレートする場合には足の部位を賦活することによって，よりリアルに運動をイメージしていることが明らかとなっている[15]．

3）期待される運動感覚もシミュレートされる

　前述したとおり，もし運動準備段階において，ある運動を行なった場合に期待される運動感覚を目標として運動プログラムが作成されれば，適切な運動を行なえる可能性は高くなることが容易に想像がつく．視覚イメージや聴覚イメージは各感覚経験のシミュレーション過程である．運動の場合は，運動感覚がその感覚経験にあたる．運動イメージの場合，実際の運動を伴わないからこの運動感覚は，その運動をする場合に期待される運動感覚といってよいであろう．したがって，運動イメージ中ではこれが内的にシミュレートされていても不思議ではないし，特にあたかも自分が行なっているかのような一人称的運動イメージではこの感覚がシミュレートされているはずである．

　運動イメージが運動感覚を内的に表象しているのであれば，運動イメージは運動感覚経験に影響を及ぼすはずである．右手首の伸展筋の腱が振動

刺激され，その屈曲運動の錯覚を経験している最中，被験者はもっと手が曲がっているかのような屈曲（同方向）のイメージをするか，反対に手が伸展しているかのような伸展（反対方向）イメージをする．運動イメージが，もし運動錯覚経験に対して単なる外乱として働くのであれば，錯覚量はイメージの方向によらずに減少するはずである．実際は，2つの運動イメージの方向に対応して運動錯覚への影響が異なり，屈曲イメージは錯覚量を増大させ，伸展イメージは錯覚量を減少させた．さらに，この影響の量は，運動イメージを操作する能力が高いものほど大きいことが示された．これらの結果は，運動イメージは運動感覚経験に影響を与えうることを意味する．つまり，運動イメージ想起中には，期待される運動感覚が同時にシミュレートされているのである．もしそうならば運動イメージと運動錯覚の両者で共通に賦活される脳部位が存在するはずである．そこで陽電子放射断層撮影装置（positron emission tomography, PET）を用いてこのような脳部位を同定した．

右手首の屈曲・伸展往復運動のイメージ中の脳活動を安静中のそれと比較すると，反対側（左大脳半球）の背側運動前野，帯状回運動皮質，補足運動野，頭頂間溝および同側の小脳が賦活する．そのうちで，運動錯覚中にも共通に賦活する部位は，背側運動前野，帯状回運動皮質，補足運動野および同側の小脳であった．頭頂間溝は運動イメージのみで賦活する．運動イメージと運動錯覚で共通に賦活する領域は，実際の運動を伴わない運動のトップダウン的シミュレーションに関与するとともに，運動感覚の情報処理にも関与することを示す．つまり，運動イメージ中に運動感覚がシミュレートされているならば，それはおそらくこれらの領域で起こっているといえる．

運動イメージは少なくとも2つのシステムからなるようである．ひとつは運動要素の計画システムで，実行に必要な運動要素（どの筋を選択し，どの方向に運動を行なうのかなど）の生成に関与する．これにはおそらく頭頂葉が関与する．この領域では運動実行に必要な運動パラメータのシミュレーションをしているが，運動の結果期待される運動感覚のシミュレーションはしていないものと推測される．これに対して，反対側背側運動前野，帯状回運動皮質，補足運動野および同側小脳は，運動イメージ中の運動感覚のシミュレーションに関与している可能性が示された．これらの領域は運動準備段階の運動プログラム作成に関連して極めて重要な役割を果たすことが古くから知られている．運動感覚が運動実行を伴わずに運動関連領野でシミュレート可能であるという事実は，運動準備時に（意識化はされにくいが），期待される運動感覚に基づいて運動プログラムが作成される場合，これらの運動関連領野のネットワークが関与する可能性を示唆する．

以上を総括すると，運動の準備や実行命令の出力に関与する一次運動野，運動前野，帯状回運動皮質，補足運動野，小脳および大脳基底核などの運動領域は，実行する前にその運動を心的にリハーサルする場合にも関与する．この場合，おそらく「期待される運動」がシミュレートされている可能性が極めて高い．さらにこれらの運動領域の体部位再現部位がそれぞれに対応する四肢の動きのフィードバック情報処理に関与している．つまり，随意運動の制御に関して，脳は複数（皮質および皮質下）の運動領域のネットワークを介して，筋制御（運動指令）と制御される骨格筋との間に効率的な回路を形成している．このネットワークはさらに，運動リハーサルという行為者の意図が介入する心的過程でも利用され，生理学的かつ機械的な前者の回路に実行者の意図が反映できる構造を形成している．

4）随意運動制御における前頭連合野の関与

前述の運動の心的リハーサル時でもそうであるが，随意的に運動を発現しようとすると，前頭連合野が関与する．随意運動の発現における前頭連合野の具体的な役割については未だ今後の研究結果を待たなければならない点が多いが，いくつかの機能的役割は解明されてきている．例えば，運動を開始しようとしていて状況を判断してその運

動の開始を思いとどまらなくてはならないような場合を考えてみる．実際にこれから行なおうとしている運動を，状況を判断してあえて中止するという課題（NOGO課題）を行ない，同時に事象関連電位を記録する．すると積極的に運動開始を思いとどまった場合には，前頭部を中心としたNOGO特有の陰性電位を記録することができる[16,17]．この電位源は前頭連合野にあることが知られており，運動の開始を積極的に思いとどまる場合（＝随意運動開始の決定や行動の選択）に関係することが示唆される．

運動制御においてまさに司令塔的役割を果たす前頭連合野からは，実は，運動野などへの直接の神経投射がないことが知られている．通常，46野などの前頭連合野は，前補足運動野，吻側運動前野などにいったん投射する．前補足運動野や吻側運動前野は必ずしも強くはないが，その尾側部である補足運動野や運動前野に投射し，これらの領域は帯状回運動皮質や一次運動野への神経投射をもっている．皮質間ではこれらのような神経投射経路を介して，前頭連合野は遠隔的に運動野を支配している．したがって，前補足運動野や吻側運動前野などは実際の運動実行に関与するというよりはむしろ，前頭連合野に近い機能をもっている．つまり，行動の企画や選択などの比較的高次機能に関与している．尾側方向の運動野に近づくほど筋制御など具体的な運動制御への関与の度合いが高くなると考えてよい．

5）運動の随意性とは何か？

われわれはどうしても運動を行なっている意識がある場合のみ，それを随意運動と考えがちである．しかしながら，正確にはその運動行動自身が意識されようがされまいが，ある意図をもって発現する運動を随意運動と考えるべきである．例えば，眼球運動は，実際に眼球が動いているという経験を実感することはめったにないが，随意的に発現することができる．眼球運動が意識されにくい原因として，ひとつには眼球運動自身が極めてステレオタイプであり，かつ速い運動であることをあげることができる．さらに通常眼球運動はそれ自身を見ることができない点も運動自身が意識できないことと関係しているかもしれない．また，眼球運動の実行には，頭頂葉，前頭眼野，補足前頭眼野などの皮質領域も重要であるが，上丘，基底核，小脳，脳幹など皮質下の領域が本質的な役割を果たしている．つまり随意的に制御できることと，その運動制御を経験・実感することとはどうやら別で，運動を経験・実感するには時間がかかるようである．これはすなわち，運動の実感には制御とは別の付加的な脳内ネットワークが関与することを意味する．運動の意識的経験には時間がかかるという直接の証拠として，前述した腱への振動刺激によって惹起される運動錯覚をあげることができる．この場合，運動感覚の速度には実は制限があり，最大 $10°/s$ 以上の速い運動を経験することはまれである．このような運動錯覚を経験している最中には，前述の運動制御に関する運動領域以外では，頭頂連合野や前頭連合野，44，45野などが関与することがわかっている．運動自身を意識することができるためには，その運動が比較的ゆっくりでなければならず，かつ大脳皮質がそれに関与することが予想される．

文　献

1) Naito E et al: Illusory arm movements activate cortical motor areas: a positron emission tomography study. J Neurosci, 19: 6134-6144, 1999.
2) Naito E et al: I feel my hand moving: a new role of the primary motor cortex in somatic perception of limb movement. Neuron, 36: 979-988, 2002.
3) Naito E: Sensing limb movements in the motor cortex: how humans sense limb movement. Neuroscientist, 10: 73-82, 2004.
4) Jeannerod M: The representing brain: neural correlates of motor intention and imagery. Behav Brain Sci, 17: 187-245, 1994.
5) Roland PE et al: Supplementary motor area and other cortical areas in organization of voluntary movements in man. J Neurophysiol, 43: 118-136, 1980.

6) Decety J et al: The cerebellum participates in mental activity: tomographic measurements of regional cerebral blood flow. Brain Res, 535: 313-317, 1990.
7) Stephan KM et al: Functional anatomy of the mental representation of upper extremity movements in healthy subjects. J Neurophysiol, 73: 373-386, 1995.
8) Porro CA et al: Primary motor and sensory cortex activation during motor performance and motor imagery: a functional magnetic resonance imaging study. J Neurosci, 16: 7688-7698, 1996.
9) Roth M et al: Possible involvement of primary motor cortex in mentally simulated movement: a functional magnetic resonance imagining study. Neuroreport, 17: 1280-1284, 1996.
10) Sirigu A et al: The mental representation of hand movements after parietal cortex damage. Science, 273: 1564-1568, 1996.
11) Jueptner M et al: The relevance of sensory input for the cerebellar control of movements. Neuroimage, 5: 41-48, 1997.
12) Luft AR et al: Comparing motion-and imagery-related activation in the human cerebellum: a functional MRI study. Hum Brain Mapp, 6: 105-113, 1998.
13) Lotze M et al: Activation of cortical and cerebellar motor areas during executed and imagined hand movements: an fMRI study. J Cogn Neurosci, 11: 491-501, 1999.
14) Naito E et al: Internally simulated movement sensations during motor imagery activate cortical motor areas and the cerebellum. J Neurosci, 22: 3683-3691, 2002.
15) Ehrsson HH et al: Imagery of voluntary movement of fingers, toes, and tongue activates corresponding body-part specific motor representations. J Neurophysiol, 90: 3304-3316, 2003.
16) Naito E, Matsumura M: Movement-related potentials associated with motor inhibition as determined by use of a stop signal paradigm in humans. Cogn Brain Res, 2: 139-146, 1994.
17) Naito E, Matsumura M: Movement-related potentials associated with motor inhibition under different preparatory states during performance of two visual stop signal paradigms in humans. Neuropsychologia, 34: 565-573, 1996.
18) Gerardin E et al: Partially overlapping neural networks for real and imagined hand movements. Cereb Cortex, 10: 1093-1104, 2000.
19) Jeannerod M et al: Mental imaging of motor activity in human. Curr Opin Neurobiol, 9: 735-739, 1999.

[内藤　栄一]

3. 随意運動と脳内賦活

　運動を行なうと，それに関与する脳部位での血流が増加し，また代謝があがることが知られている．それと同様に，本を読んだり，視覚映像を見ると，それぞれの行為で必要とされる視覚野などの脳部位で局所血流や代謝が増大する．

　ここでは，どういう随意運動がどの脳内部位を利用して，その部位の血流や代謝を増大させるかをみてみよう．

1) 運動頻度

　陽電子放射断層撮影装置 (positron emission tomography, PET) や機能的核磁気共鳴撮像法 (functional magnetic resonance imaging, fMRI) の実験では，測定時間という制限がある．例えば，PETならば数十秒の測定時間である．この時間内で，同じ運動をいったい何回するかによって脳の活動は変わってくる．つまり，運動の頻度が高くなると，測定中の運動実行の回数やその運動の結果，筋などから戻るフィードバック情報がより多く脳に入力されるわけであるから，当然，運動頻度が増えれば，これらの機能に関係する局所血流量は増加することが期待される．

　VanMeterら[1]は，コンピュータのスクリーン上を一定の距離と一定の頻度で往復するターゲットに対して，手首を屈曲伸展することによってこれを追跡する課題を用いた．この時，ターゲットは4つの異なる頻度で往復し，被験者にはこれをできるだけ正確に追跡することが要求された．そ

の結果，補足運動野，一次運動野，運動前野，視床，小脳に，往復頻度に応じて有意に血流が増加する部位を同定した．Blinkenbergら[2]は，0.5～4Hzの8つの異なる頻度で聴覚誘導性の右手人差し指のタッピング運動を行なった．その結果，この聴覚誘導性タッピング運動は反対側の一次運動野，一次体性感覚野，補足運動野や小脳などを賦活することが示された．反対側の一次運動野と一次体性感覚野の血流と，運動頻度の間に有意な正の相関が認められたが，補足運動野や右側の小脳の血流は運動頻度の変化に関係なく比較的一定の活動を示した．Sadatoら[3]では，被験者は音刺激（とてもゆっくり条件；0.25と0.5Hz，ゆっくり条件；0.75と1Hz，速く条件；2と2.5Hz，とても速く条件；3と4Hz）にあわせて右手人差し指の親指への屈曲運動を行なった．その結果，左側の一次体性感覚野と右側の小脳では「とてもゆっくり」条件では有意な賦活部位が同定できなかったが，「ゆっくり条件」と「速く条件」の間では血流の上昇がみられた．しかし，「とても速く条件」ではもはやそれ以上の血流増加はみられなかった．それに対して，補足運動野ではもっとも強い活動が「とてもゆっくり」条件で記録されたが，「とても速く条件」では有意な活動はみられなかった．Sadatoら[4]では，同じ課題をfMRIで行なったところ，左側の一次体性感覚野は「とてもゆっくり」条件では賦活されなかったが，1～4Hzの運動頻度の増加に伴いMR信号強度の変化率も上昇した．以上のようにPETでもfMRIでもほぼ同様の結果が得られている．Jenkinsら[5]では，ジョイスティックを用いて任意の方向に任意の頻度で運動を行なわせ，その時の局所脳血流を測定した．その結果，反対側の一次体性感覚野，両側の運動前野外側部，補足運動野，同側の小脳皮質と小脳虫部で運動頻度に依存した有意な血流増加がみられた．それに対して線条体と右側背側前頭前野も安静状態に比べると賦活されたが，運動頻度に依存した血流変化を示さなかった．

一次運動野や一次体性感覚野などは，運動の頻度が高くなると，局所血流量が増加するようだ．これは，この部位が運動の実行や運動のフィードバック情報の処理に関与することを示している．面白いのはこのパターンの血流増加を示さない領域である．このような領域は，統計的に有意な活動部位でも，その機能的意味が一次運動野や一次体性感覚野などとは異なることを示すものと思われる．

2）力の符号化

サルの電気生理学的データから，手首運動の静的トルクの大きさは，一次運動野のcortico-motoneuronal（皮質－運動細胞，CM）細胞の平均発火頻度にある程度まで比例することが知られている[6]．筋収縮力を大きくするためには，その筋を支配しているCM細胞の発火頻度が高くなる．このような現象をイメージング技術で測定するとどのような脳内変化がみられるのだろうか？Dettmersら[7]は，このサルの課題とは異なるが，等尺性運動を用いて，筋出力変化に伴う局所脳血流の変化を検討した．等尺性運動とは，例えば，人差し指でほとんど変位のないモールスキーを押すような運動である．モールスキーとはいわゆるモールス信号を打つときに用いられるキーである．この場合，押す強さをいくら強くしても，あるところから下方には物理的にモールスキーは変位しないため，したがって押す運動に関与する筋の長さもほとんど変化することなく，押す力の強さだけを変化できる．この実験では，このモールスキー押し運動で，自分が最大限発揮できる力を測定し，それの何パーセント（％MVC）かを出力する課題を用いた．自分が目標の力に適合したかは，音によるフィードバックで知らされ，運動頻度は1Hzであった．その結果，％MVCと一次運動野，一次体性感覚野，後部の腹側部補足運動野，帯状溝の背側壁の血流との間に有意な正の相関がみられた．これは，これらの部位が力の符号化に関与していることを示すと考えられる．反対に，反対側の被殻では10～60％MVCでは血流はほぼ一定となり，同側の一次運動野では5％MVC以上で，血流と％MVCとの間に対数関係がみら

れた．Dettmersら[8]でも，これと同様の実験を行ないPETとfMRIによって脳活動が測定された．その結果，局所脳血流もMR信号強度も%MVCと対数関係を示し，局所脳血流とMR信号強度の両者間には高い相関が認められている．%MVCとfMRI信号が対数関係を示すという結果はThickbroomら[9]によっても検証されている．

3）最大筋出力による制御と精巧な筋出力による制御－どちらがより脳を賦活するか－

読者の皆さんはどちらだと思ったであろうか？選手が全身に力を入れて顔を真っ赤にしてジャッキアップする重量挙げなどの最大筋出力を想像した人は，前者と予想したかも知れない．しかし，ここでは右手の最大筋出力で物体を握るとか，右手の親指と人指し指で精巧に物体をつまむなどの動作を想像してほしい．実はこの場合，精巧に物体をつまんだほうが有意に運動領域での血流が増大する．もちろん，ある範囲で筋出力量が増加するとそれに応じて一次運動野などの血流も徐々に増加するが，精巧に物体をつまもうとして筋を巧みに制御したほうが結果的には脳をより賦活する．さらには運動の回数が増加すると，それに応じて運動野などの血流も増加することがわかっている．これらのように運動の強度や回数やその質は，異なる程度で脳を賦活することが知られている．ではなぜ筋を巧みに制御したほうが結果的には脳をより賦活するのであろうか？

4）まったく同じ強度・回数の運動でも協同筋制御か非協同筋制御かによって脳の賦活度合いが異なる

図1-8に示すとおりの2パターンで，親指と残りの4本を同時に屈曲伸展させる．実際にやってみるとわかるが，パターンAはとても容易にできるが，パターンBはなかなか難しい．これはパターンAでは協同筋群が同じタイミングで制御されているのに対して，パターンBでは非協同筋群が同じタイミングで制御される必要があるからである．このとき同じ回数だけ運動を行なって脳活

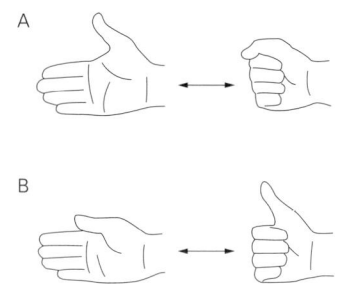

図1-8 親指と残りの4本を同時に屈曲伸展

動を記録すると，予想どおり非協同筋制御のときのほうが有意に脳活動を増加させる．これは，非協同筋制御は日常動作ではあまり行なわれないため，比較的新規な組み合わせの運動パターンを制御するために，脳があまり自動化されていない筋群のリクルートパターンの時間的制御に負荷がかかるためであろうと推測できる．

脳損傷後のリハビリテーションでも一般にいわれていることであるが，単純で自動化された運動の反復よりは，ある程度の技能が要求される動作の訓練の方が脳の運動機能回復に効果的であることがわかっている．これはおそらく，技能が要求される複雑な動作の制御にはそれだけ多くの脳領域が関与するからだと考えられている．

5）視知覚運動課題

目標物に向かって腕を伸ばす到達運動（reaching）課題や対象物を把握する運動（grasping）では，目標位置や対象物の形状認識が視覚系で行なわれるため，これが脳のどこでどのように身体運動座標系に変換して運動を行なっているかが最大の興味になる．視覚系には大きく分けて2つの経路があることが知られている．ひとつは，視覚野から側頭葉への情報の流れ，もうひとつは視覚野から頭頂葉への情報の流れである．この頭頂葉系の情報の流れが，物体の空間位置の認識などに関与するであろうといわれている．サルを用いたsingle-unit recordingの実験から，これらの運動での頭頂葉や運動前野の重要性が指摘されているが，PETやfMRIにおいてもこれらの領域に賦活部位を同定することができる．

Clower ら[10]は，被験者にいわゆるプリズム製の逆転眼鏡をかけさせることにより，本来の視知覚運動空間にゆがみを生じさせた．この眼鏡をかけると，ターゲット（目標物）の見えている位置に向かってそのまま手を伸ばした場合，本当のターゲットとは反対方向への運動のフィードバックが戻ってしまう．つまり本来，ターゲットは実際に見えている空間位置には存在していなくて，それとは反対の方向に存在しているのである．例えば，上下が逆転している眼鏡では見かけ上，上に見えるターゲットは実際には下にある．したがって，見かけ上の位置にそのまま手を伸ばした場合，その動きはターゲットとはまったく反対方向に行なわれていることになる．これに適応して運動を行なうためには，従来自分の中にもっている視知覚運動空間を変化させなくてはならない．この適応は比較的短時間に起こるため，脳内では，解剖学的結合が変化するのではなくて，機能的結合が変化しているであろうと推測できる．Clower らは，この適応過程に特に重要な場所として，運動した腕とは反対側の後頭頂葉に賦活部位を同定した．

　Inoue ら[11]では，視知覚運動で重要な腕の動きについての視覚的フィードバックが脳のどこに入力されているかを調べた．右腕を使った到達運動の視覚的フィードバックの効果を PET により調べた．視覚的フィードバック条件をフィードバックなし条件と比較したところ，運動と反対側の縁上回，運動前野，帯状回後部，小脳が賦活された．これは手の動きの視覚的フィードバックがこれらの領域に入力されていることを示している．後頭頂葉には把握（grasping）運動制御に関係する部位も存在する．把握運動はいわゆる到達運動とは独立した運動のようである．Jeannerod ら[12]は，両側の後頭頂葉が切除された患者で，ターゲットへの到達運動には障害がみられないが，単純な把握運動に障害が起きる症例を挙げている．行動学的には，ターゲットの大きさに対して手の開き幅を前もって準備するプリシェイピング（pre-shaping）の過程で必要以上に大きく手を開くという特徴がみられる．これは自分の手が見えていようが，見えていまいが起こる行動の特徴であるという．この患者の場合，対象物に対応した手の形状の設定をすることができないため，いかなる対象に対しても大きく手を開くというストラテジー（戦略）をとることになる．

　Matsumura ら[13]は，目標物（異なるサイズのシリンダー）への到達運動と，到達しながらそれを把握する運動を行なって PET で血流を測定した．把握運動を到達運動と比べると，把握運動特有に運動前野，後頭頂葉に賦活部位が同定される．これは，把握運動が到達運動とは独立の運動で，これらの領域に把握運動を制御する神経機序が存在する可能性を示している．Grafton ら[14]は，Matsumura ら[13]とほぼ同様の課題を行なっている．Grafton らも把握運動を到達運動と対比させた．結果は，運動とは反対側の頭頂弁蓋部（人間の二次体性感覚野とみられている）に把握運動に特異的な活動を発見している．

　Faillenot ら[15]は，PET で把握運動，到達運動，対象物の照合課題を行なった．把握課題では，対象物を正確に把握することが求められた．到達課題では，対象物に向かって指差すこと，照合課題では，前に見た対象物の形と提示された対象物の形を比べることが求められた．把握課題では到達課題と比べて，下頭頂葉前部と後頭頂葉に血流の増加がみられた．照合課題では到達課題と比べて，側頭葉と後頭頂葉に血流の増加がみられた．把握課題でも対象物照合課題でも後頭頂葉に活動を認めたということは，後頭頂葉が，対象物の形状を認識する際にも，それに応じて把握運動をする際にも関与していることを示している．この対象物の形状認識は，この実験が，あくまでもそれを把握するという行動を意図した文脈の中で，行なわれていることに注意したい．

　さらに，Binkofski ら[16]は非常に興味深いデータを示している．頭頂間溝の前外側壁を含んだ皮質切除の患者では，到達運動はそれほど障害されないのに，対象物を把握するのに用いられる指の協調運動に選択的に障害が生じる．同じような頭

頂葉切除患者でも，頭頂間溝前部が残っている場合は，把握運動は障害されない．健常者の把握運動中の脳活動をfMRIで撮像すると，頭頂間溝の前外側壁に賦活部位を同定した．このことからヒトでも頭頂間溝の前外側壁に把握運動のような精巧な指の動きを制御する機能がある可能性が示されている．到達運動や把握運動とは別に，コンピュータのスクリーン上のターゲットをジョイスティックの動きに応じて移動するカーソルで追跡するような課題がある．このような課題を用いると，ターゲットの動きの方向や速度を変えたり，ジョイスティックによって動くカーソルの速度や方向，動きの大きさなどを調整することができるために，多彩な運動課題を設定でき，視知覚協調運動の解明に極めて有用である．Ellermannら[17]では，この課題を用いてfMRI実験を行なっている．視知覚協調運動課題は，コンピュータのスクリーン上のターゲットをジョイスティックの動きに応じて移動するカーソルで追跡する．運動課題は，視覚入力なしでジョイスティックを動かす．眼球運動課題は，視覚入力なしで眼球のみを動かした．その結果，視覚誘導性の運動では，視覚野から後頭頂葉，一次運動野，運動前野という視覚の背側経路を賦活した．この経路は，視覚情報を運動に変換する経路と考えられている．

6）左右協調運動と系列運動

ピアノを巧みに弾く指の動きを見ていると，左右の指がいかに精巧に制御されているかがわかる．このような左右の指の協調運動や運動の系列順序の制御には脳のどこが関与するのであろうか．

Sadatoら[18]は，両手指を用いた左右協調運動をPETによって解析した．両手指の平行（非対称）系列運動と鏡像（対称）系列運動が1Hzの聴覚刺激に誘導されて行なわれた．平行運動では鏡像運動と比べて，右半球の背側運動前野，補足運動野後部により強い賦活が認められた．さらにこれを明確にするために，聴覚刺激により2Hzで誘導される人差し指の外転内転運動を用いて，右手のみ，左手のみ，両指による鏡像運動，平行運動を行なった．同様に，平行運動を鏡像運動と対比すると，右半球の背側運動前野，補足運動野後部に賦活が認められた．この賦活部位は平行運動が右手のみ，左手のみの運動と対比されたときも同定された．これらのことから補足運動野後部と右の背側運動前野は左右の指の協調運動に重要であると考えられた．Goerresら[19]では，指の運動を用いて，片側および両側の対称型（鏡像）運動と非対称型運動を行なった．非対称型の両側指運動を対称型と対比すると，前頭部内側面（補足運動野）が賦活された．

系列運動に関して，Sadatoら[20]は，右手指の聴覚誘導性の複雑系列運動課題を用いてPETによる測定を行なった．2Hzの親指に対する他指の順次対立運動で，運動の数と頻度を一定にされ，4段階の複雑運動が設定された．結果は，4条件とも共通に両側の一次運動野，一次体性感覚野，反対側の腹側運動前野，補足運動野後部，大脳基底核と同側の小脳が賦活された．同側の背側運動前野，pre-cuneus，小脳と反対側視床の血流量が系列の複雑さに比例して増加した．これらの領域は運動の実行そのものに関与するというよりは，系列のワーキングメモリー貯蔵に関与している可能性がある．

Boeckerら[21]は5段階の複雑さをもたせた系列の右手指運動を用いて，PETによる測定を行なった．すべての系列はPET測定前に十分に学習され，1Hzの運動が行なわれた．その結果，系列の複雑さと正の相関を示す領域は，反対側の補足運動野吻側部（前補足運動野，pre-SMA），同側の7野，一次運動野に同定できた．それに対して，安静に比べて有意に血流増加のみられた反対側の一次運動野と補足運動野尾側部では複雑さとは有意な相関がみられなかった．このことは，補足運動野尾側部は運動の実行に，前補足運動野は学習された複雑な運動系列の符号化に関与していることを示している．

7）外的刺激誘導性（externally-triggered）運動と自分のペースで行なう（self-paced）運動

外界からの感覚情報に対して反応が要求される反応時間課題に関して，サルを用いた電気生理学的知見から，補足運動野，運動前野，一次運動野に視覚，聴覚，体性感覚のそれぞれに選択的に反応する細胞やそれらの複数に反応する細胞などが存在することが示されてきた．

Naito ら[22]は，3種（視覚，聴覚，体性感覚）の刺激の変化を検出し，刺激を検出したらできるだけ早く右手親指でボタンを押すという単純反応課題を行ない，その時の脳内血流を PET で測定した．この結果，感覚の種類すなわち感覚モダリティー（感覚様相）の違いにかかわらず，反対側の補足運動野，運動前野，一次運動野，帯状回運動皮質，一次体性感覚野がすべての課題で共通に賦活することを明らかにした．それぞれの課題で特有に賦活される脳内部位を検討したところ，それぞれの感覚連合野のみに有意な賦活部位を同定した．しかしながら補足運動野，運動前野，一次運動野などには各感覚様相に特異的に，有意に活動する部位は同定されなかった．これらのことから，①各感覚情報はそれぞれの感覚連合野で処理される，②それぞれの感覚情報は補足運動野，運動前野，一次運動野，帯状回運動皮質に入力され運動が実行されると考えられる．しかしながら，この結果からは，それぞれの感覚情報が補足運動野，運動前野，一次運動野，帯状回運動皮質内でどのように処理されているのか，どのような情報として処理されているのか，言い換えればこの情報がどこで感覚情報から運動情報に変換，統合されているのかなどについての問題は解決されてない．さらにそれぞれの感覚連合野からどの経路を通って皮質運動関連領野に情報が入力されているのかという問題も未解決のままである．

それでは，外的な刺激によって誘導されることなく自分のペースで開始する運動の制御はどうなっているのであろうか．単純な人差し指の屈曲運動を用いて，それを自分のペースで行なう場合と視覚刺激によって誘導される場合の血流を調べた実験がある[23]．自分のペースで開始する運動を視覚誘導性運動と比較した場合，一次運動野，運動前野，補足運動野，帯状回運動皮質が活動する．さらに自分のペースで開始する運動は運動前野よりは補足運動野をより強く賦活することが示された．Jahanshahi ら[24]は，健常者を用いて自分のペースで開始する人差し指伸展運動とその聴覚誘導性運動を行ない，右側の背外側前頭前野が自分のペースで開始する場合により強く活動することを示した．また健常者群とパーキンソン氏病群について自分のペースで開始する場合と安静状態を比べたところ，健常者群はパーキンソン氏病群に比べて補足運動野，前帯状回，背外側前頭前野，大脳基底核などに強い活動を示したが，聴覚誘導性運動を安静状態と比べると，両群の局所脳血流変化や血流のパターン変化に違いがみられなかった．

外的刺激誘導性（externally triggered）運動には必ず刺激の提示から運動の開始までの潜時がある．この潜時のことを一般に「反応時間」という．この反応時間が脳のどの情報処理段階で決定されているのかについては明らかではない．われわれは前述した3種の単純反応時間課題のデータを用いて，これについて検討を行なった．反応時間の速さと局所脳内血流との相関を計算し，脳のどの部位の血流が反応時間と有意な相関を示すかを調べた．すると，いずれの感覚モダリティーでも前帯状回（anterior cingulate cortex）に，反応が早いほど血流が有意に多い部位を同定できた．これらの部位は前帯状回内に存在しているものの，モダリティごとに別の部位が存在することも見逃せない．このような相関を示す脳内部位が一次運動野など直接運動出力に関与すると思われる領域の中や，それぞれの感覚連合野内に存在するのではなくて，前帯状回に存在した．前帯状回の血流は，「注意」や「覚醒」に関与して視床の血流と高い相関を示す[25]．その意味で「注意」や「覚醒」などに関与する前帯状回の血流が反応時間に関連するという結果は非常に興味深い結果といえる．

8）選択反応課題

　外的刺激誘導性運動の中でも，例えば，ある刺激に対してはある反応をし，また別の刺激に対しては別の反応をするような場合，脳はその刺激を識別して異なった反応をすることを要求されるため，このような課題は選択反応課題といったほうがよいであろう．

　Deiber ら[26]は，視覚による，運動準備刺激，反応刺激の2つを用いることにより，反応の選択，準備段階の脳内活動を PET で測定した．運動準備刺激は，右の人差し指で運動するのか，小指で運動するのか（効果器選択）と回外運動か，持ち上げ運動か（運動方向選択）を指示した．Full 条件では効果器と方向の両情報が提供され，Finger 条件では指のみの情報が，Direction 条件では方向のみの条件が，None 条件ではどちらの情報も提供されなかった．その後，ランダムな遅延時間の後，反応刺激（指と方向が指定された刺激）が提示され運動が行なわれた．Free 条件では，準備刺激提示後，被験者が自由に4つの中からひとつの運動を選択し，反応刺激提示後に反応した．Rest 条件では準備および反応刺激が提示されて反応を行なわなかった．このようにして運動準備期間に提供される情報を制限することによって運動準備状態の賦活部位を検討した．Rest 条件と対比した場合，運動準備条件は，反対側の一次運動野，一次体性感覚野，運動前野，補足運動野，帯状回，頭頂連合野，大脳基底核，視床，同側の小脳を共通に賦活した．Full, Finger, Direction 条件（すべき運動の一部または全体が前もって指示されているため，反応刺激より前に運動をある程度準備できる）を None 条件（運動の指示が前もってまったくなされていない）と比較すると頭頂葉前部（40野）で有意な活動が同定できた．Finger, Direction, None 条件（すべき運動の指示が前もってまったくなされていないか，一部のみが指示されている）を Full 条件（すべての運動の指示が前もってなされている）と比較すると頭頂葉後部（7野）で有意な活動が同定できた．これらのことから，頭頂連合野における視覚刺激と運動の統合機能が示唆されている．

　Grafton ら[27]の研究では，被験者は視覚刺激で誘導される，異なるタイプの把握運動を選択した．課題は，3つの異なる装置を力把握（power grip）したり，精巧把握（precision grip）したりする．どの装置を把握するかは，ランダムな順序で点滅する発光ダイオードによって示された．Power 課題では，発光ダイオードの色とは無関係にどの試行でも装置を power grip することが要求された．Precision 課題では，発光ダイオードの色とは無関係にどの試行でも装置を親指と人差し指で precision grip することが要求された．Conditional 課題では把握運動のタイプ（power もしくは precision）が発光ダイオードの色により決定された．運動頻度と装置への運動の軌道を等価にして Conditional 課題と，Power 課題と Precision 課題の平均とを比較した．この対比からは運動の選択がどこで行なわれているかを示すことができる．その結果，運動とは反対側の背側運動前野，上頭頂葉に賦活部位を同定した．3つの把握課題すべてに共通する脳部位を検証するために，3つの把握課題と安静状態が比較された．すると，運動の選択で賦活された背側運動前野のすぐ尾側部に活動が同定された．これらの結果は，運動の選択での背側運動前野と上頭頂葉の重要性，さらに背側運動前野内での機能の分化など興味深いデータが示された．

　運動をするか，しないかという選択反応を GO / NOGO 課題という．サルのデータになるが，Tsujimoto ら[28]では，サルが GO / NOGO 課題を行なっている最中の脳血流を PET で調べた．GO / NOGO 課題では，サルは緑信号に対しては GO 反応，赤刺激に対しては NOGO 反応をした．強化は非対称で GO 反応のみで報酬が与えられた．統制課題は GO 信号だけが提示された．その結果，GO / NOGO 課題と統制課題を比べると，主溝，背側前頭前部，下後頭葉などに有意な血流増加を認めた．Tsujimoto らのグループは電気生理学的に NOGO 反応時に特有の電位をサルの主溝のあたりから記録しているため，これとあわせて

もこの主溝の賦活がNOGO判断や運動の抑制に関与するであろうと結論している．このデータはヒトでも前頭部にNOGO判断に関与する領域があるであろうことを強く示唆している．

Kawashimaら[29]は，PETを用いて特にNOGO判断に関与する脳部位を調べた．反応選択課題では，発光ダイオードの色にしたがって赤がついたら親指の屈曲運動，緑がついたら人差し指の屈曲運動を行なった．GO／NOGO課題では，赤がついたら親指の屈曲運動，緑がついたら指を一切動かさない．統制課題では，発光ダイオードの色をいかなる運動もしないでただ見ている．その結果，右前頭部のいくつかの領域がGO／NOGO課題に特異的に活動し，「動かない」という判断には右の前頭部が関与することが示された．

単純な反応に比べると，選択反応はエラーを生起しやすい．最近，fMRIの実験によって，前帯状回は運動行動をon-lineで監督しているというデータが示されている[30]．この実験では，エラーを生起させやすい複雑な反応時間課題が用いられ，前帯状回のMR信号はエラーが生起すると強度を増し，たとえエラーが生起しなくてもエラーが起こりやすい事象では同様にMR信号の強度が増加した．これはエラーが生起したとき，または生起しやすい事象のときに前帯状回が活動していることを示している．心理的には「しまった！」といったところであろうか．

反応時間に関連しては，Klingbergら[31]が同時に2つの課題を行なう，いわゆるDual taskを行なって，その時の血流をPETにより測定した．一般に，Dual課題を行なうとそれぞれの課題を単独に行なったときよりも反応時間が長くなったり，エラー数が増加するという行動学的特徴がある．この理由のひとつとして，2つの課題が類似している場合，その課題は共通の神経回路を用いるために，その2つの課題を同時に行なうとその共通の回路内で何らかの干渉が起こる，という仮説を挙げることができる．賦活部位でいえば，賦活部位が重なりあっていると，その中で何らかの干渉が起こり，反応時間が長くなると推察できる．課題は視覚と聴覚のGO／NOGO課題と視覚と聴覚の短期記憶課題であった．Dual課題では，視覚と聴覚のGO／NOGO課題が同時に，また視覚と聴覚の短期記憶課題が同時に行なわれた．その結果，両方のDual課題とも賦活部位の重なりと干渉効果が観察された．特に短期記憶のDual課題では賦活部位の重なりと反応時間の増大が著しく，下前頭葉や前帯状回などの重なり部位の体積と反応時間の増加に一定の関係がみられている．

9）運動の転移

自分の名前のサインを書く例をもう一度考えてみよう．右利きの人が右手で書いても，左手で書いても，足で書いても，ペンを口にくわえて口で書いても，文字自体の稚拙に差は出るが，一定の法則性をもってサインを書くことができる．これは，脳内に「般化された運動プログラム」が存在するからである．脳はこのプログラムを用いて，後は効果器（手，足，口）を選択する．このような効果器の違いによらず，サインをする場合に共通に関与する脳内部位に，「般化された運動プログラム」が再現されていることが予測できる．実はこのような共通部位は，運動前野，補足運動野，小脳，大脳基底核である．これらの領域には体部位再現があることが知られている．しかしながら，それは一次運動野でみられるような厳密なものではないようだ．この事実は，いわば二次的な運動領域には複数の機能が再現されていることを示している．

サインの例は完全に習得され，高度に自動化された運動の例である．新規な運動を学習する際にも，実際には訓練で使用されなかった四肢でもその学習効果がみられることがある．図1-9のように2つの鉄球を矢印方向に回転させるという運動をやってみる．初めこの運動は極めて難しい．このデータは右利きの人が1分間にできるだけ多く鉄球を回転させるトレーニングを，5セッションにわたって行なったときの結果である．○は右手から始めた人々の回転数で，もちろん練習を多く積むほど運動は上達することがわかる．面白い

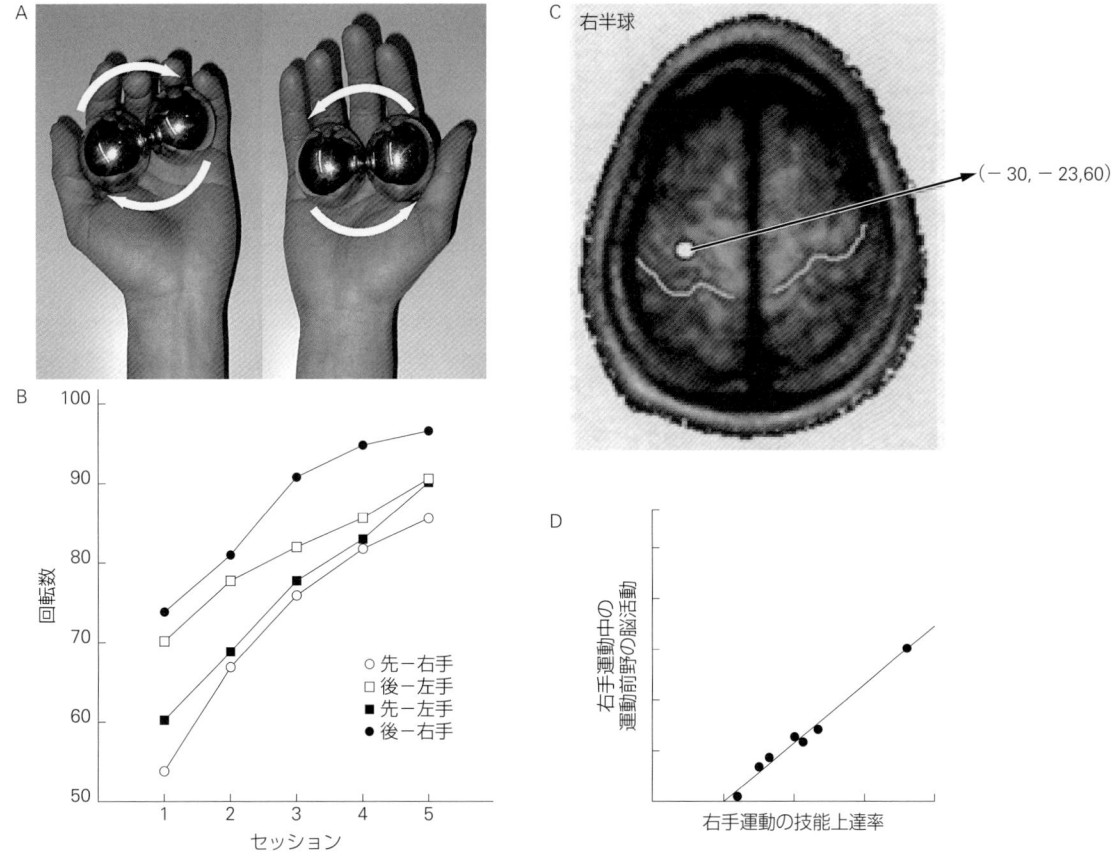

図1-9 鉄球回し課題（A）およびその回転技能の向上（B），右手運動中の右運動前野の活動（C）と右手運動技能上達率との関係（D）

過去一度もこの運動を経験したことのない右利き被験者が参加．1セッションは1分でセッション間の休憩時間は30秒〜1分．○は右手から運動を開始した場合，□は右手5セッション後に左手で運動した場合．左手の回転数は開始当初から右手の場合より多い（運動両側性転移）．■は異なる右利き被験者が左手から開始した場合，●は左手後に右手で運動した場合を示す．いずれの場合もセッションを通して運動技能の向上が見られる．鉄球回し運動中の同側運動前野の活動は同側の運動技能上達率と有意な相関を示す．図は右手運動中の右運動前野の活動と右手運動技能上達率との関係を示している．（注：右半球を左に示している）
(Kawashima R et al: Regional cerebral blood flow changes in human brain related to ipsilateral and contralateral complex hand movements--a PET study. Eur J Neurosci, 10: 2254-2260, 1998 より引用改変)

ことは，この人々が右手の5セッションの練習を終了した後直ちに，左手で同じ運動を行なうと，過去に左手では一度もやったことがないはずなのに，開始当初からかなりの回転数で鉄球をまわすことができる点である（□）．同様に，左手から始めた（■）人々ではそれに続く右手（利き手）の回転数（●）が著しく増加している．このような現象は「運動学習の両側性転移」と呼ばれており，右手と左手で同じ運動が要求される場合，一方の手で習得された運動のパターンを脳が上手く利用して反対の手の運動に利用しているよい例といえる．つまり，右手で学習された運動のパターンは脳内で一般化され，未経験の左手の運動制御でも利用されていることを示している．このような新規な運動の習得時でも，運動前野（図1-9C，D）や小脳などの活動が左右手の運動の転移にとって重要な役目を果たしていることが示されている[32]．

以上のように，脳は運動を実現するために運動野のみならず複数の脳領域をリクルートする．これは脳が合目的運動を行なうためにとっているストラテジー（戦略）ということができよう．

文献

1) VanMeter JW et al: Parametric analysis of functional neuroimages: application to a variable-rate motor task. Neuroimage, 2: 273-283, 1995.
2) Blinkenberg M et al: Rate dependence of regional cerebral activation during performance of a repetitive motor task: a PET study. J Cereb Blood Flow Metab, 16: 794-803, 1996.
3) Sadato N et al: Frequency-dependent changes of regional cerebral blood flow during finger movements. J Cereb Blood Flow Metab, 16: 23-33, 1996.
4) Sadato N et al: Frequency-dependent changes of regional cerebral blood flow during finger movements: functional MRI compared to PET. J Cereb Blood Flow Metab, 17: 670-679, 1997.
5) Jenkins IH et al: The effect of movement frequency on cerebral activation: a positron emission tomography study. J Neurol Sci, 151: 195-205, 1997.
6) Cheney PD, Fetz EE: Functional classes of primate corticomotoneuronal cells and their relation to active force. J Neurophysiol, 44: 773-791, 1980.
7) Dettmers C et al: Relation between cerebral activity and force in the motor areas of the human brain. J Neurophysiol, 74: 802-815, 1995.
8) Dettmers C et al: Quantitative comparison of functional magnetic resonance imaging with positron emission tomography using a force-related paradigm. Neuroimage, 4: 201-209, 1996.
9) Thickbroom GW et al: Isometric force-related activity in sensorimotor cortex measured with functional MRI. Exp Brain Res, 121: 59-64, 1998.
10) Clower DM et al: Role of posterior parietal cortex in the calibration of visually guided reaching. Nature, 383: 618-621, 1996.
11) Inoue k et al: PET study of pointing with visual feedback of moving hands. J Neurophysiol, 79: 117-125, 1998.
12) Jeannerod M et al: Impairment of grasping movements following a bilateral posterior parietal lesion. Neuropsychologia, 32: 369-380, 1994.
13) Matsumura M et al: Changes in rCBF during grasping in humans examined by PET. Neuroreport, 29: 749-752, 1996.
14) Grafton ST et al: Functional anatomy of pointing and grasping in humans. Cereb Cortex, 6: 226-237, 1996.
15) Faillenot I et al: Visual pathways for object-oriented action and object recognition: functional anatomy with PET. Cereb Cortex, 7: 77-85, 1997.
16) Binkofski F et al: Human anterior intraparietal area subserves prehension: a combined lesion and functional MRI activation study. Neurology, 50: 1253-1259, 1998.
17) Ellermann JM et al: Activation of visuomotor systems during visually guided movements: a functional MRI study. J Magn Reson, 131: 272-285, 1998.
18) Sadato N et al: Role of the supplementary motor area and the right premotor cortex in the coordination of bimanual finger movements. J Neurosci, 17: 9667-9674, 1997.
19) Goerres GW et al: Cerebral control of unimanual and bimanual movements: an H2 (15) O PET study. Neuro Report, 9: 3631-3638, 1998.
20) Sadato N et al: Complexity affects regional cerebral blood flow change during sequential finger movements. J Neurosci, 16: 2691-2700, 1996.
21) Boecker H et al: Role of the human rostral supplementary motor area and the basal ganglia in motor sequence control: investigations with H2 15O PET. J Neurophysiol, 79: 1070-1080, 1998.
22) Naito E et al: Fast reaction to different sensory modalities activates common fields in the motor areas, but the anterior cingulate cortex is involved in the speed of reaction. J Neurophysiol, 83: 1701-1709, 2000.
23) Larsson J et al: Cortical representation of self-paced finger movement. Neuroreport, 7: 463-468, 1996.
24) Jahanshahi M et al: Self-initiated versus externally triggered movements. I. An investigation using measurement of regional cerebral blood flow with PET and movement-related potentials in normal and Parkinson's disease subjects. Brain, 118: 913-933, 1995.
25) Paus T et al: Time-related changes in neural systems underlying attention and arousal during the performance of an auditory

vigilance task. J Cogn Neurosci, 9: 392-408, 1997.
26) Deiber MP et al: Cerebral structures participating in motor preparation in humans: a positron emission tomography study. J Neurophysiol, 75: 233-247, 1996.
27) Grafton S et al: Dorsal premotor cortex and conditional movement selection: A PET functional mapping study. J Neurophysiol, 79: 1092-1097, 1998.
28) Tsujimoto T et al: Activation of the prefrontal, occipital and parietal cortices during go/no-go discrimination tasks in the monkey as revealed by positron emission tomography. Neurosci Lett, 224: 111-114, 1997.
29) Kawashima R et al: Functional anatomy of GO/NO-GO discrimination and response selection--a PET study in man. Brain Res, 728: 79-89, 1996.
30) Carter CS et al: Anterior cingulate cortex, error detection, and the online monitoring of performance. Science. 280: 747-749, 1998.
31) Klingberg T et al: Interference between two concurrent tasks is associated with activation of overlapping fields in the cortex. Brain Res Cogn Brain Res, 6: 1-8, 1997.
32) Kawashima R et al: Regional cerebral blood flow changes in human brain related to ipsilateral and contralateral complex hand movements--a PET study. Eur J Neurosci, 10: 2254-2260, 1998.

［内藤　栄一］

4．脳における運動の準備状態

　前項までは一次運動野をはじめとする大脳皮質運動関連領野が運動の発現や遂行に役割を果たすことを述べてきた．しかし，これらの領野は運動の準備状態の形成にも寄与すると考えられている．

　身の回りに起こる変化（信号）を予測してそれに対する準備を行なうことは，運動を円滑に行なうために大変重要なことである．例えば，陸上短距離のスタートなどでは「ヨーイ（"Ready"）」の合図によって来るべきピストル音のタイミングを予測可能になり，それによって，スムーズなスタートが可能になる．またサッカーのPKの場面などで，時速100kmを越えるシュートは蹴られてから約0.4秒後にゴールに到達する．そのシュートをキーパーが阻止するためには，通常の反応時間から考えても蹴られてから左右どちらに動くかを判断していては決して間に合うことはない．そのため，キッカーの癖・足の踏み込み角度などで，ボールが蹴られる以前にシュートコースを予測する必要がある[1]．運動における予測の重要性はスポーツの場面に限ったことではない．例えば，町の交差点において，黄色信号がなく青から突然赤に変わる信号が立っていたり，もしくは3色がランダムに変わる信号が立っていたりしては，想像するだけでも危険である．すなわち，信号機の色の変化という外界の信号に対して，その予測が行なわれないと運動応答が円滑に行なわれないことに原因があることがわかる．このようなことからも円滑な運動には外界の信号を予測して，「いつ」，「なに」をするかに対する準備が必要であることがわかる．

1）知覚的準備と運動準備

　運動の準備状態を考える上では，知覚的準備と運動準備の違いについて注意する必要がある[2, 3]．知覚的準備（perceptual set）とは，信号の予測により選択的注意や覚醒度合いなどを高めることによって，信号の知覚・検出など，知覚過程の効率を高めることである．一方の運動準備（motor set, motor preparation）とは，この後行なうべき運動の様式にあわせて，運動の計画や構成を行なったり，または運動の出力にかかわる器官の効率を高めたりする過程だということができる．例えば，反応時間課題において応答信号に先行して予告信号を与えると反応時間が短くなったとする．その場合に予告信号によって知覚過程が短くなったのか，それとも運動過程が短くなったのか，2つの可能性がある．しかし，この2つの過程の定

義と分離は単純に可能ではなく，特に脳活動など生理学的な解釈において未だに多くの議論の余地が残っており，必ずしも明確に区分できるものではない．しかし，感覚—運動変換の処理過程を考える上で，これらの分類は有用である．

2）運動の準備とは？

それでは具体的に，運動準備ではどのようなことが行なわれているのであろうか．まず広義の運動準備には，外部の信号を検知してから運動の実行までに行なわれるさまざまな過程を含んだ意味で用いられる．その代表的なものには，蓄えられていた運動記憶から適切な運動を選択する過程や，運動の計画や構成といった運動プログラミングの過程が含まれていると考えられる．どんな単純な運動でも，時間的・空間的な筋の協調が必要である．その協調はひとつの関節の運動にはとどまらず，全身の運動の協調が必要である．例えば，手を下げた状態で立っているとき腕を頭の位置まで素早く挙げるように指示すると，肩関節の筋群よりも早く体幹や足の筋の活動が始まる[4]．これは腕の運動によって変化する体の重心の変化を補償するような姿勢の制御が重心の変化という情報のフィードバックを受けて制御しているのではなく，運動前に予めプログラムしている顕著な例である（4章参照）．

また，運動準備では，運動実行に用いられる神経回路の効率を高める役割も果たしていると考えられている．この調節機能を指して，特に運動準備という言葉を用いることもある．例えば，脳幹や脊髄で起こる反射運動は，随意運動の際にその入力と出力の関係（gain）が調節される．また，感覚入力の調節は一般に"gating"として知られており，運動によって生じるであろう感覚入力が予測され，情報を取捨選択して効果的な運動出力を行なっていると考えられている（3章参照）．

このように，主に運動準備は運動プログラミングや神経回路の機能的な調節という過程が含まれていると考えることができる．

3）脳における運動準備状態

それでは，この運動準備が前述した脳領域のどのような神経活動によって引き起こされているのかについて述べていく．まずヒトにおける脳電位記録による研究について述べ，その後にそれらの基盤と考えられるニューロンレベルの活動について述べていく．

（1）準備状態での脳電位
①自発運動における準備電位

KörnhuberとDeeckeによって，自発的な随意運動を自分のペースで行なわせた場合に運動開始から約1秒も先行して陰性緩電位が生じていることが記録された[5,6]．彼らは，この脳電位が被験者による運動の準備や意図を反映していると考え運動準備電位（Bereitschaftspotential, readiness potential, BP）と名付けた．その後，この陰性緩電位が運動実行に近づくにつれて時間とともにその発生部位が移り変わっていることが判明した．右手の伸展など一側性の運動を行なった場合，記録されるBPの分布は，はじめ正中部において最大で左右対称に広く分布するが，運動実行に近づくにつれて運動側の対側に限局的に分布することがわかっている[7]．現在では，運動前の陰性緩電位には時間的・空間的に2つの成分が含まれていると考えられている[8]．まず時間的に先に現れる陰性成分は脳の運動野近辺の正中部（Cz）で最大勾配を示して左右対称性に広く分布する．BPと呼ぶと特にこの成分をさすことになる．一方，運動開始時点の500〜300ms前まで近づくと，運動側と対側の中心前部（足の運動では正中線上）で陰性スロープの勾配が急に増大する．このスロープはnegative slope（NS'）と呼ばれる．

通常の電位記録ではこれらの発生源を同定することは困難であるが，難治性てんかん患者の硬膜下記録によってこれらの成分がそれぞれ異なった脳部位で発生していることが判明している[9]．先ほどと同様の片側性の運動を行なった場合，BPは運動部位に対応した両側の補足運動野と一次運動野に分布している．一方NS'は運動部位に対応した対側の一次感覚運動野および補足運動野から

限局的に発生していることが確認され，しかも動かした手指に対応した皮質部分に限局して出現していることが明らかになった．このことから自発運動の準備期において，運動実行に近づくにつれて広範な運動準備からより実行する運動に限局した準備処理に移行していくことが予想される．

②外部刺激に対する運動の準備

Deeckeらによって自発運動による運動準備電位が同定されたときとほぼ同時期に，外部の刺激に対しての応答（外的刺激誘導反応時間課題）における準備に関連した電位がWalterらによって記録された[10]．Walterらは，運動の実行と準備の過程を分離するためにS1-S2反応時間パラダイムを用いた．これは，刺激間隔が1～2秒の2連発刺激（S1-S2）を与え，S2に対してなるべく早く反応するような課題である．この予告刺激（S1）によって要求される応答のタイミングや内容を与えることによって，S1-S2期間における運動の準備を操作することができる．WalterらはこのS1-S2期間に持続的な陰性電位を発見した．これは後に随伴性陰性変動（contingent negative variation, CNV）と呼ばれるようになった．S2に対して運動応答を要求しない場面でもCNVが消えないことから，このCNVには運動成分（motor component）とS2自体の予期や注意などに関連する非運動成分（non-motor component）が存在すると考えられている[11, 12]．この2つの成分についてS1-S2間隔を4秒と長くするとCNVはS1と同時に記録される初期成分とS2の直前にみられる後期成分に分けることができる[13]．この後期成分が特に運動準備にかかわると考えられ，実際にRTの速さと後期CNV成分の振幅に相関がみられている[13]．また，初期成分が前頭部に分布するのに対して，後期成分は運動と対側の運動皮質上で顕著である[14]．この対側で優位な脳電位が運動肢に特異的な準備過程を反映していると考えられ，一方の初期成分はより抽象的な準備にかかわっていると考えられる．

(2) サルにおける準備関連活動

つぎにこれらの電位を生み出しているニューロン活動について，サルを用いた電気生理学的な研究から紹介する．サルを用いた電気生理学的な実験によって運動関連領野（一次運動野，補足運動野，運動前野）や前頭前野，小脳，基底核に準備関連活動（set-related activity）を示す神経細胞がみつかっている．そこでこれらの活動の中でもより主に運動準備の状態にかかわると考えられる，運動関連領野での準備関連活動についてみていくことにする[2]．

①一次運動野

まず準備関連活動が大きく注目されたのは，それまで運動の実行にかかわるとされていた一次運動野においてであった．TanjiとEvartsの実験[15]ではサルに視覚刺激（緑もしくは赤）を与え，その色に従ってその後に呈示される応答刺激に対してハンドルを「押す」または「引く」ように課題を行なわせた．サルが応答刺激の出現を待って待機しているときに，一次運動野の錐体路ニューロンで準備関連活動が記録された．この準備関連活動の多くは，運動の方向に選択的な変化を示した．つまり，「引く」動作を意図して応答刺激を待っている際に活動の増加がみられたニューロンにおいて，「押す」動作を準備している際には活動の変化がみられなかったりもしくは活動の減少がみられたりする．このような方向選択的な準備関連活動はGorgeopoulosらの実験[16]によってさらに確定された．彼らの実験では一次運動野のニューロンがそれぞれ選好方向をもっておりそれらの活動の協調によって特定の運動方向への準備が行なわれているというものである．これにより意図している運動準備の方向に選択的な一次運動野の準備がニューロンの集団的な符号化によって行なわれていると考えられる．

それではこれらの準備活動は一体何を行なっているのであろうか．錐体路ニューロンは脊髄の運動ニューロンや興奮性・抑制性介在ニューロンにシナプス結合していると考えられる．これらの実験では準備期間中には実際の筋活動がみられないことから，来るべき運動実行に向けて脊髄回路網の興奮性の調節を行なうことにより，目的にかな

う運動を効率よく遂行するのに役立っているのではないかと考えられる．

このような脊髄回路における準備状態に関する研究において，近年重要な技術の進歩がみられた．それまで脊髄回路の運動準備状態の測定法は，H反射や腱反射を用いる方法が主であった．近年，ワシントン大学のFetzらによって覚醒サルの脊髄介在細胞の活動を慢性的に記録する技術が確立された[17]．これにより，準備関連活動が脊髄介在ニューロンにも起こっていることが確認された[18]．このことからも運動関連皮質などからの下行性経路が準備期間中の脊髄介在ニューロンや運動ニューロンの興奮性の調節に役立っていると予想される．そしてこれらの調節が脊髄の反射回路の調節を行なっていると考えられる．さらに最近の研究から運動準備中に第一の感覚入力の座である感覚ニューロンから脊髄介在ニューロンへの伝達が運動実行に向けて調節されることが判明した[19]．これは感覚入力のもっとも低次な処理において，運動準備による調節が行なわれているという意味で大変興味深いものである．実際にどのような下行性の調節が脊髄介在ニューロンの興奮性の調節を行なっているかに関しては研究が待たれるところである．

②補足運動野

補足運動野においても運動に先行した活動がみられている[20]．これらの活動は運動の方向選択性をもつことから一次運動野のニューロンと同様に運動の準備を反映していると考えられる．さらに補足運動野に特徴的な準備関連活動がみつかっている[21]．その中でもある特定の運動順序で複数の独立した運動を行なうときにのみ活動するニューロンがみつかっている[22]．サルには運動のタイミングを知らせる音刺激を与える．それに対してサルは，独立した運動を要求された順序で行なうようにトレーニングされた．その場合，一次運動野の細胞はどの順序で行なうかにかかわらず，特定の運動の前に選択的な活動を示した．一方，補足運動野では運動の順序に選択的な活動を示した[22]．これらの活動は記憶のロードを行なっていると考えられる．補足運動野は陽電子断層撮像法(positron emission tomography, PET)を用いた他の実験からも運動のプログラミングにかかわると考えられている[23]．このように補足運動野では特に記憶に基づくような内的情報をロードして，それにより運動の構成を行なっていると考えられる．

このように補足運動野は一次運動野と比べてより高次な運動処理を行なっていると考えられる．この準備関連活動が一次運動野に伝播して一次運動野での準備活動を引き起こしていると予想される．Tanjiらは準備関連活動を示す補足運動野の細胞に微小電気刺激を与えると，一次運動野に活動の伝播がみられることを確認した[20]．また，準備関連活動を示す一次運動野の細胞は，視床や頭頂葉の入力よりむしろ補足運動野からより強い入力を受けていることがわかった．Tanjiらは，補足運動野で行なわれた構成の情報が，より直接的に運動実行にかかわる一次運動野へ伝わり実際に行なうべき運動に向けて，脊髄回路の調節などといった効率化の上昇を行なっていると推測している．

③運動前野

視覚性の応答刺激を用いた課題において，もっとも顕著な準備関連活動を示す領域は運動前野である．そのため運動前野も運動の構成や調節にかかわると考えられている．背側運動前野と腹側運動前野の両方で準備関連活動が記録されている[24-26]．S1-S2課題における背側運動前野でのニューロン活動は，運動関連ニューロン，準備ニューロン，手がかり刺激に応答するニューロンに分類される[24]．この準備活動にも方向選択性をもつニューロンがみつかっており，運動の開始時間と準備活動の開始時間が高い相関をもつため運動準備にかかわるといえる．運動野との比較から背側運動前野での準備関連活動は，運動野の活動に比べて先に活動している．

この準備関連活動がどのような機能を果たしているのかに関しては，まだ詳しくわかっていない．しかし，Wiseはその総説でいくつかの可能性を挙げている[25]．背側運動前野の脊髄への直接投射

する先の運動ニューロンは主に近位筋を支配するものが多いため，運動前野の活動は運動に伴う姿勢の制御にかかわると予想されている．また反射修飾や単純運動の抑制などの調整機構にも役立っていると考えられている．しかし，それらは未だに詳しくはわかっていない．

腹側運動前野でも準備関連ニューロンがみられている．近年，背側・腹側の運動前野での準備ニューロンの活動を区別した実験が行なわれた[26]．その結果，背側運動前野では運動の選択・準備（応答運動に特異的な準備）が，一方の腹側運動前野では運動によらずターゲット位置に選択的な活動（ターゲットに対する準備）が行なわれていると考えられる．

4）まとめ

運動準備中の脳ではさまざまな処理が行なわれていると考えられる．特に運動にかかわる準備に関しても，行なうべき運動の選択・構成・計画といった処理やさまざまな運動・感覚処理にかかわる器官の機能の調整を行なっていると考えられる．このように広範な神経システムにおいて運動準備が行なわれていることがわかり，これにより滑らかな運動制御が可能になっていると考えられる．

文　献

1) 浅井　武，布目寛幸：見方が変わるサッカーサイエンス．岩波書店，2002．
2) Evarts EV et al: Neurophysiological approaches to higher brain functions. John Wiley & Sons: New York, 1984.
3) Requin. Preparation for action. Jennings JR, Coles MGH eds.: Handbook of Cognitive Psychophysiology: Central and Autonomic Nervous System Approaches. pp.357-448, 1991.
4) Belen'kii VE et al: Control elements of voluntary movements Biofizika. pp.135-141, 1967.
5) Körnhuber HH, Deecke L: Hirnpotentialanderungen bei Willkurbewegungen und passiven Bewegungen des Menschen: Bereitschaftspotential und reafferente Potentiale. Pflugers Arch Gesamte Physiol Menschen Tiere. 284: 1-17, 1965.
6) Deecke L et al: Distribution of readiness potential, pre-motion positivity, and motor potential of the human cerebral cortex preceding voluntary finger movements. Exp Brain Res, 7: 158-168, 1969.
7) Shibasaki H et al: Components of the movement-related cortical potential and their scalp topography. Electroencephalogr Clin Neurophysiol, 49: 213-226, 1980.
8) 柴崎　浩：運動関連脳電位．柳沢信夫，柴崎　浩著，神経生理を学ぶ人のために　第2版，医学書院，pp.276-320, 1997.
9) Ikeda A, Shibasaki H: Invasive recording of movement-related cortical potentials in humans. J Clin Neurophysiol, 9: 509-520, 1992.
10) Walter WG et al: Contingent Negative Variation: An Electric Sign of Sensorimotor Association and Expectancy in the Human Brain. Nature, 203: 380-384, 1964.
11) Brunia CH: Movement and stimulus preceding negativity. Biol Psychol, 26: 165-178, 1988.
12) van Boxtel GJ, Brunia CH: Motor and non-motor components of the Contingent Negative Variation. Int J Psychophysiol, 17: 269-279, 1994.
13) Rohrbaugh JW et al: Brain wave components of the contingent negative variation in humans. Science, 191: 1055-1057, 1976.
14) Brunia CH, Vingerhoets AJ: CNV and EMG preceding a plantar flexion of the foot. Biol Psychol, 11: 181-191, 1980.
15) Tanji J, Evarts EV: Anticipatory activity of motor cortex neurons in relation to direction of an intended movement. J Neurophysiol, 39: 1062-1068, 1976.
16) Georgopoulos AP et al: Cognitive spatial-motor processes. 3. Motor cortical prediction of movement direction during an instructed delay period. Exp Brain Res, 75: 183-194, 1989.
17) Perlmutter SI et al: Activity of spinal interneurons and their effects on forearm muscles during voluntary wrist movements in the monkey. J Neurophysiol, 80: 2475-2494, 1998.
18) Prut Y, Fetz EE et al: Primate spinal interneurons show pre-movement instructed delay activity. Nature, 401: 590-594, 1999.
19) Seki K et al: Sensory input to primate spinal cord is presynaptically inhibited during volun-

tary movement. Nat Neurosci, 6: 1309−1316, 2003.
20) Tanji J: The supplementary motor area in the cerebral cortex. Neurosci Res, 19: 251−268, 1994.
21) Tanji J, Kurata K: Contrasting neuronal activity in supplementary and precentral motor cortex of monkeys. I. Responses to instructions determining motor responses to forthcoming signals of different modalities. J Neurophysiol, 53: 129−141, 1985.
22) Tanji J, Shima K: Role for supplementary motor area cells in planning several movements ahead. Nature, 371: 413−416, 1994.
23) Roland PE et al: Supplementary motor area and other cortical areas in organization of voluntary movements in man. J Neurophysiol, 43: 118−136, 1980.
24) Weinrich M, Wise SP: The premotor cortex of the monkey. J Neurosci, 2: 1329−1345, 1982.
25) Wise SP: The primate premotor cortex fifty years after Fulton. Behav Brain Res, 18: 79−88, 1985.
26) Hoshi E, Tanji J: Contrasting neuronal activity in the dorsal and ventral premotor areas during preparation to reach. J Neurophysiol, 87:1123−128, 2002.

[武井　智彦]

2章　運動と事象関連電位

1. 事象関連電位の概論と歴史

　事象関連電位（event-related potentials, ERP）とはさまざまな感覚刺激を受けた脳が，注意・認知・課題解決・随意運動，心理活動などの感覚情報を処理し運動準備，反応選択，運動遂行へ至る過程を反映する電位反応である．代表的な事象関連電位には，運動関連脳電位（movement-related cortical potential, MRCP），P300，随伴性陰性変動（contingent negative variation, CNV）などがある．近年，著しく進歩を遂げている neuroimaging 法はヒトの知覚，認知などの関連した脳活動を画像化するのに成功している．neuroimaging 法は，脳の機能局在を明らかにするためには，数ミリメートルという優れた空間的分解能を有している点で，ERP の機能をはるかに上回っているが，約 150～300ms である人間の反応時間を時間的観点から追求するには無理がある．ERP の利点は非侵襲的であることに加えて，ヒトの脳活動をミリ秒単位の時間経過で追求することができる高い時間的分解能を有していることである．ERP を用いての研究目的は人間の知覚，認知，運動の諸過程を担う脳活動の変化を電位変動として記録し，これらの電位変動の解剖学的領野を同定し，人間の知覚，認知，運動の諸過程における脳機能を評価することである．
　1960 年代の半ば，特に 1964～1965 年にかけて発見された CNV，P300 は，大脳誘発電位のように体性感覚刺激，音刺激や光刺激などに依存する受動的，外因的な脳の変動とは異なり，外界の刺激（事象）に対する被験者の認知的態度を反映して変動する内因性の電位である．1964 年 Walter ら[1]は反応時間計測時に，予告刺激（S1）と一定時間後に出現する命令刺激（S2）の間に頭皮上から陰性緩徐電位変動を記録し contingent negative variation（CNV）と名付けた．この電位変動は感覚刺激後に生じる大脳誘発電位と異なり，未だ呈示されない刺激に対する被験者の能動的構えに対する脳の電位変動である．
　翌 1965 年 Körnhuber と Deecke[2] によって随意動作開始前 1～3 秒から出現し始め，運動発現前約 100ms で最大陰性となる運動準備電位（Bereitschaftspotential, BP）が報告された．CNV と BP はともに随意動作開始前に出現するが，CNV は前頭部から中心前野で最大を示し，BP は随意動作直前で動作肢と反対側で優位を示す．スポーツ・体育科学の分野においても，1970 年代から著者らが随意運動解析に事象関連電位の手法を持ち込み，多くの成果報告を行なっている[3-20]．
　Sutton ら[21]はつぎに呈示される刺激の不確かさに比例して振幅が増すような陽性電位を，刺激後約 300ms に頭頂部から記録した．その電位は刺激の識別が困難なときや難易度の高い課題を要求すると P300 潜時が延長すること，被験者の確信度が高いほど P300 振幅が大きくなること，刺激が被験者にとって意味をもつほど，また被験者の注意集中度が高いときに P300 振幅が高くなることから P300 は脳内の認知処理過程を反映する電位であると考えられている．そこで，ERP の反応と行動指標を合わせて検討するとヒトの随意運動に伴う脳内の感覚—運動処理過程を知ることが可能となる．

2. 運動の発現と制御の概略

　スポーツ選手の華麗な動きや技，プロのピアニストや焼き物の職人の手さばきなどの巧緻性には感動し，しばし言葉もでないほどである．このような動きを実現しているのはいうまでもなく脳と神経系である．脳と神経系が全身の筋をスピーディに調節している．日常動作もまたしかりである．運動の調節がいかに高度で複雑であるかは，何らかの原因で運動機能が失われた場合によくわかる．

　目的とする運動を行なう場合，まず脳は自ら置かれている状況を正確に理解し，把握しているに違いない．そのためには脳は認知過程をフル働かせていると推測される．しかも周囲の状況は時々刻々変化するので，感覚系は総動員して取り入れた感覚情報に対応している．つぎに身体内部の情報をもとに行動の枠組みを決め，その中で必要とされる行動を選択し，その実現の手段としての運動を選ぶ一連の手順の中で，運動の目的が決まる．つぎにその目的を達成するためにどのような運動を行なえばよいかを企画・構成し，準備することになる．

　このように考えると，運動を行なうために使われる脳の仕組みは大変複雑であることが想像される．筋の活動を直接に制御するのは運動神経である．運動神経の働きを調節している信号は2つあり，脊髄の神経回路網で創られる信号と脳から下りてくる下行性の制御系を伝わる信号である．

　脳から下りてくる出力の主要な信号源は大脳の運動野である．運動野と脳幹からの運動出力は大脳高次運動野の支配下にある．一方，全身の筋や関節の状態と皮膚に接触する物体の情報は運動の調節に欠かせないが，それは体性感覚情報として脊髄と脳幹に送られ，反射などの自動的性格をおびた運動調節に使われるが，大脳感覚野にも情報が送られる．その他視覚・聴覚・平衡感覚などの情報はそれぞれ別の経路を伝わって脳に送られ，大脳感覚野に至る．これらの感覚情報は大脳の連合野でまとめられ，統合されて大脳の高次運動野に送られる．大脳の高次運動野は認知過程で形成された情報や記憶情報などをもとにして，運動野に必要な情報を提供している．大脳基底核と小脳はそれぞれ特有の仕組みで大脳の連合野から高次運動野へ，あるいは大脳感覚野から運動野への情報転送の仲立ちをしたり，運動野の出力調節をするなどして運動制御や運動学習に関与していると考えられている[22]．

3. 運動が運動関連脳電位に及ぼす影響

1) 運動が脳に及ぼす影響

　運動が継続的に遂行された場合，実際脳の活動にどのような変化が生じているのだろうか．一過性の激しい運動では運動野，大脳基底核線条体そして海馬付近の脳血流量，酸素摂取そして脳の局所グルコース利用が一時的に増加することが知られている．また人間の活動レベル，脳血流量そして認知機能は，それぞれ相関があると考えられている．そして結果的に運動は認知とパフォーマンスを改善する．さらに運動学習を継続すると一次運動野の活動ばかりではなく，構造さえも変化することが確認されている．代謝面からみると脳は酸素を取り入れて大量なブドウ糖を消費する器官である．それは脳が大量の血管に覆われている器官であるということからもうなずけることである．運動中に脳の酸素消費量は約2倍以上に増えていて，その酸素はニューロンが働くために利用されているに違いない．したがって，運動中，脳は安静時よりも余計に働いていると考えられる．おそらく増えた酸素やブドウ糖は運動に関与している脳の運動性皮質（補足運動野，運動前野，一次運動野）ニューロンの活動の維持，増進のために使われていると思われる．

　人間が筋運動するときは目的とする運動をするための意志が必ず働く．その時，前頭連合野で運動を引き起こすために生じた命令は運動性皮質（補足運動野，運動前野，一次運動野）に伝えられ，脊髄の運動神経系を経て筋が収縮する．運動中でさえも手足の筋を動かそうとする意志は働いている．言い換えれば手足の運動ニューロンが働

かないと手足の筋は絶対に収縮しないのである．運動野が働かないと運動ができないということは人間が運動するときは頭を使っているということである．特に走ることを例にあげると「やる気」の意欲があって，特別の指令ニューロンが働いて，運動野ニューロンを駆動しないと走れないということである．脳の中にはA-10神経という特別な神経があり，ここが快い情動と結びついて快感という報酬をもたらし，価値判断を左右することが報告されている[23]．この神経は中脳からでて，生きていく欲求をもたらす視床下部と，情を生みだす大脳辺縁系，高度の判断を生みだす前頭葉にとおっていて，快さや「やる気」を出させる神経である．

このA-10神経が到達する部位のひとつに動機づけの中枢とされる帯状回がある．帯状回は大脳辺縁系の一番外側にあり大脳皮質との間に大きく広がっている．ここはすべての本能的な価値判断をまとめる部位で，扁桃体が行なう刺激に対する満足・不満足といった判断や，視床下部から生まれる，生きる欲求などを受けて，補足運動野へ連絡し随意運動をもたらす行動の意欲を作りだしている．「運動すること・走ること」が健康によいといわれても，意志の力で運動する気を起こさせないと運動することもできないし，走ることもできない．運動野ニューロンというのは指令がきた時しか働かない部位であるから手足を動かす時に必ず前頭連合葉，補足運動野，運動前野などからの指令が必要である．手足を動かすという強い動機があって毎回手足を動かせという指令を送らない限り運動はできないのである．一度スイッチを入れたらすべて自動的にプログラムが働くように脳はなってないのである．だからランニングなどの運動では脳が安静時より余分に働き，そのための酸素，ブドウ糖が必要なのである[24-26]．

2）運動関連脳電位の概論と歴史

随意動作に先行して1～2秒前に頭皮上から記録される漸増的な陰性緩電位変動を運動関連脳電位（MRCP）という．ヒトでMRCPを記録するのに成功したのはKörnhuberとDeeckeである[2]．KörnhuberとDeeckeは手の随意収縮に伴う筋放電の開始時点でパルスを発生させ，さらにその500ms後にもうひとつのパルスを発生させて脳波を筋電図とともに磁気テープに記録した．そして，その磁気テープを逆方向に再生し，脳波を加算処理した．そうすることによって筋放電の前後の脳波を同時に加算することに成功した．この方法によってKörnhuberとDeeckeは運動開始前1～2秒から陰性緩電位が発現することを見いだした．この電位は他動運動では出現しないことから随意運動の準備状態を反映するものと解釈され，運動準備電位（BP）と呼ばれた．そして運動開始後30～90ms遅れて複雑な波形の陽性電位が出現し，これは他動運動後でも認められることから運動感覚に関する電位と考えた．

Vaughanら[27]はKörnhuberとDeecke[2]とは異なった方法で同様の運動前陰性緩電位を発見した．すなわち，反応時間の計測法を用いて，手の指反応動作に伴う頭皮上電位変化から反応がない場合の電位変化を引き算することによって，運動に伴う電位変化を求め，波形全体を運動電位と呼んだ．その後，KörnhuberとDeeckeやVaughanらも運動開始前後に4成分を見いだした．DeeckeとKörnhuber[28]は運動開始前に3成分を認め，約1秒前から始まる陰性緩電位をBP，約86ms前に始まる陽性電位をpre-motion positivity，約56ms前に始まる陰性波をmotor potentialと呼んだ（図2-1）．このうち前二者は両側性に分布するが，motor potentialのみは反対側中心前野に限局するものであった．Vaughanらは4成分をN1，P1，N2，P2と呼び，いずれも運動部位に対応した反対側中心部に最大であると報告した[27]．VaughanらによるN1とP2はKörnhuberとDeeckeのBPおよびreafferente potentialeにほぼ対応すると考えられるが，P1とN2がそれぞれpre-motion positivityとmotor potentialに対応するか否かは疑問視されている．N2はむしろ運動開始時点より遅れて出現するという報告もあり見解が一致していない．

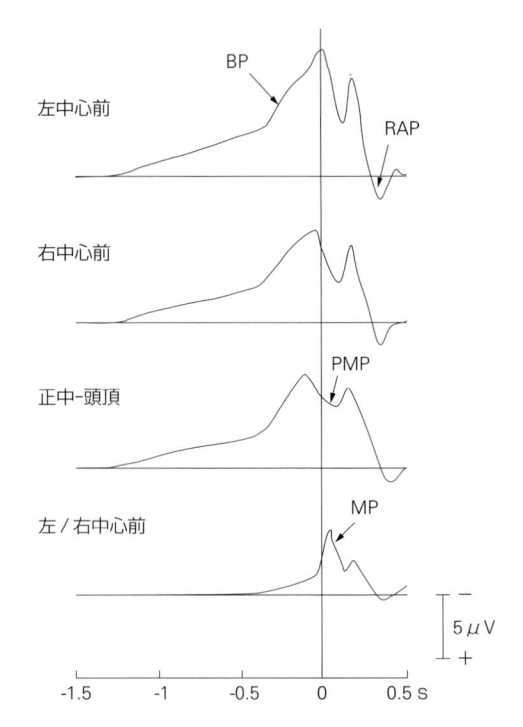

図2-1 正常人の右手第二指運動時のMRCP
(Deecke L, Kornhuber H: Cerebral potentials and the initiation of voluntary movement. In: Desmedt JE, Karger S eds, In progress in clinical Neurophysiology Vol.1, attention, voluntary contraction and event-related cerebral potentials: Basel, pp.132-150, 1977)

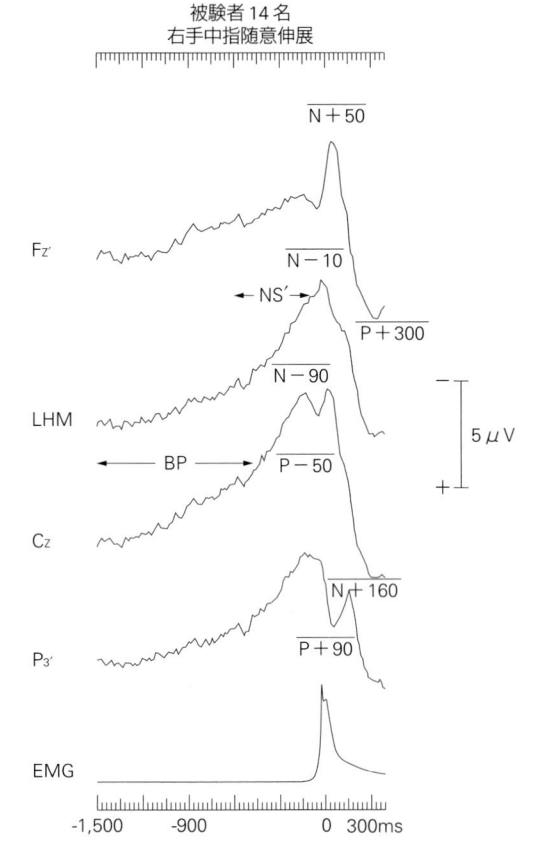

図2-2 右手中指伸展運動に伴うMRCPの各成分の名称
(Shibasaki H et al: Components of the movement-related cortical potential and their scalp topography. Electroencephalogr Clin Neurophysiol, 49: 213-226, 1980)

　Gerbrandtらは1977年，MRCPに関するこれまでの報告のくい違いを詳細に検討し，少なくとも8成分が識別されることを見いだした[29]．1980年Shibasakiら[30]も多チャンネル同時記録を行ない，運動開始前後に各4成分の計8成分を同定し，MRCPは8成分から構成されていることを確認した（図2-2）．さらにBarrettら[31]は1986年筋放電開始時点を正確に求め，運動開始前にもうひとつ新しい陰性電位を報告した（図2-3）．

3）運動関連脳電位の構成成分とその生理学的意義

　手の随意運動開始時点の1～1.5秒前からBPが発現する．この電位は中心前部から頭頂部にかけての正中線上で最大振幅を示し，運動側と関係なく左右対称性に出現する．したがって，この電位の発生には補足運動野が大きく関与するものと考えられている．

　運動開始前約500msになるとこのBPは運動と反対側で急速にその勾配を急峻とする．この陰性電位をnegative slope（NS'）と呼ぶ．NS'は中心前部の運動と反対側の手の運動領域とCzの中間で最大を示し，頭頂部，さらに同側にも波及する．このNS'は運動と同側の半球では運動開始の90ms前に陰性頂点を形成する．

　足の場合もBPとNS'は同様の出現様式であるが，手の随意運動に伴って認められるpre-motion positivityは認められなかった．頭皮上分布に関しては，BPは手の場合と同様に中心前・頭頂部正中線上で最大で広汎に分布する．NS'は手の運動の場合，対側中心前部に，または足の運動では正中線上に限局するので，運動皮質のその運動に直接対応した部位で生ずると考えられている．これらの陰性緩電位はいずれも他動運動の場合には

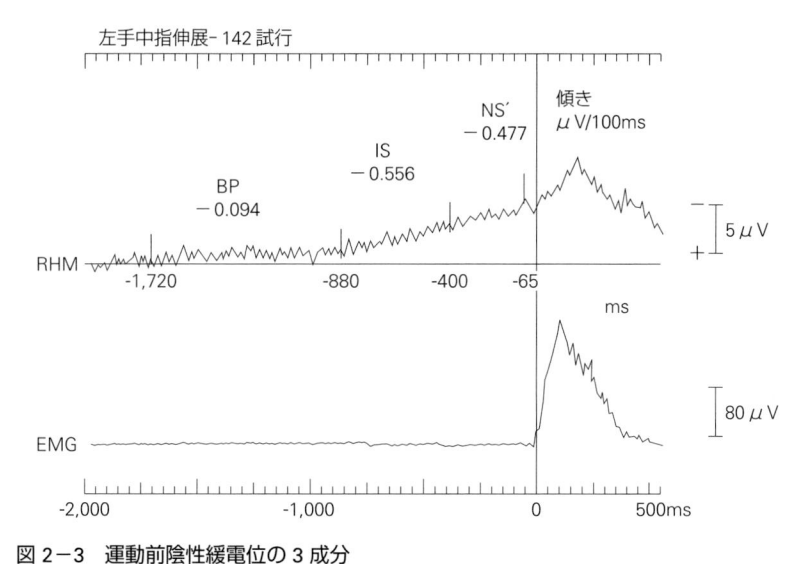

図 2-3　運動前陰性緩電位の3成分
(Barrett G et al: Cortical potentials preceding voluntary movement: Evidence for three periods of preparation in man. Electroencephalogr Clin Neurophysiol, 63: 327-339, 1986)

出現しないので，随意運動の準備段階を反映するものであるとされている．BPは補足運動野における随意運動に対する準備状態を反映し，NS'はその運動に特異的な運動皮質の準備状態を反映しているものと解釈されている．

Barrettらは筋電図開始時点を正確に求めることによりBPとNS'の中間に新しい陰性電位を見いだしintermediate slope（IS）と名づけた[31]．ISは右利きの場合，右手運動では左中心前部に優位であるのに対し，左手運動では右手運動の場合よりも大きく，正中線で最大で左右対称性に分布する．このことからISは運動前野で発生していると考えられている．

随意運動前約50msに出現するpre-motion positivityはNS'に続いて運動と同側の中心前・頭頂部にみられる電位である．Shibasakiと Kato[32]は両手同時運動では本成分が認められないことからこの陽性電位は非運動側の手の共同運動の抑制を反映する仮説を提示したが未だ証明されてない．これに対してDeeckeらは，この陽性電位は皮質─小脳─運動皮質ループの作動開始を反映し，本来頭頂部に両側性に出現するが，運動と反対側ではすぐ後に生ずる筋放電前10msに出現する陰性電位に相殺され識別できないと報告している[28, 33, 34]．筋放電前10msに発現する陰性電位は，対側中心前部の手の領域に限局して出現し，足の場合，筋放電と同時に出現しCzに限局している．これはDeeckeらのmotor potentialに相当し，運動皮質の錐体路細胞の活動を反映している解釈されている．また，錐体路細胞の発射は筋活動の50～100ms前から変化することが広く知られている．Arezzoらもサルを用いて，随意運動に伴って反対側中心前野の手の領域から，運動に先行して85～110msに出現する陰性電位を確認した[35]．その後，Arezzoらはこの陰性電位はN2aとN2bの2成分から構成されていることを証明した．それゆえ，N2aは運動直前に反対側中心前野の狭い領域に限局して出現することからmotor potential，またはShibasakiらの筋放電前10msに出現する陰性電位に相当することが明らかになった．

運動開始後約50msに出現する陰性電位は反対側前頭部に比較的限局して出現し，運動開始後90msに出現する陽性電位は反対側頭頂部に限局して出現する．これらの電位の発生メカニズムとしては，筋紡錘からの求心性インパルスによって中心溝の底面（3a野）に生じた誘発電位が，前方向に陰性，後下方に陽性のdipoleを形成した結

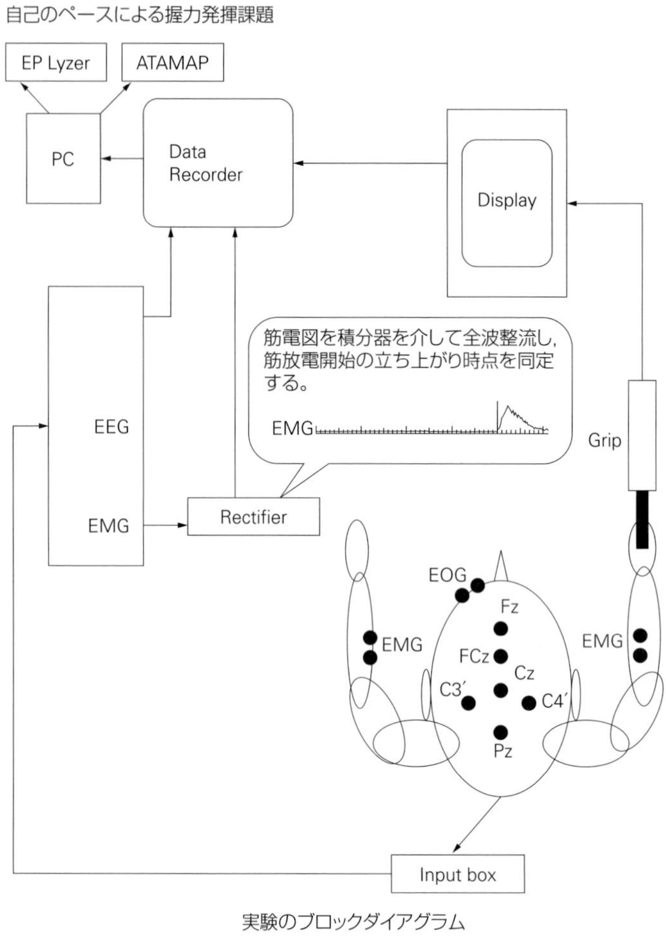

図2−4 実験のブロックダイアグラム
(八田有洋：随意運動に伴う中枢内感覚―運動処理系に関する研究．1999年度博士論文（筑波大学））

果であると解釈され，いずれの電位とも運動感覚を反映したものであると考えられている．さらに運動開始後約160msに出現する陰性電位は反対側頭頂部に限局して出現し，この電位も運動感覚を反映したものであると考えられている．運動開始後約300msに出現し，頭皮上の広汎な部位に出現する．この電位は大脳皮質の広汎な部分が関与した求心性機能を反映していると解釈されている．

4）運動が運動関連脳電位に及ぼす影響

前述したように，MRCPは運動開始前後に出現し，8つの電位成分から構成されていることが明らかにされている．さらにその電位の主な発生部位も明確になりつつあり，BPは補足運動野における随意運動に対する準備状態を反映し，NS'はその運動に特異的な運動皮質の準備状態を反映しているものと解釈されている．BPとNS'の中間に出現する陰性電位ISは，運動前野で発生していると考えられている．

約16年間剣道を継続している群と一般学生群のMRCPを比較し，長期的継続運動がMRCPにいかなる影響を及ぼしているかを調べた（図2−4）．その結果，BPとNS'には16年間剣道を継続している群と一般学生群には差を見いだせなかったが，Deeckeらのmotor potential，Shibasakiらの筋放電前10msに相当する陰性電位の振幅が16年間剣道を継続している群において有意に大きい

表 2-1 各 MRCP 成分（BP, NS', MP）の群間の比較

MRCP成分	剣道群	一般群	F
BP	−1.25±0.8	−0.98±0.5	1.902
NS'	−1.70±1.2	−1.62±0.9	0.130
MP	−1.03±0.6	−0.75±0.6	4.512*

*p＜0.05
BP, NS' は運動群と一般群では差が得られなかったが，MP において差が得られ，剣道群が有意に大きい値を示した.
（八田有洋：随意運動に伴う中枢内感覚─運動処理系に関する研究. 1999 年度博士論文（筑波大学））

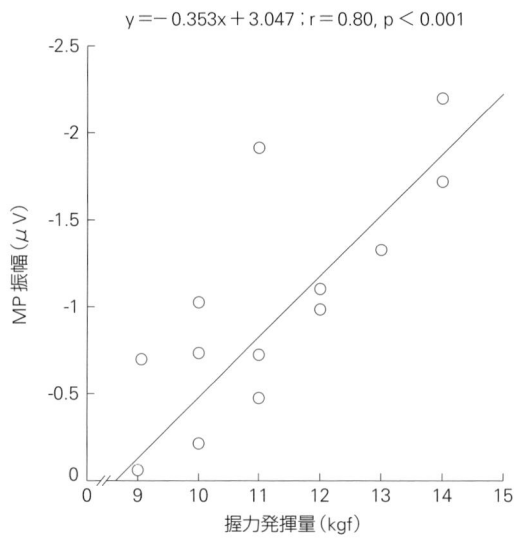

図 2-5 MP 振幅と握力発揮量（20%MVC）との相関関係
MP 振幅と握力発揮量との間に有意な正の相関関係が認められた
（八田有洋：随意運動に伴う中枢内感覚─運動処理系に関する研究. 1999 年度博士論文（筑波大学））

ことを認めた（表2-1）．さらに，握力発揮による出力量と motor potential の振幅の間の相関を見てみると，この両者には有意な相関があることがわかる（図2-5）．このことは以前に著者らも確認している．この電位が Arezzo らのいう N2a に相当するものであるならば，運動と対側の中心前野の狭い領域を反映することから，16 年間剣道を継続している群と一般学生群の間には運動を駆動する直接の部位の働きに差があると解釈される．また7年以上専門的に陸上競技のトレーニングを継続してきた群と一般学生群の後期 CNV の比較検討を行なった研究によると，反応課題において一般学生群より7年以上専門的に陸上競技のトレーニングを継続してきた群の方が大きな振幅を示した（図2-6）．後期 CNV は MRCP でいえば，BP と NS' に相当すると考えられている．BP は補足運動野における随意運動に対する準備状態を反映し，NS' はその運動に特異的な運動皮質の準備状態を反映しているものと解釈されている．それゆえ，7年以上専門的に陸上競技のトレーニングを継続してきた群は，運動遂行前に運動性皮質活動を高め，効率の運動を遂行するために最適な運動準備状態を構築していると考えられる．

さらに随意運動課題を繰り返し行なわせ MRCP の中の BP と NS' の変動を調べた研究によると，バリスティック運動課題を繰り返し行なわせると運動パラメータは変動しないが，CNV 後期成分は減少する．ターゲットマッチ運動課題では，繰り返し運動課題を行なわせると筋電図反応時間（electromyography-reaction time, EMG-RT）および発揮張力の立ち上がり時間が短縮，発揮張力のばらつきも少なくなり一定の値を示すようになり，後期 CNV は増大する（図 2-7）．バリスティック運動課題は急速運動で，フィードフォワードの運動であり，事前に運動プログラミングができている運動である．したがって，バリスティック運動課題では，発揮張力は変化せず一定の値を示したと考えられる（図2-8）．それゆえ，バリスティック運動課題では，すでに運動パターンが形成されているために発揮張力は変化せず後期 CNV が減少したと解釈される．このような繰り返し課題遂行における反応の減少は，ほかの事象関連電位（ERP）においても認められ，P300 も繰り返し課題遂行においては振幅の減少を示し，潜時や反応時間の延長が生じる．これは集中力や覚醒レベルの低下というよりは，むしろ刺激弁別過程の自動化に伴った影響であると考えられている．

他方，ターゲットマッチ運動課題は，ターゲットラインに対して急速かつ正確に発揮張力を合わせるという巧緻な制御が要求される運動であり，運動の習熟過程を短期間に観察できる課題である．その結果，前述したように EMG-RT および発揮張力の立ち上がり時間が短縮，発揮張力のばらつ

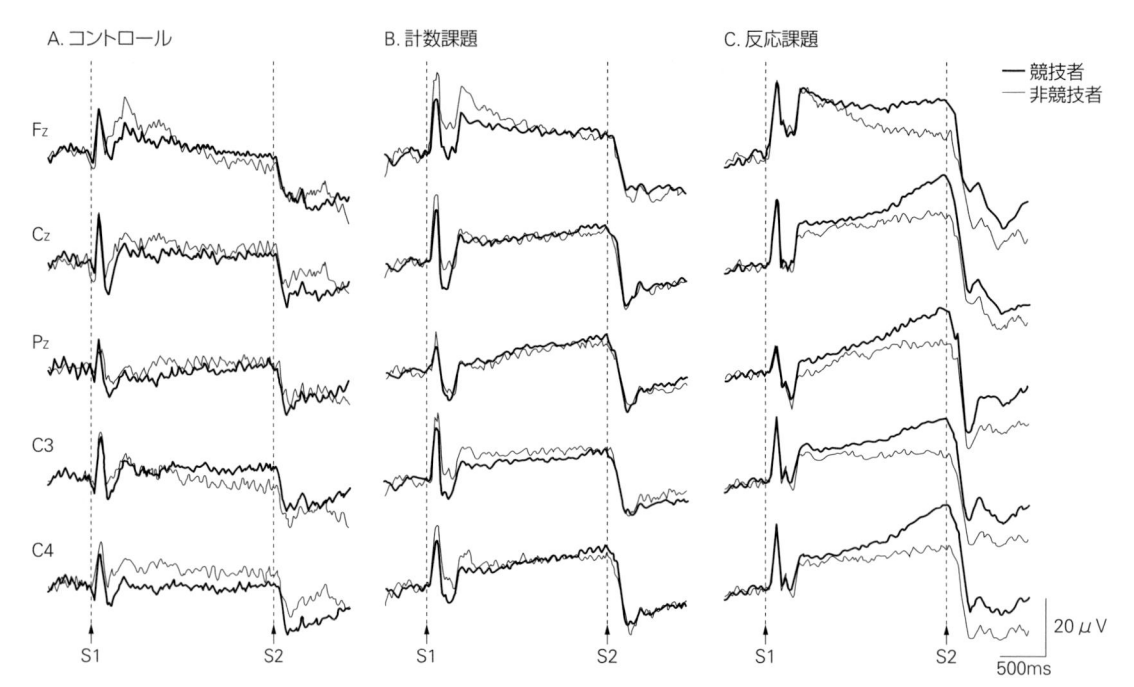

図2-6 課題条件ごとに頭皮上のFz, Cz, Pz, C3, C4から導出された競技者と非競技者におけるCNVのグランドアベレージ波形
各課題ともに太線は競技者，細線は非競技者を示し，縦の破線はそれぞれ予告刺激（S1）と命令刺激（S2）の呈示時点を示している．
（秋山幸代ほか：反応動作課題の反復に伴うContingent Negative Variation（CNV）の変動．臨床神経生理学，31(6)：489-498, 2003 より引用改変）

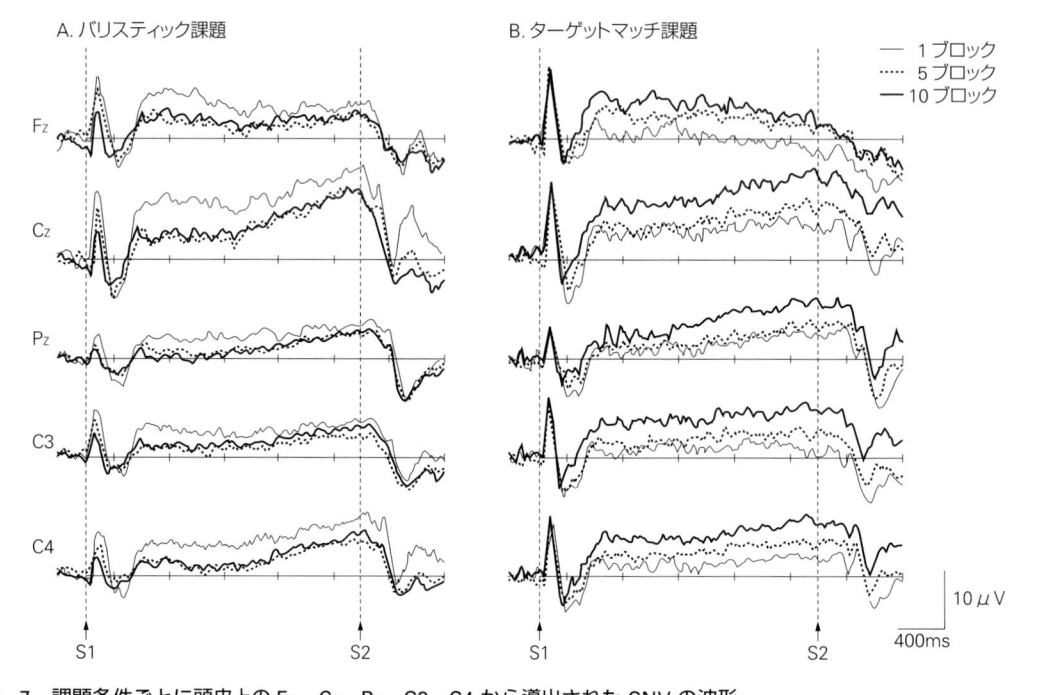

図2-7 課題条件ごとに頭皮上のFz, Cz, Pz, C3, C4から導出されたCNVの波形
各課題ともに縦の破線は予告刺激（S1）と命令刺激（S2）の呈示時点を示している．それぞれS1の呈示時点で加算平均した1ブロック目，5ブロック目および，10ブロック目の波形を示している．ターゲットマッチ課題では課題の反復に伴う振幅の増大が認められる．
（秋山幸代ほか：反応動作課題の反復に伴うContingent Negative Variation（CNV）の変動．臨床神経生理学，31(6)：489-498, 2003 より引用改変）

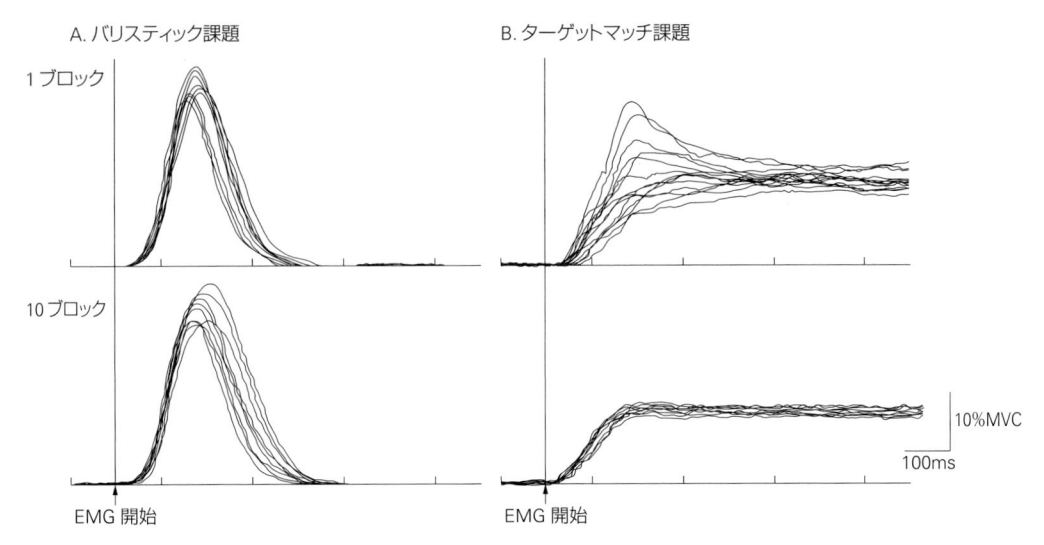

図2-8 各課題における力発揮曲線の変化
各課題ともに1人の被験者において反応に伴う筋電図の立ち上がり時点（縦線）を開始とし，1ブロック目（上段）と10ブロック目（下段）の全試行をプロットしている．課題の反復に伴い，バリスティック課題では施行ごとの反応動作に変動は認められないが，ターゲットマッチ課題では，施行ごとのばらつきが減少した．
（秋山幸代ほか：反応動作課題の反復に伴う Contingent Negative Variation（CNV）の変動．臨床神経生理学，31(6)：489-498, 2003 より引用改変）

きも少なくなり一定の値を示すようになり，後期CNVは増大した．運動学習の初期には補足運動野や運動前野の活動は増加することが知られている．とりわけ補足運動野は新しい運動プログラムを企画し，確立するのに重要なことが確認されている．さらにMRCPの中のBPとNS'の発生には主に補足運動野や運動前野が関与している．したがって，ターゲットマッチ運動課題においては，EMG-RTおよび発揮張力の立ち上がり時間が短縮，発揮張力のばらつきも少なくなり一定の値を示すようになり，後期CNVは増大を示したと解釈できる．

Kitaらの報告によれば[38]，全日本のトップレベルの競技者と非競技者の手首の急速な伸展動作に伴うMRCPの比較検討を行なった結果，MRCPの中のBPとNS'の潜時が全日本のトップレベルの競技者においては短縮するが，運動直前に反対側中心前野の狭い領域に限局して出現するmotor potentialまたはShibasakiらの筋放電前10msに出現する陰性電位の振幅は増加したということである[38]．これは著者の研究室においても確認している．すなわち，長期間トレーニングを継続した競技者は，Deeckeらの motor potential, Shibasakiらの筋放電前10msに相当する陰性電位に変化が生じ，中枢神経系に運動適応が生じていると考えられる．

紙上ら[39]は運動強度の違いが脳の覚醒水準にいかなる影響を及ぼしているか調べている（図2-9）．紙上らの報告によれば，心拍数190拍/分程度の高強度運動においては後期CNVの振幅は低下し，約118拍/分の心拍数の中程度の運動強度においては後期CNVの振幅は増加することが確認された（図2-10, 11）．心拍数約118拍/分程度の運動とは軽いジョギング，レクリエーションで円陣を組みバレーボールのパスをしている程度の心拍数であると考えられる．後期CNVはMRCPでいえばBP, NS', IS, そしてDeeckeらの motor potential, Shibasakiらの筋放電前10msに相当する陰性電位から構成され，それらの電位は補足運動野，運動前野，限局した運動皮質の活動を反映していると考えられていることから，約118拍/分の心拍数の中程度の運動強度は前頭葉の運動関連領野を効率よく活性化していることが推測される．Johnstonらは高強度の把持

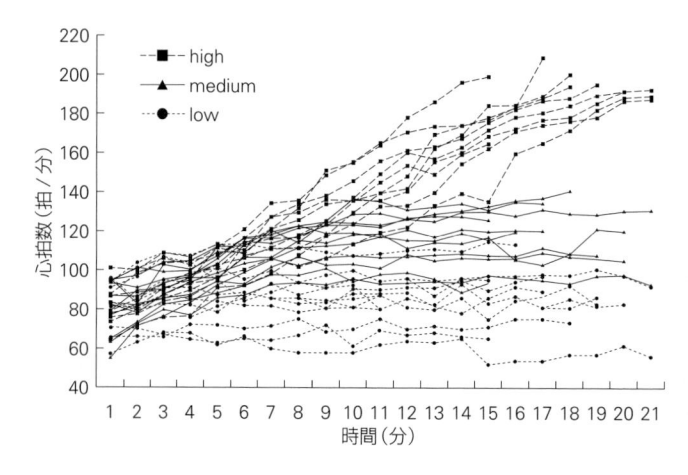

図2-9 運動強度の違いによる心拍数の変化
各強度において明らかに心拍数が異なることが視察される．

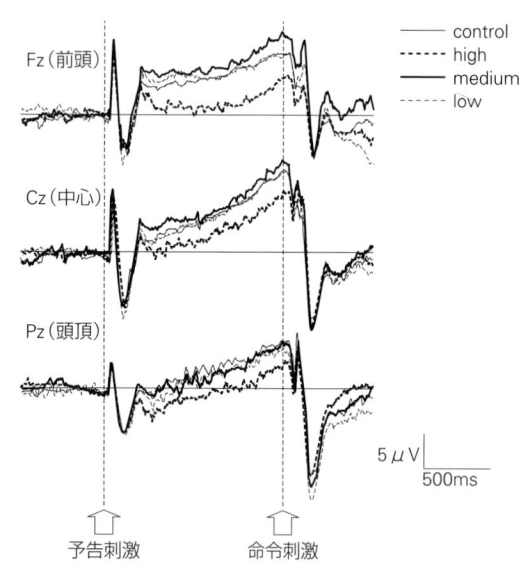

図2-10 運動強度の違いによるCNVの変化
高強度運動後には振幅が低下し，中強度後には増大している．

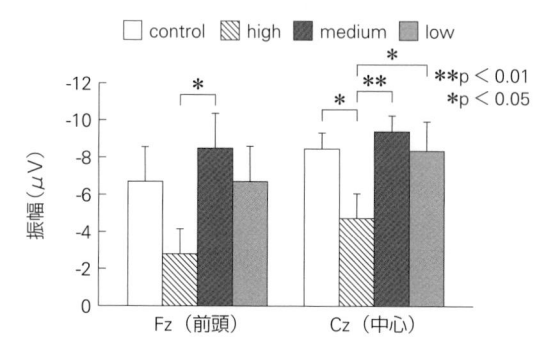

図2-11 運動強度の違いによる後期CNV振幅の変化
高強度運動後と中強度運動後の振幅には有意な差が得られた．

課題を続けると疲労の進行とともに補足運動野，運動肢と対側の運動野の活動が低下することをMRCPを用いて確認している[40]．

運動野は出力先として感覚野，高次運動野へ向かいながら，大脳基底核や視床にも大量の出力を送り，脳の広範な部分とコミュニケーションを取りながら，どのような運動を行なおうかという情報を脳内に配送している．他方脳幹，そこを介して小脳へ出力し，運動の出力情報を送っている．したがって，運動，特に長期継続的な運動は，これらの脳内の運動中枢に大きな影響を及ぼしていることが十分に予想されるが，解明することはこれからである．ただ，今までの研究成果から，運動がMRCPに影響を与えていることは明らかになったと思われる．今後は運動の種類，質，量，頻度，時間，期間などが脳内の運動中枢にいかなる影響を与えているかを詳細に検討する研究段階に移ると思われる．

4．運動がP300に及ぼす影響

1）P300の概論と歴史

P300はSuttonらによって最初に記録された[21]．Suttonらは刺激の不確実さと誘発電位との関係を調べていた際，予告刺激（S1）を与えた後の命令刺激（S2）として音か光を呈示し，そのどちらかを予測させる課題を用いて事象関連電位（ERP）記録したところ，命令刺激がどの刺激かを知らさ

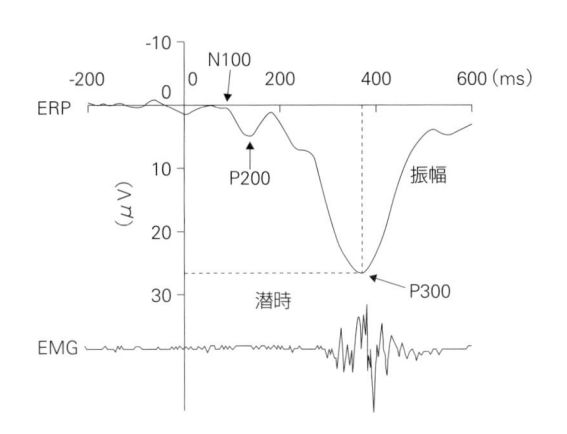

図2-12 P300の潜時と振幅の同定
P300の同定は刺激呈示後250msから500msの間の最大陽性成分とした．P300振幅は基線から最大陽性頂点（P300）までの電位を測定し，P300潜時は刺激呈示よりP300頂点までの時間とした．

れていない場合にだけ，約300ms潜時の大きな陽性電位が出現することを発見した．Suttonらはその後の実験結果から，P300は情報呈示による不確実さ解決に関連して出現し，刺激の情報内容により変動する内因性電位であると考えた．その後P300に関する多くの研究が行なわれた．P300の記録に用いられる実験パラダイムには予測課題とオドボール課題（oddball paradigm）がある．オドボール課題とは識別可能な2種類感覚刺激，例えば1,000Hzと2,000Hzの純刺激（持続時間50～100ms，強度40～60dB SL）をランダムの順序で呈示（刺激呈示間隔 inter-stimulus interval，ISIは1.0～2.0秒の間でランダム）し，一方の刺激の呈示頻度を他方よりも少なくし，呈示頻度の低いまれな刺激が呈示された時に，それに応じて所定の反応を行なわせる課題のことである．呈示頻度のまれな刺激を標的刺激（target stimuli），呈示頻度の高いほうの刺激を標準刺激（非標的刺激，standard stimuli, non-target stimuli）と呼ぶ．このようなオドボール課題を負荷して，標的刺激，標準刺激によって誘発される電位をそれぞれ頭皮上から記録すると，いくつかの電位変化が記録できる（図2-12）．このうちN100，P200は狭義の誘発電位，いわゆる外因性電位であり，標的刺激，標準刺激の両方によって誘発される．これに対してN200，P300は標的刺激に対してだけ出現する．

2）P300の生理心理学的意義

P300は頭皮上では正中線上の頭頂部で最大の振幅を示すことが明らかにされている．振幅には個人差が大きく，加齢によっても変化する．小児期には振幅は増大し，15歳頃を境に加齢とともに低下する．

P300頂点潜時は250～500msで，年齢，課題の難易度などによっても異なる．小児期には長く，成長とともに短縮し，以後加齢とともに延長する．P300は聴覚，視覚，体性感覚などの感覚刺激の種類には関係なく標的刺激に対して出現する．これに対して，同じ種類のパラダイムでも，早期に出現する外因性電位は，感覚の種類によって異なる．P300は被験者が課題遂行中に標的刺激に注意を集中すると出現し，注意をそらせると出現しなくなる．さらに標的刺激の呈示頻度が標準刺激のそれと比べて低いほどP300が明瞭に出現する．また標的刺激と標準刺激との呈示の仕方が，規則性があればあるほど，また被験者が標的刺激を予測しやすいほどP300は不明瞭になる．標的刺激を標準刺激の系列の中から識別しにくい場合，P300潜時は延長する．

P300が内因性電位であり，心理過程に関連した脳の活動に由来することに異論はない．しかしP300はどのような脳活動を反映しているかについては必ずしも一致していない．

Donchinは心理学情報処理モデルの各段階と生理学的ERPのデータを直接対応づけることに批判的で，P300は被験者の期待度（expectancy）に関連し，刺激評価（stimulus evaluation）における認知文脈（context）や図式の更新（updating）過程を反映すると主張している[41]．例えば，標的刺激，標準刺激という2種類の刺激が1：9の頻度の割合で呈示されるオドボール課題を遂行する場合に，標的刺激を認知し，反応する場合を考えてみると，標的刺激は10回に1回しか現れないから，被験者が呈示頻度の低い標的刺激を認知した場合，P300の振幅は大きく，明瞭に

出現する．また期待度が低い標的刺激を認知すると，一方ではそれに対応して所定の反応を行なうことを決定するという反応選択過程が現れるがそれと同時に，これで課題が終わったのでつぎの課題に備えて再び態勢を整えるという認知文脈更新（context updating）の過程が生じる．P300は主に後者の過程を反映すると考えられている．

他方，平松らは，ERP記録に用いられる認知課題を遂行する過程において，刺激処理系（stimulus processing system）とこれを制御する組織制御系（organizing system）とを考え，P300は，主として刺激処理系に対する制御プロセスを反映するものであり，組織制御系を通じた刺激処理システムの再編成を反映すると考えている[42,43]．

反応時間とP300の潜時との関係を検討した結果によれば，P300潜時は反応時間よりわずかに長い場合と短い場合がある．被験者に正確性を重視した課題と反応速度を重視した課題を遂行させるとP300潜時と反応時間の関係は，正確性を重視した課題の方が，相関が高いことが知られている．これは正確さを重視した条件では刺激の評価を完全に終えてから反応したために，刺激の評価が不完全なまま反応を開始した反応重視速度条件よりも相関が高くなったと考えられ，P300は刺激評価時間を反映していると考えられている．一方，DesmedtはP300の立ち上がり潜時が意志決定から反応開始までの時間を考慮し，P300の立ち上がり潜時が意志決定に常時先行することは困難であるため，P300は意志決定後の電位であると考えている[44]．これらのことはP300の発現タイミングを制御する機構と反応を制御する機構は直列的ではないことを意味している．

P300の脳内発生機構については，P300の頭皮上分布から考えると，大脳皮質頭頂・側頭連合野に由来すると推測されている[45]．脳内から直接記録すると，側頭葉説[46]や海馬と側頭葉連合野の2カ所にあるという説[46]，皮質・皮質下連絡系（例えば前頭葉・中脳網様体系）を重視する説[47]，動物実験によるとアセチルコリン作動性前脳基底部・海馬投射系を発生源とする説[48]などがあるがいまだ一定の結論には達してない．

3）注意機能と注意関連電位

不断に変化する自然・人文・社会的環境の下で多くの情報を適切に選択し，脳内で処理し生きていくためには「注意」機能が根底になければならない．ある事柄を学ぶためにも，またスポーツの技を学習するためにも「注意」機能が健全でなければ不可能である．「注意」機能は古くから人間の興味の対象となっていた問題であったが，神経生理・心理学的な学問的な研究対象になったのは1960年代からである．HillyardらはN100成分を分離し，両耳分離聴課題法を用いてN100成分を分離し，この成分は選択的注意を反映し，P300成分はresponse setを反映すると考えた[49]．しかし，その後HillyardらがN100成分に反映されると考えた選択注意は，N100成分そのものに反映されているのではなく，これに重畳して出現する内因性の処理陰性電位（注意関連電位；negative difference, Nd）に反映されているとされた．すなわち，Näätänenらは注意するべき刺激が入ってきたときと注意する必要のない刺激が入力されたときのERPを減算した波形を観察すると，約50msから出現しはじめ，約200msに頂点をもつ緩徐な陰性電位が認められ，この電位が選択的注意を反映する内因性成分であると考え，これを処理陰性電位（negative difference）と名づけた[50]．この電位の潜時は弁別の難易度や刺激呈示間隔の長短など情報処理上の負荷の程度によって変動するので，随意的注意を反映する電位であると考えられた．そしてN100が選択的注意を反映するように見えるのは，たまたまある一定の潜時の処理陰性電位がN100に重畳した場合にN100が増減するという見かけ上の反映であると考えた．この処理陰性電位は，既述したようにNdと呼ばれている．Ndは刺激の課題関連性に関連した選択的注意機能を反映する注意関連電位である．Ndは早期成分と後期成分の2つから構成されている．刺激提示後約50ms前後に立ち上がり，200ms付近まで持続する電位をNd早期成分，500msからその以降も

S2 choice S1-S2 paradigm
予告刺激(S1)：ヘッドフォンからのクリック音
反応刺激(S2)：第Ⅱ指刺激と第Ⅴ指刺激の2種類

S1 → S2 ┬ 第Ⅱ指刺激→右肘伸展動作を行なう
　　　　└ 第Ⅴ指刺激→無視して反応しない

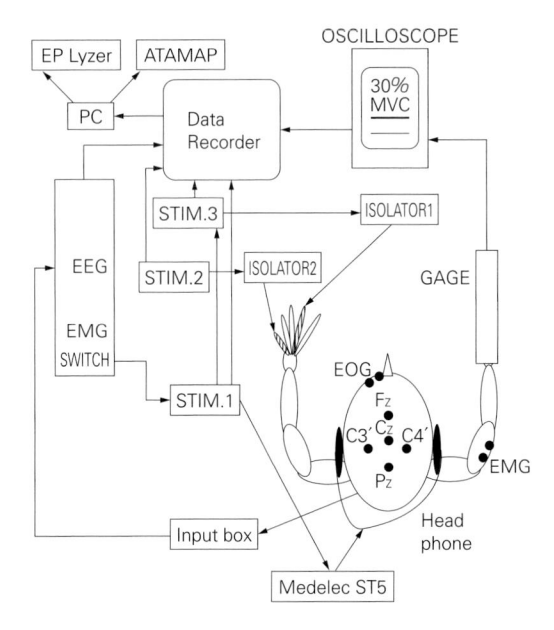

図2-13　実験のブロックダイアグラム
(八田有洋ほか：課題遂行のための戦略の違いが事象関連電位に及ぼす影響．脳波と筋電図，27(6)：510-517, 1999 より引用改変)

出現しつづける緩徐な陰性成分である Nd 後期成分がある．Nd 早期成分は両側性に聴覚皮質で，Nd 後期成分前頭葉の深部に発生源があるとされている．

体性感覚刺激を用いた研究によると，選択的注意によって N140 が増大するということである．N140 とは体性感覚刺激後 140ms に頭皮上より誘発される陰性電位のことであり，選択的注意を反映する電位であると考えられている．この増大は後に Näätänen によって Nd によるものであることが証明された[52]．

4）運動が P300 に及ぼす影響

前述したとおり，P300 は課題が終了すると，つぎの課題に備えて再び態勢を整えるという認知文脈更新（context updating）の過程を反映する電位であり，主として刺激処理系に対する制御プロセスを反映するものであると考えられている．

被験者に左手第Ⅱ指と左手第Ⅴ指にそれぞれ 2：8 の割合でランダムに刺激を与え，左手第Ⅱ指を標的刺激して随意動作課題を行なわせ，その時の P300 を測定した実験によると（図2-13），P300 潜時は標的課題（ターゲット），すなわち，課題を課したほうが延長することが知られた．P300 潜時は刺激評価過程を反映すると考えられていることから，課題の難易度によって P300 潜時が変動することがわかった．脳の活動状態，資源分配量を反映していると考えられている P300 振幅は，今回課した課題の相違によっては変動が確認されてない．つぎに課題の種類を変え，スポーツ場面で時折考慮される正確性重視とスピード重視の比較をみてみると，P300 振幅は正確性重視よりスピード重視のほうが高い値を示した（図2-14）．すなわち，正確性重視よりスピード重視のほうが刺激評価処理系は効率的に機能していることが知られた．

ただ P300 潜時は課題間では差がみられなかった．しかし，筋電図反応時間（EMG-RT）課題では，スピード重視のほうが正確性重視より短縮している．これらの結果は，P300 は刺激処理系に依存し，反応処理系とは直列的には関係ないという考えを裏づけるものである．

運動関連脳電位（MRCP）を指標に観察した結果では長期的な運動は，脳の運動関連領域に明確な変化を与えていることが確認された．では脳内の刺激処理系を反映していると考えられている P300 についてはどうであろうか．Polich は視覚刺激と聴覚刺激を用いて，競技者の P300 を調べると P300 振幅は非競技者より競技者のほうが大きな値を示したと報告した[54]．著者の研究室で調べた結果によると，7年以上長距離と短距離競技を継続している者と一般学生の聴覚刺激による P300 を比較検討してみると，一般学生に比べて競技者の P300 潜時は有意に短縮を示した．さらに P300 振幅を比較すると，競技者の方が大きな値を示した（図2-15）．

また，6年以上継続的にバスケットボール競技

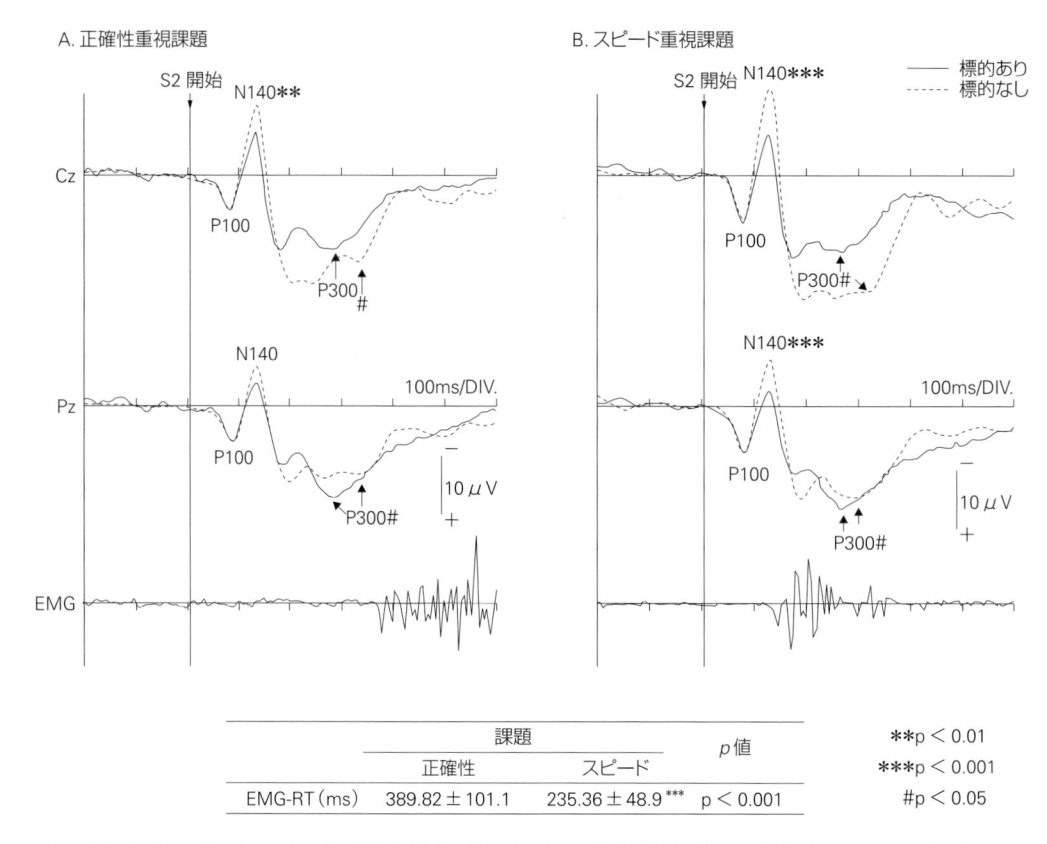

	課題		p値
	正確性	スピード	
EMG-RT (ms)	389.82 ± 101.1	235.36 ± 48.9 ***	$p < 0.001$

**$p < 0.01$
***$p < 0.001$
#$p < 0.05$

図 2-14 正確性重視課題(A)とスピード重視課題(B)における ERP の総加算平均波形ならびに EMG-RT の結果
正確性重視課題では,P300 潜時が EMG-RT よりも遅いが,スピード重視課題では速いことが視察される.EMG-RT には課題間で有意差がみられた.
(八田有洋ほか:課題遂行のための戦略の違いが事象関連電位に及ぼす影響.脳波と筋電図,27(6):510-517,1999 より引用改変)

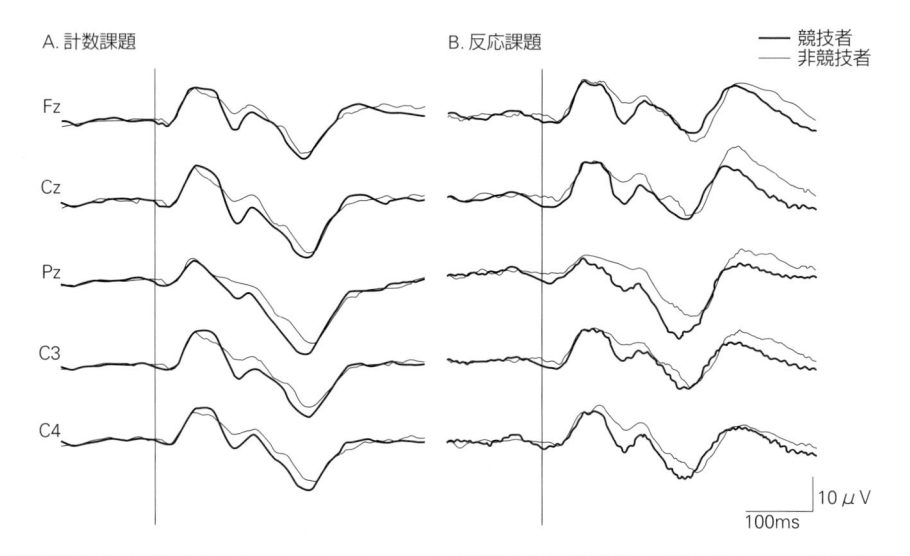

図 2-15 標的刺激において頭皮上の Fz, Cz, Pz, C3, C4 から導出された競技者と非競技者の ERP グランドアベレージ波形
縦線は刺激の呈示時点を示している.
(秋山幸代ほか:長期的な運動経験が事象関連電位に及ぼす影響.体力科学,49(2):267-276,2000 より引用改変)

第 2 章 運動と事象関連電位　43

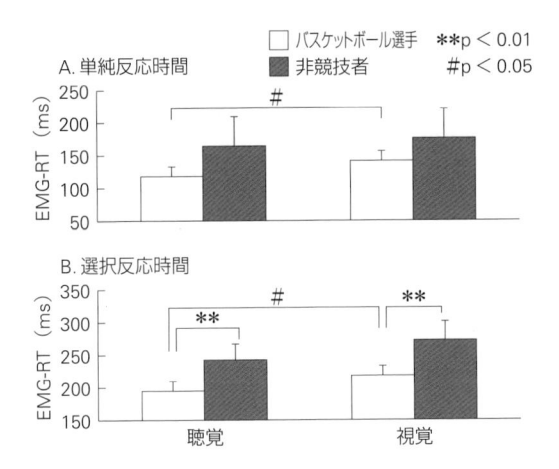

図2-16 聴覚刺激および視覚刺激における単純反応課題
それぞれバスケット選手，非競技者のEMG-RTと標準偏差を示している．

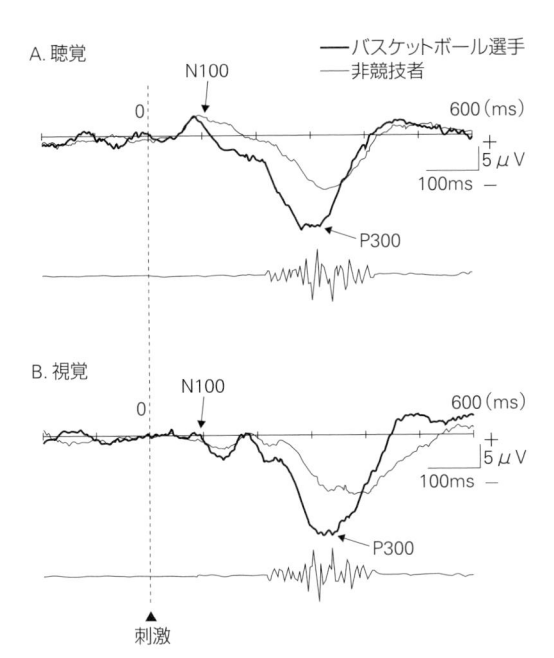

図2-17 聴覚課題および視覚刺激において頭皮上のFz, Cz, Pz, C3, C4から導出されたERPグランドアベレージ波形
縦線は刺激の呈示時点を示す．最下段は反応動作に伴う筋電図の一例．刺激呈示時点からの潜時と極性から，それぞれN100とP300成分を同定した．

を行なっている競技者と一般学生を比較してみると，EMG-RTにおいては，単純反応時間は差が認められなかったが，選択反応時間になると競技者の方が有意に短縮した（図2-16）．その時のP300を比較すると，競技者においてP300潜時は短縮し，P300振幅は大きな値を示した（図2-17）．つぎに長期野球経験者（8年以上の継続的野球経験）と未経験者につぎのような予測課題を与えた時のP300を調べた．予告刺激（S1）と命令刺激（S2）の2種類を含むS1-S2課題においては，被験者は聴覚刺激を用いて与えられたS1後に赤・緑のどちらかのランプが点灯するかをあらかじめ予測する．すなわち，S1後5秒後に呈示されるS2を手がかりに，眼前に用意された赤・緑のどちらかのランプが点灯するかを予測する．赤・緑の呈示確率は1：1に設定し，反応はできるだけ速く反応するよう指示した（図2-18）．また間違えたときはその旨報告するように指示した．その結果，P300潜時は野球経験者の方が有意に短縮した．また，反応時間はP300潜時に先行していた．この反応課題は単純なために刺激処理系と並行して反応処理系が機能したためであると解釈される．P300の振幅については，野球経験者の方のP300が大きな値を示した（図2-19）．これらのことから長期的な運動は，運動性皮質ばかりではなく，刺激を認知し，処理する過程にも大きな影響を及ぼしていることがわかる．

今までのデータはすでに長期運動経験を経た者を対象に調べた結果であるが，実際に現在，ある運動プログラムを獲得するために運動を遂行している場合はどうであろうか．今度は運動刺激を与え続けた場合に，P300はどう変化するか調べた結果を紹介する．健常成人10名につぎのような2つの課題を遂行させた（図2-20）．①バリスティック課題：ヘッドホンから呈示される予告刺激の後に反応刺激を与え，左手関節の素早い屈曲動作を行なわせた．②ターゲットマッチ課題：被験者はS2提示後，オシロスコープ画面上に設定されたターゲットラインにできるだけ素早く，かつ正確に発揮張力を合わせる左手関節屈曲動作を行なわせた．

両課題ともにS1の音刺激呈示は，2,000Hz，持続時間50ms，強度65dBとした．S2の持続時間は1秒であった．試行間隔は10秒で30試行を1ブロックとし，10ブロック行なわれた．その結果，バリスティック課題では運動反復に伴うパ

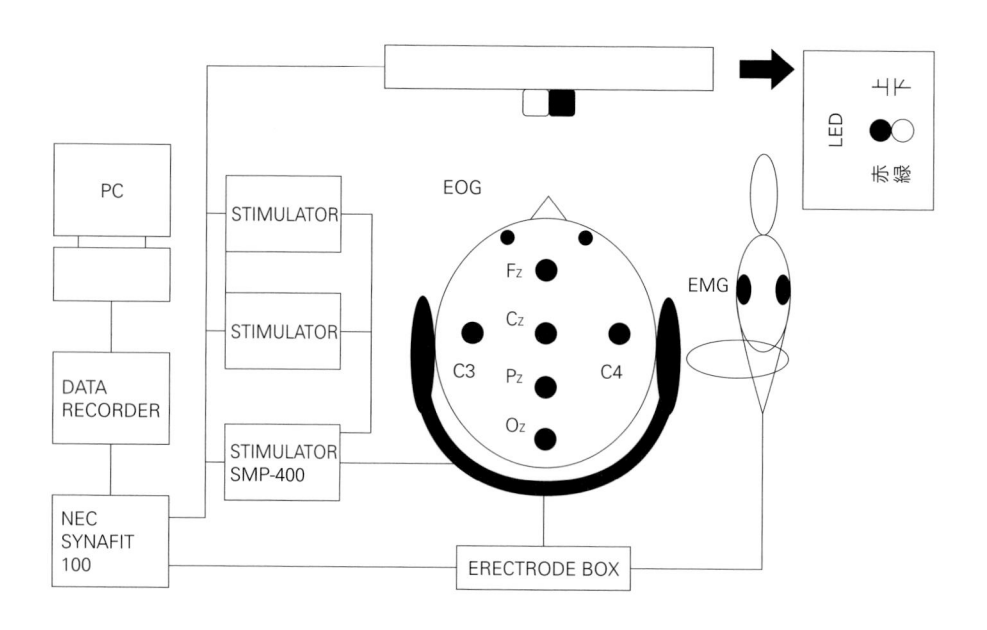

図2−18 実験のブロックダイアグラム

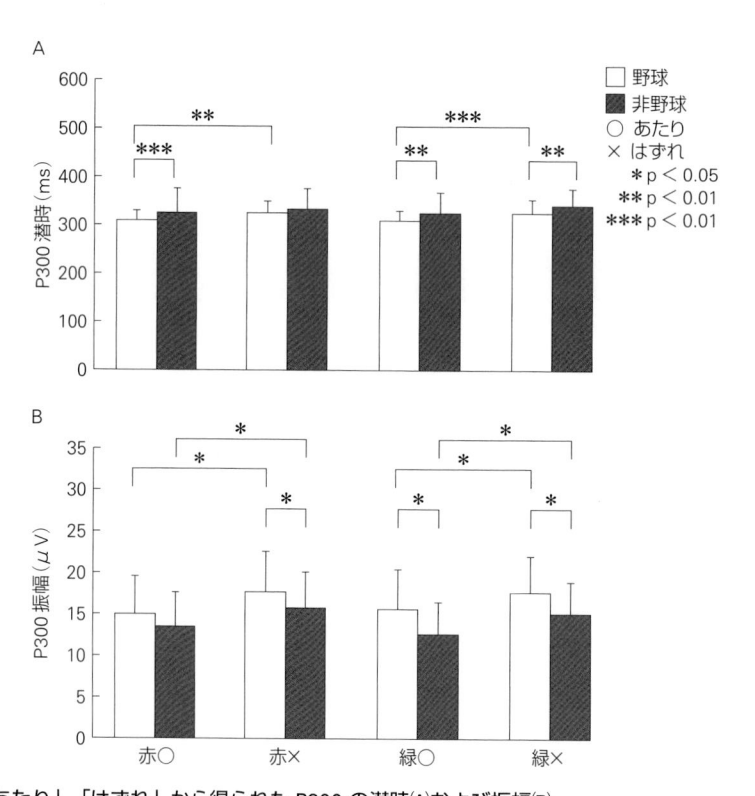

図2−19 予測の「あたり」,「はずれ」から得られたP300の潜時(A)および振幅(B)
野球群において予測が「あたり」の際のP300潜時が「はずれ」に対して有意に短縮した．また，野球群のP300潜時は非野球群よりも短縮する傾向がみられ，三条件では有意に短縮した．

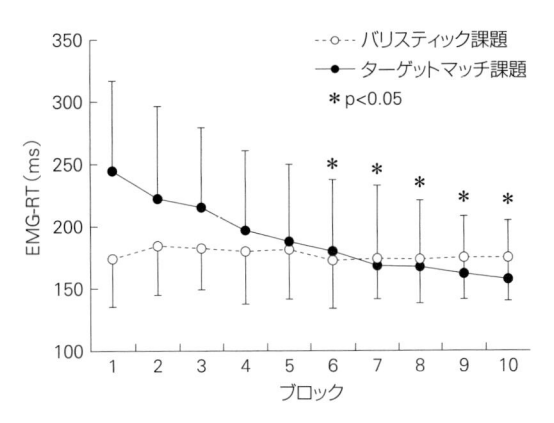

図2-21 バリスティック課題およびターゲットマッチ課題におけるEMG-RTの変動
それぞれのシンボルは各課題，ブロックごとの平均値と標準偏差を示している．ターゲットマッチ課題においてのみ課題の反復に伴いEMG-RTが短縮した．
(秋山幸代：運動が感覚―運動処理過程に及ぼす影響．2002年度博士論文（筑波大学））

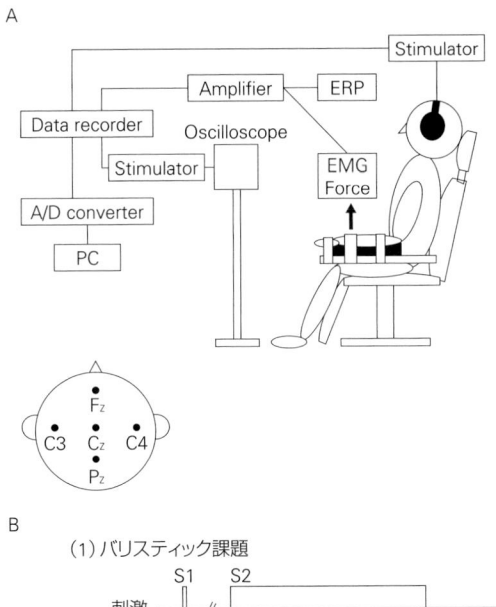

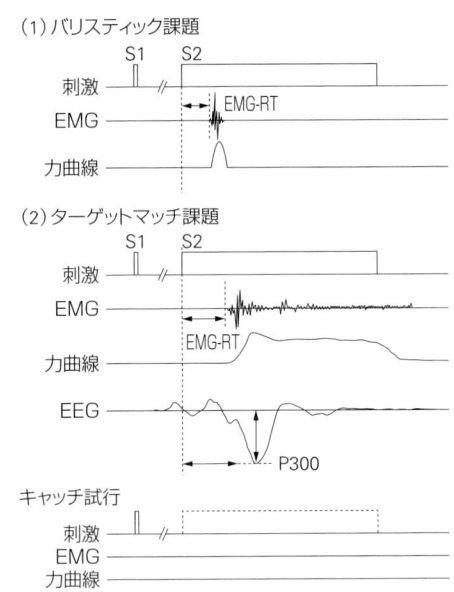

図2-20 実験のブロックダイアグラム(A)および実験課題の模式図(B)
A: 予告刺激（S1）の2秒後，命令刺激（S2）としてターゲットラインが呈示されたら素早く反応する（バリスティック課題）．
B: S2として最大随意収縮の10％の張力に相当するターゲットラインが呈示され，素早くかつ正確にライン上に合わせるように反応する（ターゲットマッチ課題）．またS1後にS2が呈示されないキャッチ試行を各課題ともに全試行の10％の確率でランダムに挿入した．それぞれ課題毎に上段から呈示刺激系列，EMG，力発揮曲線を示している．A, BにおいてはS2呈示後，誘発されたERPからP300を同定し，振幅と潜時を計測した．
(秋山幸代：運動が感覚―運動処理過程に及ぼす影響．2002年度博士論文（筑波大学））

フォーマンスの変動は認められなかったが，ターゲットマッチ課題ではEMG-RTが短縮した（図2-21）．また，バリスティック課題では運動の反復に伴うP300に変動はみられなかったが，ターゲットマッチ課題ではP300の潜時が短縮し，振幅は前頭―中心部で減少した（図2-22, 23）．今までの研究によれば，P300は課題の難易度が高低に依存して変動することが知られている．また長期運動経験者のP300は潜時が短縮し，振幅が高い値を示した．これらは長期運動刺激が刺激弁別過程に関与する神経回路網の効率を高め，十分なエネルギーを配分できる状態を脳内に作り上げている結果であると推測できる．しかし，この原則もすべての運動課題に当てはまるのではなく，運動課題によっては，例えば，動けばよいという課題，反応速度を問題にしたい場合の課題，正確性を重視した課題によってP300の出現様式が変動すると思われる．本研究によれば，課題の繰り返し効果は，ターゲットマッチ課題においてのみ認められた．ターゲットマッチ課題とバリスティック課題の相違は，命令刺激の呈示後に行なう反応動作後の違いであり，バリスティック課題が素早さのみを要求された比較的単純な動作であるのに対して，ターゲットマッチ課題が速さのほ

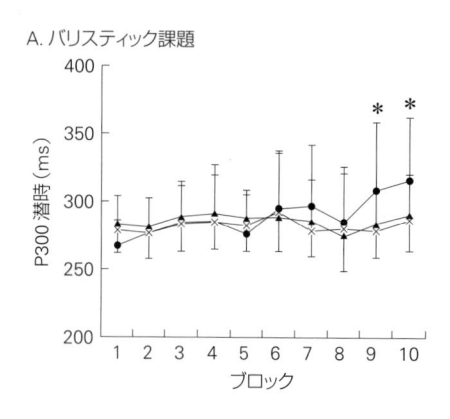

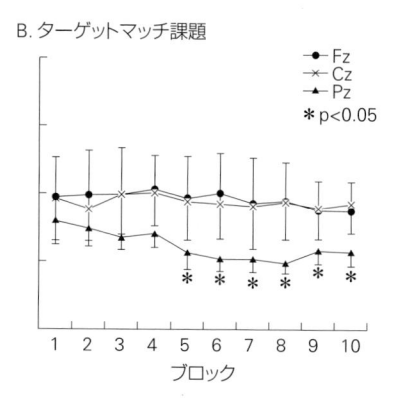

図2-22 バリスティック課題(A)およびターゲットマッチ課題(B)におけるP300潜時の変動
各課題ともにそれぞれのシンボルは，頭皮上のFz, Cz, Pzから導出されたブロックごとの平均値と標準偏差を示している．ターゲットマッチ課題では，課題の反復に伴い潜時が短縮した．
(秋山幸代：運動が感覚―運動処理過程に及ぼす影響．2002年度博士論文（筑波大学））

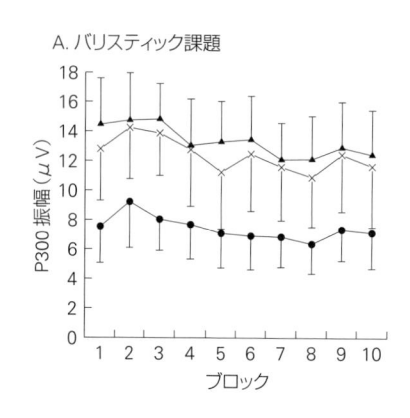

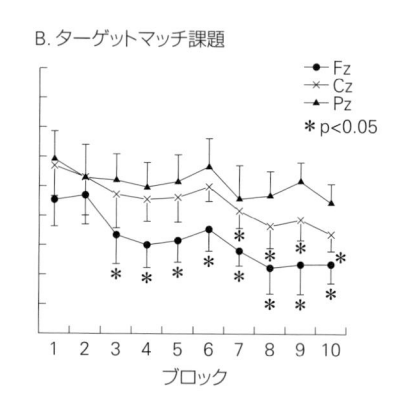

図2-23 バリスティック課題(A)およびターゲットマッチ課題(B)におけるP300振幅の変動
各課題ともにそれぞれのシンボルは，頭皮上のFz, Cz, Pzから導出されたブロックごとの平均値と標準偏差を示している．ターゲットマッチ課題では課題の反復に伴い振幅が減少した．
(秋山幸代：運動が感覚―運動処理過程に及ぼす影響．2002年度博士論文（筑波大学））

かに，正確性が要求される巧緻性のある課題であるということである．ターゲットマッチ課題では，課題の反復によるEMG-RTの短縮とともに，P300潜時も頭頂部で有意に短縮した．P300潜時の変動が頭頂部で認められるということは，本研究で用いている視覚刺激と視覚の情報処理の中枢経路が関係していると思われる．つまりP300潜時が頭頂部で有意に短縮したということは，視覚刺激による脳内の処理効率が運動の獲得とともによくなり，短縮したことが考えられる．EMG-RTとP300潜時の短縮を比較してみると，時間的にはP300潜時の短縮が若干早く，遅れてEMG-RTの短縮が生じている．すなわち，ターゲットマッ

チ課題のような学習を要する課題では，まず刺激処理過程に変化が起こり，その後運動実行過程に変化が起こったと解釈される．Stainesらは，視覚刺激に対する運動追跡課題においては，前頭部でのP300様電位の減少を認めており，運動学習の初期では感覚刺激と運動の統合に注意が必要とされるため前頭の活動が促進するが，運動の獲得に伴い前頭の活動は減少し，中心―前頭葉に活動部位が変化するためと考えている[57]．Sakaiらは指の運動学習に関与する皮質活動の変化を機能的核磁気共鳴装置（functional magnetic resonance imaging, fMRI）を用いて検討した結果，運動獲得後，前頭前野の活動が減少し，頭頂へシフトし

たことを報告している[58]．

　前頭葉の個々の回路が新しく課題に取りかかるとその課題に関連ある周辺のニューロンは現在の活動を停止し，新しい課題解決に参加し，おびただしく流入してくる感覚情報を処理し，学習領域を拡大していく．課題を反復していったん習得してしまえば発火パターンはゆるぎないものとなり，行動も自動化してもはや意識的に注意が向けられることはない．そしてその情報は脳の奥にある皮質領域（大脳基底核，小脳など）に送られ，将来の呼び出しに備えて貯蔵される．一方，その課題に関連する周辺のニューロンもつぎの新たな学習に向けて待機する．これらのことから運動の反復によって反応動作のパフォーマンスは向上するとともに刺激処理過程も変化する．

　紙上らは運動の種類，時間を一定にし，運動強度のみを操作することによって，運動強度の違いがP300に及ぼす影響を調べた[39]．自転車エルゴメータ駆動の運動時間は，平均18分であった．高強度運動の場合は心拍数約190拍/分，中強度運動では約118拍/分，低強度運動では約84拍/分であった．また，血中乳酸値は高強度運動では運動前約1.92mmol/L，運動後約12.192mmol/L，中強度運動では運動前約1.76mmol/L，運動後約3.77mmol/L，低強度運動では運動前約1.85mmol/L，運動後約1.8mmol/Lであり（図2-24），これらの状況での運動前後のP300の変化を測定した．その結果，高強度運動後のP300振幅は，他の運動強度と比較して，著明に減少した．また中強度運動後の振幅は他の運動強度と比較して大きな値を示した（図2-25）．ただP300潜時にはどの運動強度においても有意な差は認められなかった．

　P300の振幅は呈示された刺激に対する評価・判断の確実性に依存して変化する．刺激出現頻度が高くなったり，刺激間隔が大きくなったり，反応する刺激を判断することが難しくなる状況ではP300振幅は低下する．よって高強度運動後では脳内の刺激処理過程の困難度が増加し，刺激処理効率が低下したと考えられる．またP300は刺激

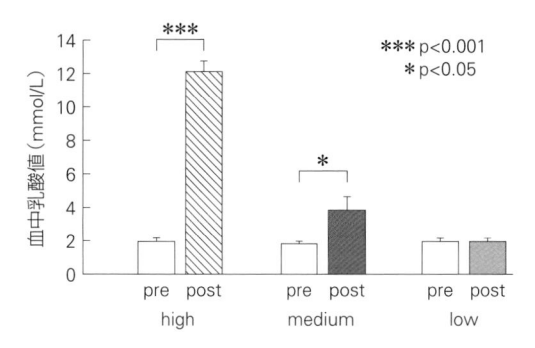

図2-24　それぞれの運動課題前後での血中乳酸値の変化
中強度，高強度において運動前後で有意差がみられた．

に対する注意力にも影響され，刺激のもつ主観的情報量が小さいほどP300振幅は低下することが知られている．さらに夜間業務や断眠を課した場合も，P300振幅は低下する．KasedaらもP300変化を引き起こす要因にひとつには注意力の低下を指摘している[59]．一方，中強度運動後のP300振幅は増加した．P300は刺激が被験者にとって意味をもつ時や注意・集中度が高い時に大きくなることが確認されている．中強度運動後のP300振幅が増加するということは，脳内の認知処理過程が促進状態にあることが推察される．

　黒岩ら[60]はBigland-Ritchieら[61]や矢部[62]が提唱した仮説，局所運動は末梢性の疲労だけではなく，脳の疲労にも影響を与えるということを実証するために高強度運動負荷後のP300の変動を検討した．ここでの高強度運動負荷とは，40%MVC把持運動を2度続けて遂行することが不可能な状態まで，運動負荷を与えることである．その結果，P300の振幅は低下し，P300潜時は延長した（図2-26）．これらの結果は，高強度運動負荷は脳内の刺激弁別処理過程の効率を低下させると考えられる．

　以上のことから運動（種類，質，量，頻度，時間，期間）は，脳内の刺激認知，パターン認知，意味判断，記憶照合などの刺激弁別過程に大きな影響を及ぼしていることが推察される．

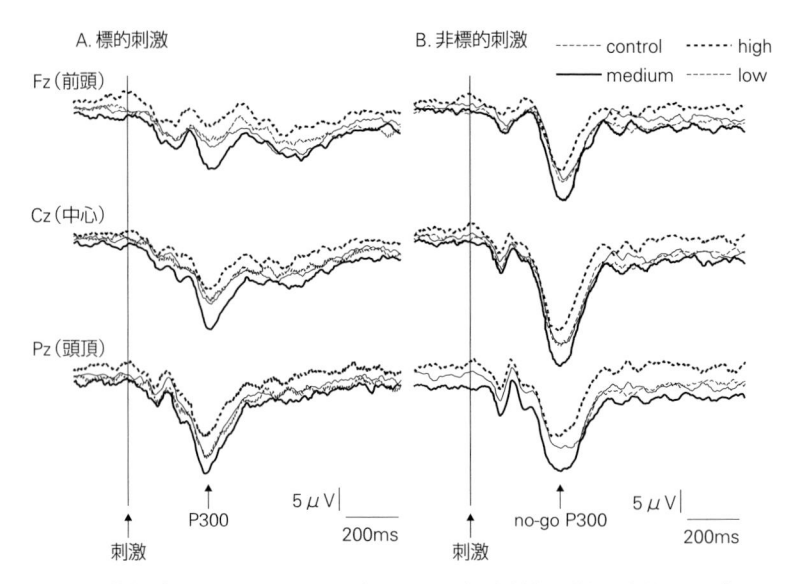

図2-25　コントロールと運動後（high, medium, low）における標的刺激と非標的刺激へのグランドアベレージ波形

5) 注意が体性感覚情報処理に及ぼす影響

ある事柄を学ぶためにも，またスポーツの技を学習するためにも「注意」機能が健全でなければ不可能である．人間にとって不断に変化する自然，社会環境の中でその環境に働きかけあるいは働き返される状況の中で，多くの情報の中から適切な情報を選択，適切に処理するためには「注意」が非常に重要である．

ヒトの注意機能が本格的に生理学的な研究の俎上に乗ったのは脳波加算法が発見された1960年代である．感覚刺激を呈示された際に生じる脳波活動を誘発電位として，ヒトの脳から測定できるようになり，多くのERPが発見されたためである．

当初，注意に関して信頼できる指標である脳電位がなかなか確定できず，再現性の高いデータが得られなかったが，Näätänenら[50]とHillyardら[49]は処理陰性電位（negative difference）とmismatch negativity（MMN）という内因性電位をみつけ，注意に関する研究を進展させた（図2-27）．

ここではKidaらが中心に進めてきた注意と体性感覚情報に関する研究を紹介する[64-69]．

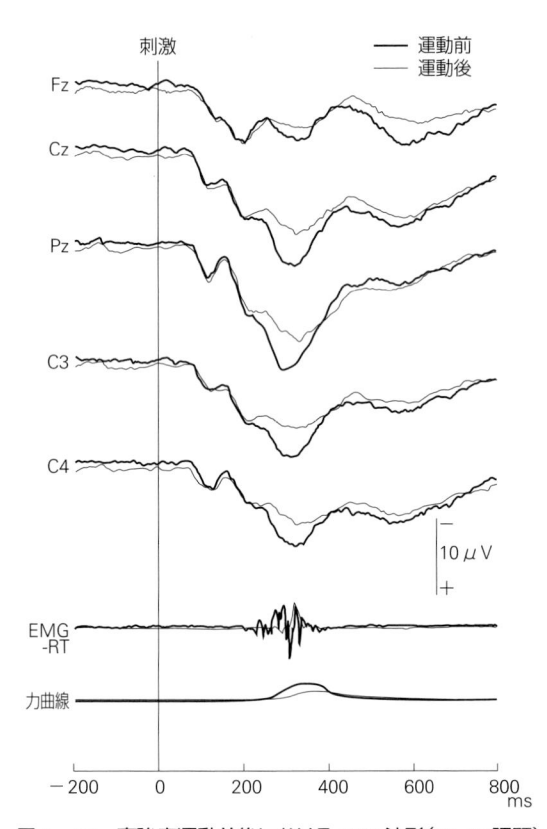

図2-26　高強度運動前後におけるERP波形（S1-S2課題）

(1) 選択的注意が体性感覚情報処理に及ぼす影響

体性感覚刺激を用いた研究によると[51]，選択的注意によってN140が増大するということである．

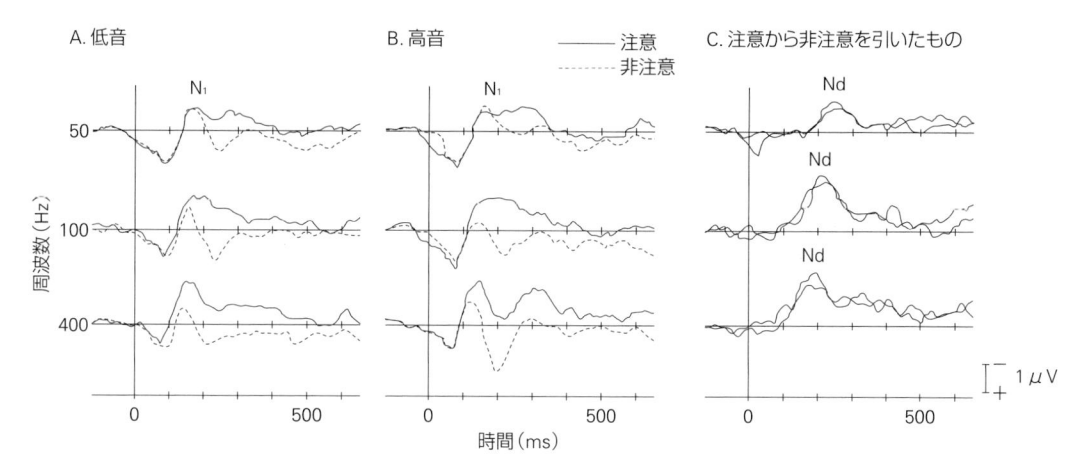

図2-27 刺激に対する注意に関連した陰性成分 Nd
C は若干数値が高い方が低音，低い方が高音である．
(Hansen JC, Hillyard SA: Endogenous brain potentials associated with selective auditory attention. Electroencephalogr Clin Neurophysiol, 49 (3-4): 277-290, 1980)

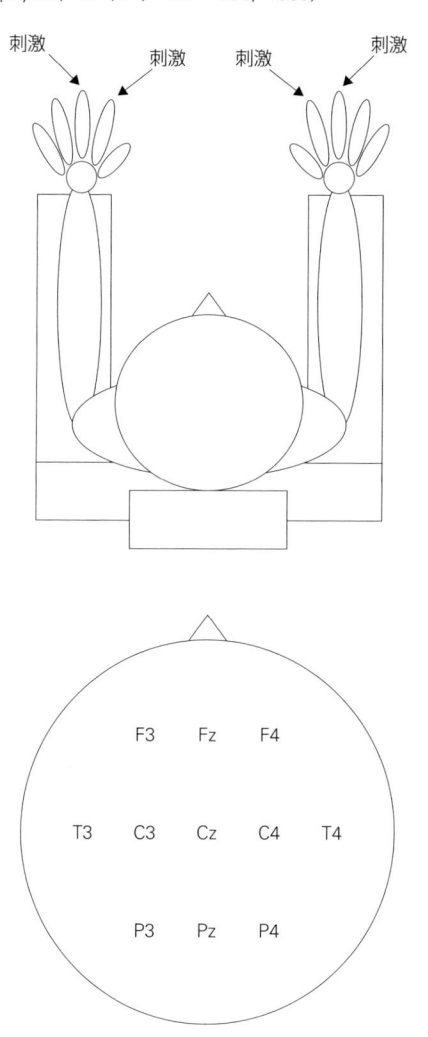

図2-28 実験配置図
被験者を上からみた図と脳波記録電極を示す．

Kida ら[68]は選択的注意が体性感覚情報に与える影響を検討するために，体性感覚刺激によって誘発される事象関連電位 N140（刺激後約 140ms に出現する陰性電位）を用いて検討した．被験者は 10 名，指リング電極から持続的に電気刺激を呈示し，右手人差し指（40%），右手中指（10%），左手人差し指（40%），左手中指（10%）にランダムに与えた．刺激感覚は平均 400ms と 800ms であった．それぞれの刺激間隔で，コントロール条件，右手注意条件，左手注意条件の 6 条件であった．コントロール条件では被験者は刺激呈示されるだけであり，課題は何もない．右手注意条件では右手中指に呈示される低頻度刺激を計数し，左手注意条件左手中指に呈示される低頻度刺激を計数した（図 2-28）．その結果，注意による N140 の振幅は前頭部と正中部で著明であった（図 2-29）．これは内因性電位の処理陰性電位への重畳によるものであった．さらに前頭での注意効果は刺激間隔が長いとき著明であった．これらは刺激間隔が長いときに注意を減弱させないように働く随意的な努力によるものと思われる．

(2) 体性感覚情報処理における受動的注意

ERP のひとつである MMN は受動的注意を検討するのに有効な指標のひとつである．MMN は均一の連続刺激中の刺激逸脱事象によって発生する．すなわち，MMN は低確率呈示の逸脱刺激によっ

て得られた電位から高確率呈示の標準刺激によって得られた電位を引き算して得られる．MMN は刺激に対する注意を必要としない課題でも出現するため，刺激の逸脱を自動的に検出し，注意をそちらに向ける処理（受動注意）を反映すると考えられている．そこで本研究においては体性感覚 MMN を用いて受動的注意を検討した．被験者は 11 名，刺激は指リング電極から刺激間隔 500ms で呈示された．標準刺激が左手人差し指に，逸脱刺激が左手中指に無作為な順序で与えられた．各条件の刺激呈示確率はつぎのとおりであった．条件 1：標準刺激（90％）逸脱刺激（10％），条件 2：標準刺激（80％）逸脱刺激（20％），条件 3：標準刺激（70％）逸脱刺激（30％）被験者は実験中読書を行なってもらった．その結果，逸脱刺激に対して前頭部優位の陰性電位が約 40〜80ms に出現した（図 2-30）．これらのことから体性感覚モダリティにおいても刺激逸脱を自動的に検出する処理過程が存在することが知られた．また本研究の陰性電位は刺激呈示確率の変化に対して聴覚 MMN と同様の変動を示したことから，不随意的な注意の定位や感覚記憶との関連が推察される（図 2-31）．さらに体性感覚モダリティにお

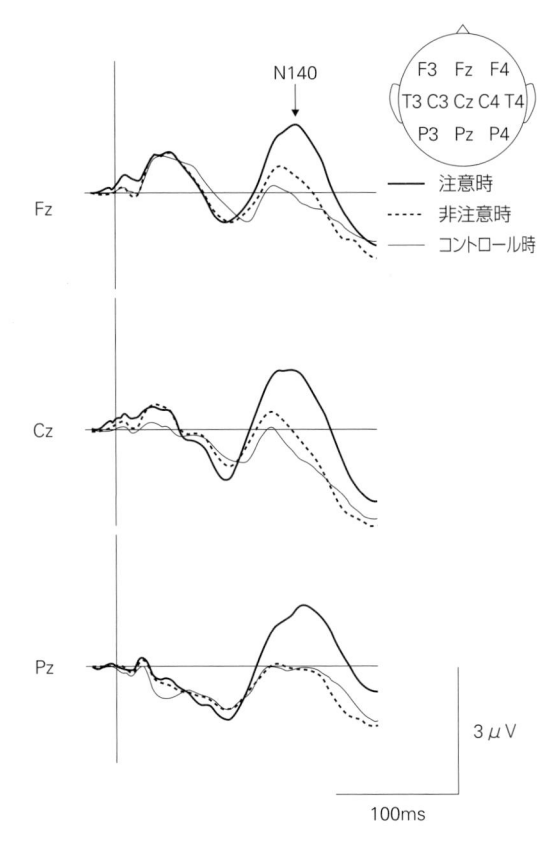

図 2-29　ERP 波形（右手刺激，刺激間隔 800 ms）
N140 振幅はコントロール時，非注意時よりも注意時に大きく，コントロール時と非注意時との間には有意な差は認められない．

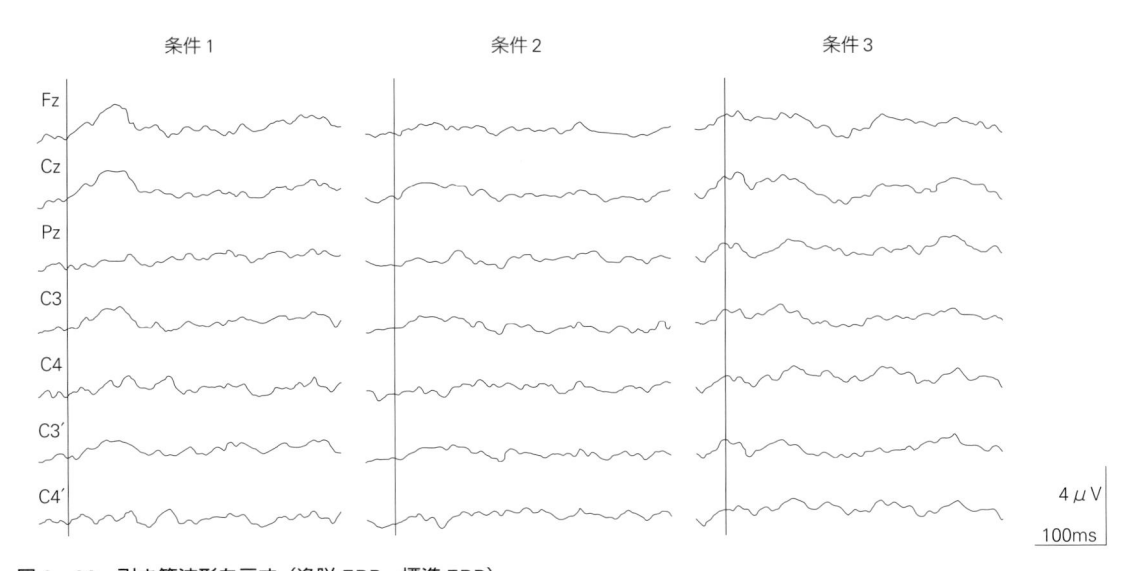

図 2-30　引き算波形を示す（逸脱 ERP―標準 ERP）
条件 1 は標準刺激の呈示確率が 90％，条件 2 は 80％，条件 3 は 70％である．
（木田哲夫ほか：体性感覚モダリティにおける自動的処理過程と不随意的注意―刺激呈示確率の影響―．臨床神経生理学，29(5)：359-365, 2001）

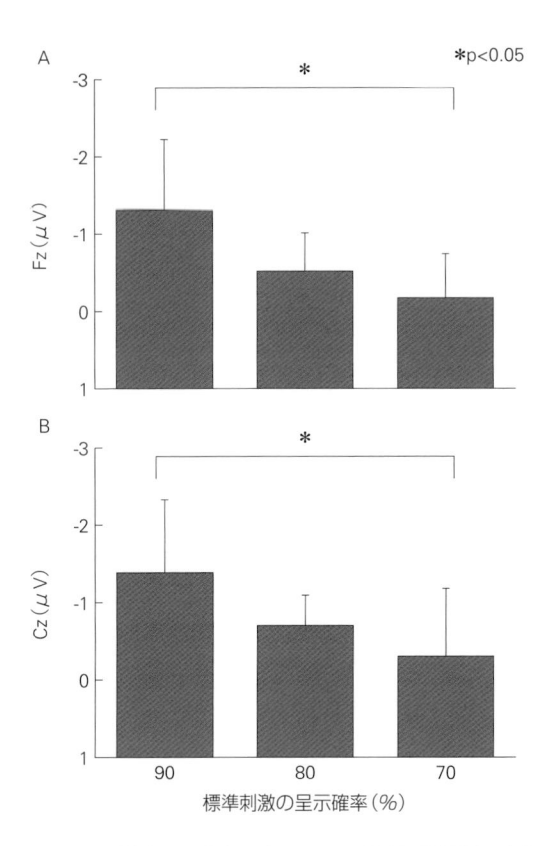

図 2-31 刺激呈示確率の違いによる陰性電位振幅の変化
縦軸は振幅，横軸は標準刺激の提示確率を示す．標準刺激の呈示確率が高いときに陰性電位の振幅が大きい．
(木田哲夫ほか：体性感覚モダリティにおける自動的処理過程と不随意的注意—刺激呈示確率の影響—．臨床神経生理学，29(5)：359-365, 2001)

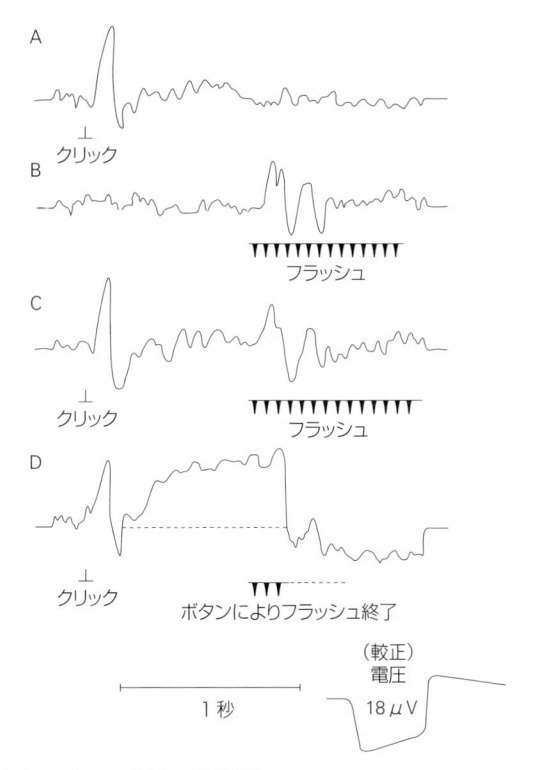

図 2-32 CNV の成立過程
(Walter WG et al: Contingent negative variation:an electrical sign of sensorimotor association and expectancy in the human brain. Nature, 203: 380-384, 1964)

いて刺激逸脱を自動的に検出するのは約 40ms からであると推測された．

5．運動と随伴性陰性変動

1）随伴性陰性変動の概論と歴史

随伴性陰性変動（CNV）は，Walter らが条件刺激に対する誘発電位の増強現象をヒトで研究していたとき偶然発見した事象関連電位（ERP）のひとつである[1]．CNV は 2 つ 1 組の刺激（予告刺激 S1 と命令刺激 S2）を一定の刺激間隔で呈示し，S2 後にボタン押し運動を行なうパラダイムで前頭中心部優位に出現する陰性緩電位変動である．この電位は，刺激—反応過程に随伴するので，contingent negative variation（CNV）と名づけられた（図 2-32）．S1-S2 間隔は，CNV 測定においてもっとも重要なパラメータであり，早期 CNV，中間成分，後期 CNV の 3 成分を分離するためには，最低 4 秒の間隔が必要である．

CNV の成分は，S1 後 400〜700ms の間に Fz 優位に出現する緩徐陰性電位である早期 CNV と，S2 前約 1,000ms から S2 後にかけて Cz 優位に出現する緩徐陰性電位である後期 CNV からなる．これら CNV の各成分の振幅は，S1 前の平均電位を基線にして，各出現期間中の平均振幅が計測される（図 2-33）．早期 CNV は S1 に用いる感覚刺激の種類に特異的な分布を示す．これは S1 に対する定位反応に関係し，S1 による大脳皮質領野の賦活を反映していると考えられる．後期 CNV は S2 直前に生じ，中心前部に起源をもち，S2 に対する期待や運動反応に対する準備を反映し，運動関連脳電位（MRCP）の準備電位（BP）に類似した成分を含んでいると解釈されている．後期 CNV も脳幹網様体賦活系を介して，大脳皮質が

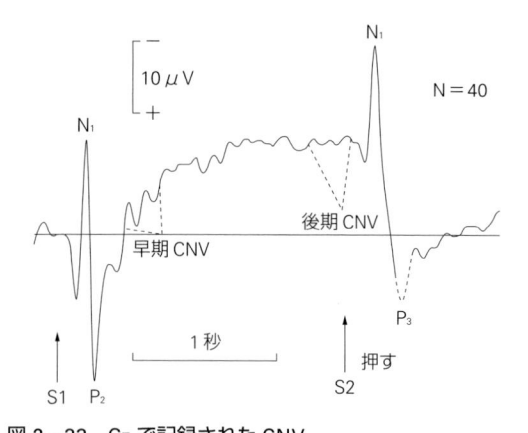

図2-33 Czで記録されたCNV
(Cooper R et al: EEG technology 3rd ed. Butterworths: London; Boston, 1980)

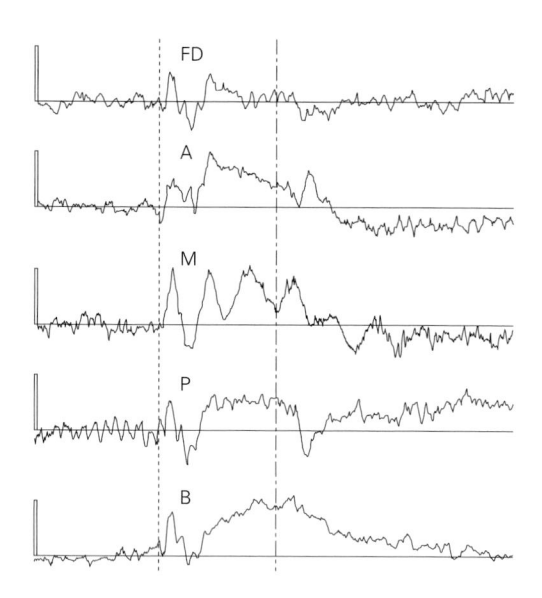

図2-34 正常者の前頭・中心部CNV波形
(Nakamura M et al: The effect of motor-response-deprivation on contingent negative variation (CNV) Ⅱ: Information of the warning stimulus. Folia Psychiatr Neurol Jpn, 30: 11-17, 1976)

賦活されて生じるものと考えられる．Gaillardは，早期CNVをO波（定位波，orienting wave），後期CNVをE波（期待波，expectancy wave）と呼んでいる[71]．後期CNVとMRCPのBPの異同は，BPが随意運動を伴って出現するのに対して，CNVは必ずしも運動を伴う必要がないことにある．

CNVは反応としてスイッチ押し運動をしなくても，押すつもりになっただけでも生じる．ひとたびCNVが出現すると，S2を与えなくても，CNVは残存するが，振幅は次第に減少し，S2を再び与えると振幅が増大する．S2の閾値が低い方がCNVの振幅は大きくなる．またS2に絵や文字を用いて，認知課題を与えると認知が正確であれば，振幅の高いCNVが得られることが知られている．また課題遂行中に注意散乱を起こさせるとCNV振幅は低下する．CNVの大きさとS2に対する反応時間の間に逆相関があることも確認されている．これらのことからCNVの振幅は注意，覚醒，意欲，期待，運動の準備などの心理的過程が反映されていることが確認されている．

CNV発生機構としては，ヒトや動物を用いた基礎的な研究によれば，大脳皮質上では，S1からS2へ時間が経過するとともにヒトの前頭部から運動野にむけて電位の流れが確認され，これらの電位が集積されてCNVが形成されていると推察されている．皮質内では錐体細胞の尖頭樹状突起と錐体細胞部で発生する電位勾配が皮質内で双極子を形成し，尖頭樹状突起部の興奮性シナプス後電位が皮質表面陰性電位を生じさせると解釈されている．皮質下の神経構造では，皮質上で生じるCNVに先行，あるいは随伴して出現する緩徐電位が記録されている．上行性網様系や黒質に陰性波，大脳辺縁系周辺に陽性波が生じている．サルでは前頭部優位で中心部優位のCNVが出現する．さらにCNVとBPの皮質内記録では皮質表面陰性電位と深部陽性電位の双極子が認められている．

CNV発生には神経伝達物質の関与が想定されている．catecholamineによるGABA作動性ニューロンの抑制がcholine作動性入力を賦活してCNVを発生させるが，さらにdopamineが皮質muscaline受容体にacetylcholineとともに作用してCNVが増強する．S2後，catecholamine活性の低下がGABA作動系を介して陽性電位を発生させCNVを解消させると考えられている．

CNVの基本的な波形は早期CNVと後期CNVであるが，もう少し詳細に分類するとつぎの5つに分類される（図2-34）．

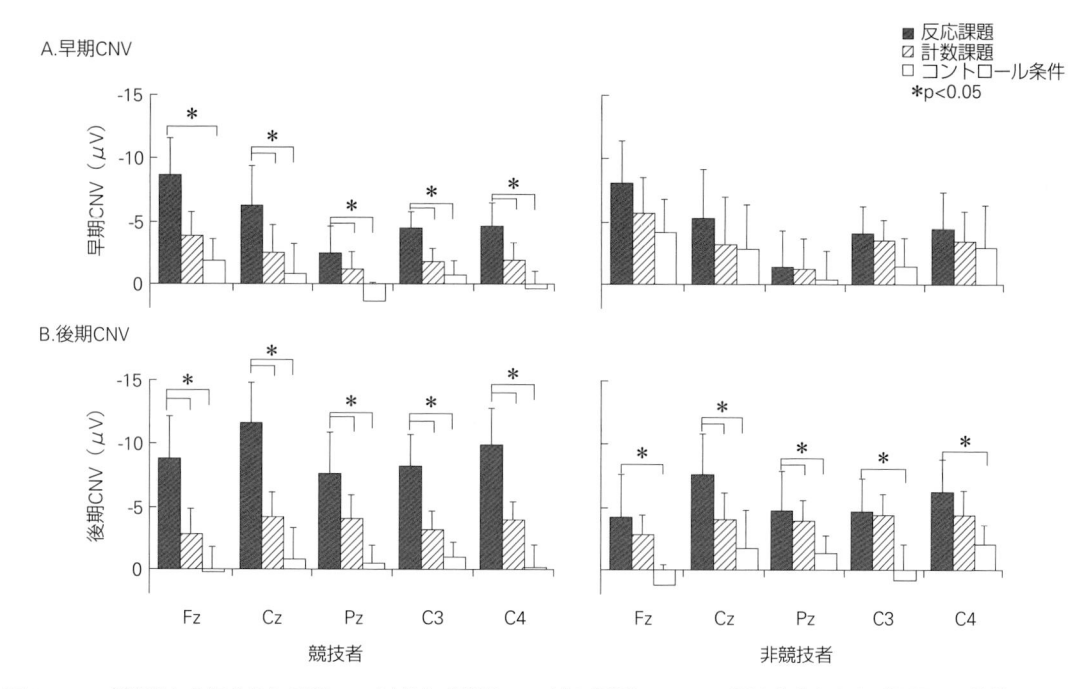

図2-35 各課題から得られた早期CNV(A)および後期CNV(B)の振幅について，頭皮上分布および課題間の比較
平均振幅および標準偏差を示す．競技者ではコントロールおよび計数課題より反応課題で大きな振幅を示した．
(秋山幸代ほか：反応動作課題の反復に伴うContingent Negative Variation (CNV)の変動．臨床神経生理学，31(6)：489-498, 2003)

① A型：後期CNVに比べて早期CNVの優性なもの．
② B型：後期CNVが優性なもの．
③ FD型 (field dependency)：A型の亜型．この電位は後期CNVが欠落したものである．
④ M型：早期と後期のCNVが分離したもの．
⑤ P型：早期CNVと後期CNVが均衡したもの．

2) 運動と随伴性陰性変動

7年以上運動トレーニングを継続した競技者群と一般学生群にヘッドホンから呈示される予告刺激 (S1) の2秒後，命令刺激 (S2) としてオシロスコープ画面上にターゲットビームを呈示し，そのビームを認知したならば素早く左手関節屈曲動作を行なわせた．さらに計数課題として，S2として呈示されたビームの数を正確に数えるという課題を行なわせた．その結果，早期CNVの振幅は，非競技者の場合，両課題間では差を認められてないが，競技者では反応をした場合の方が大きな値を示した（図2-35）．さらに後期CNVの振幅は，競技者の場合，反応課題においてのみ有意に増大した．この傾向はすべての頭皮上で確認されている．これらのことは長期トレーニングが認知と運動遂行前の運動準備過程に影響を及ぼしていることを示している．AritoとOguriは，CNVは一般の人より，競技者の方が大きい値を示すことを確認している[73]．結論として彼らは，競技者はS1からS2の間に高い注意を維持できると考えている．

前述したように後期CNVは，S2直前から漸増的に増大してくる電位であり，発現部位や出現様式などにおいて，BPとかなり類似していることが明らかになっている．特に反応課題において競技者の増大が認められるということは，競技の特性にもよると思われるが，長期トレーニングは，注意や認知に関与する前頭領野や運動に関連がある運動性皮質（運動前野，補足運動野，運動野）に可塑的な変化を引き起こしていると考えられる．ヘッドホンから呈示されるS1の2秒後にS2としてオシロスコープ上にターゲットビームを呈示し，被験者はS2呈示後素早く，かつ正確に手関節屈曲動作を行ない，ターゲットラインにビーム

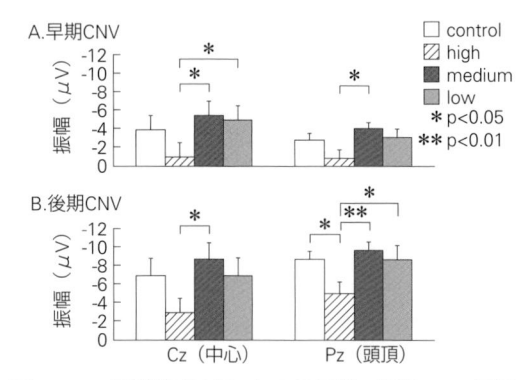

図 2-36 運動強度の違いによる早期, 後期 CNV 振幅の変化

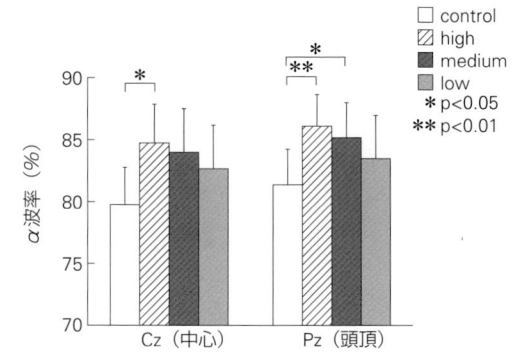

図 2-37 運動強度の違いによる脳波 α 波率の変化

を合わせ，画面上からビームが消えるまで力を維持するように指示された．試行間間隔は 10 秒で 30 試行を 1 ブロックとし，10 ブロック行なわせた．その時の EMG，発揮張力，加速度，早期と後期の CNV を測定した．発揮張力の立ち上がり時間は，ターゲットマッチ課題において短縮した．早期と後期 CNV は，できるだけ速く反応するバリスティック課題では，両 CNV 振幅の減少が認められ，ターゲットマッチ課題では後期 CNV の増大が認められた（図 2-7）．課題反復による CNV 振幅の減少は，刺激弁別過程における注意分配量の減少による可能性が大きい．さらに，ターゲットマッチ課題の反復動作の初期では後期 CNV の著明な増大はみられず，反復動作の後期において著明な振幅増大が認められた．これらは運動を反復することによって運動パターンが獲得され，脳内に適切な準備状態を形成されたためであると解釈される．

では運動負荷を与えたら早期と後期の CNV はどのような変動を示すであろうか．

運動強度のみを操作することによって，運動強度の違いが早期 CNV と後期 CNV にいかなる変動が生じるかを検討した実験結果によると，早期 CNV 振幅は心拍数 80〜120 拍/分程度の中・低度の運動に比べて，心拍数 190 拍/分程度の高強度運動においては減少することが認められた（図 2-36）．早期 CNV は S1 に対する定位反応を反映し，覚醒水準が低下すると振幅が低下することはよく知られている．しかし，CNV の振幅低下は高い覚醒水準の時もまたは低い覚醒水準時にも生じることがわかっている．高強度運動時には合わせて α 波率も増加するので，高強度運動を十数分間継続したならば，ヒトの覚醒水準は低下していることが推察される（図 2-37）．しかし 120 拍/分程度の運動では，早期 CNV 振幅は増大を示す．つまり中程度の運動では脳内の覚醒水準は増大していることが予想される．呼吸器系，心臓血管系，末梢循環系の研究からも 120 拍/分程度の運動は，筋や内臓，脳などに十分な血液を供給し，楽に，楽しく運動を継続できる強度であることが知られている．したがって，中強度の運動時には脳の覚醒水準も上昇していることはよく理解できる．

3）随伴性陰性変動の解消過程（CNV resolution）

CNV は期待，注意，認知，動機，予測，運動反応の準備などに関係する事象関連電位（ERP）である．これまでの研究は CNV の発生と各種事象との関係を検討したものがほとんどであるが，CNV 発生後その CNV 波形がどのように解消過程を経るのかを検討することも重要である．特に注意や予測，認知判断，運動準備・反応が繰り返されるスポーツ場面で，つぎにどのような状況下で，脳がどのような回復をするのか明らかにすることは CNV を理解するのに必要なことである．そこで，運動準備の有無，運動反応の運無，S2 における刺激弁別の有無が CNV 解消過程に及ぼす影響を調べた．CNV 解消とは S2 呈示から CNV が陽性に移行し，基線に接するまでをいう．

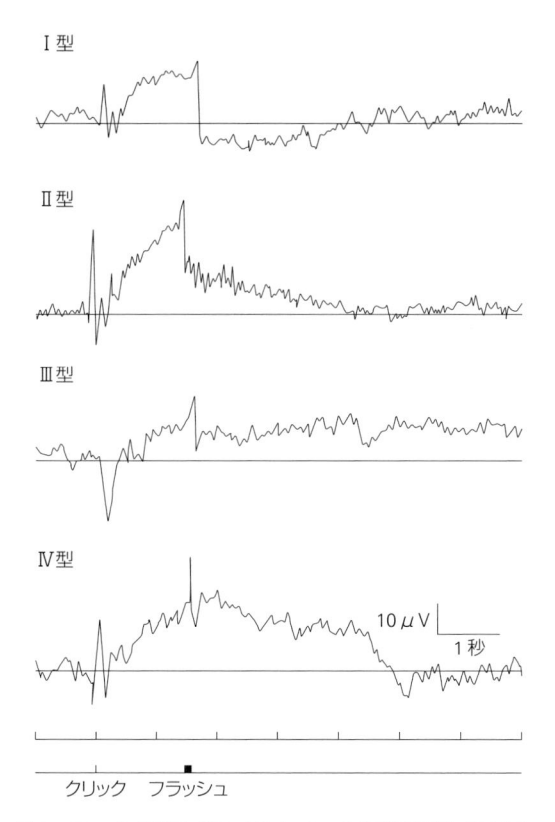

図2-38 命令刺激（S2，フラッシュ）後陰性変動（PINV）の類型
(Timsit-Berthier M et al: Slow potential changes in psychiatry. I. Contingent negative variation. Electroencephalogr Clin Neurophysiol, 35: 355-361, 1973)

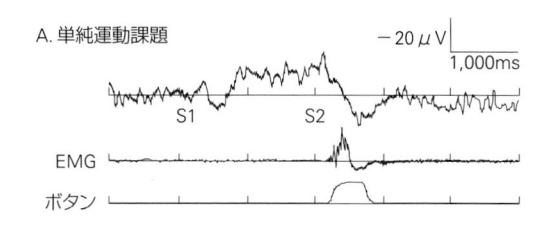

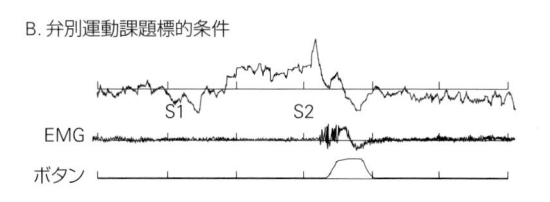

図2-39 単純運動課題および弁別運動課題標的条件でのCNV波形ならびに，浅指屈筋のEMGとボタン反応についての代表例
(岩永竜一郎ほか：運動準備，運動反応，刺激弁別が随伴性陰性変動（CNV）解消過程に及ぼす影響．日本運動生理学雑誌，9(2): 93-100, 2002 より引用改変)

S2刺激後CNVの変動には4つのタイプがある（図2-38）．S2直後に電位が基線に復帰するI型，S2後に緩徐に電位が基線に復帰するII型，CNVと同等の振幅がS2にも持続するIII型，S2後にCNVよりも陰性電位が増大するIV型の4つである．一般的にI型とII型が正常とされている．それゆえここではI型とII型を示した被験者のデータで論議することにする．S1で弁別させた場合と，S2で弁別させた場合のCNVの解消時間を比べてみると（図2-39），S1で判断させた単純運動課題の方のCNV解消時間が長く，S2で弁別させた弁別課題の場合が短い（図2-40）．さらにS2で弁別させた場合のほうが，P300様電位は明確に出現しており，S1で弁別させた場合にはP300様電位は出現してないか，不明確である．すなわちCNV解消時間はP300様電位が発現す

るか否かによって，大きく左右されると考えられる．P300は認知や刺激評価過程を反映していると考えられていることから，CNVの解消は明確な認知，刺激評価ができていて確信をもって課題を解決したかどうかの指標になり得ると思われる．したがって，CNV解消は，P300と同様に運動反応の準備というより，刺激弁別の心理的過程を反映していると考えられる．

6．予備緊張が事象関連電位と脊髄運動ニューロンに及ぼす影響

筋に予備緊張を付加するとパフォーマンスが向上することが知られている．筋の収縮様式を等尺性収縮，短縮性収縮，伸張性収縮条件で筋に予備緊張を付加し，力の大きさや速度を調べてみると，いずれの収縮様式においても変位速度が増大し，力の立ち上がり速度が増大することが知られている．また，あらかじめ主動筋に軽い緊張を与えた状態から随意的な反応動作を行なわせると主動筋に筋放電の休止（silent period）が出現する（図2-41）．この現象は反応動作ばかりではなくタッ

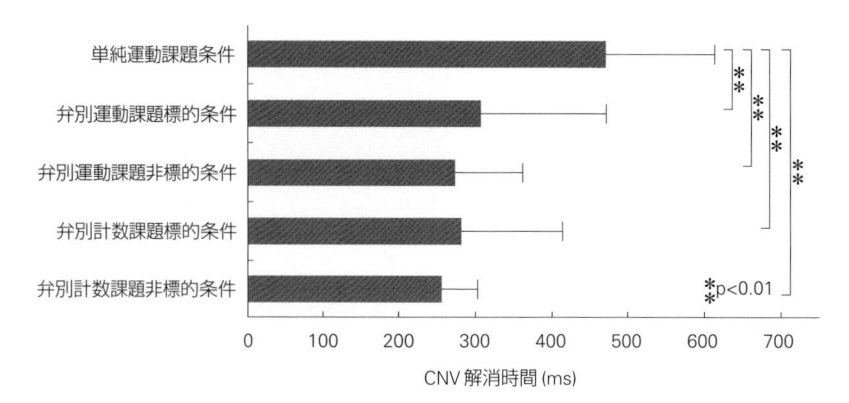

図 2−40　各条件による CNV 解消時間
（岩永竜一郎ほか：運動準備，運動反応，刺激弁別が随伴性陰性変動（CNV）解消過程に及ぼす影響．日本運動生理学雑誌，9(2)：93−100，2002 より引用改変）

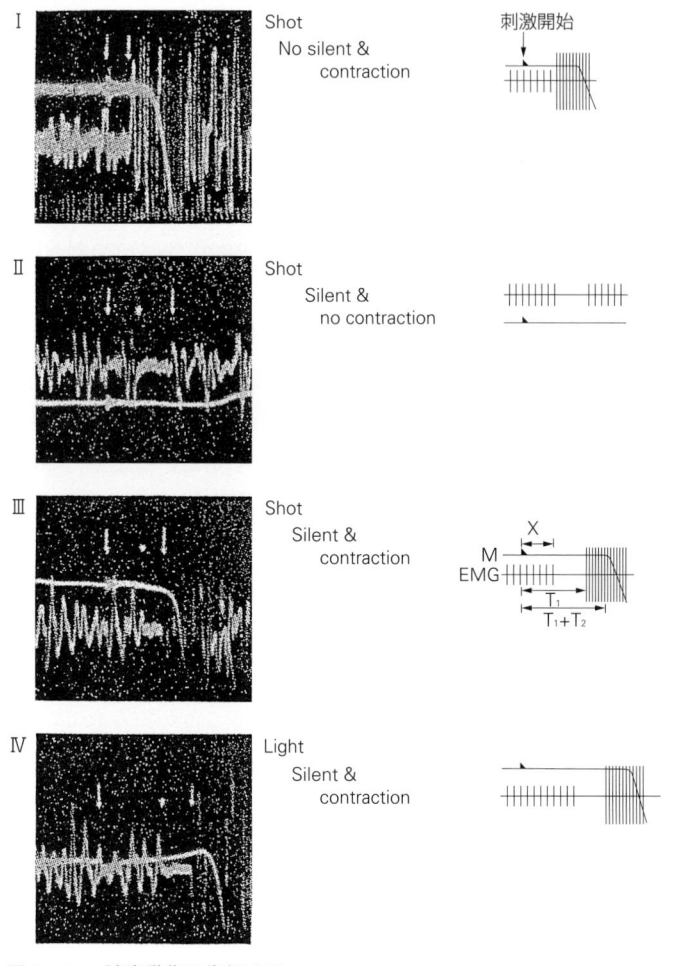

図 2−41　随意動作に先行する silent period
（矢部京之助：人体筋出力の生理的限界と心理的限界．杏林書院，1977）

ピング，投球動作，陸上競技のスタート，剣道の打ち込みなどの動作にも認められる．この筋放電の休止は，敏捷な動作にすぐれた者に頻繁に出現することが確認されている．また，一流の短距離走者に出現頻度が高く，休止期の持続時間が一般人に比べて著明に短縮すると報告されている．この筋放電の休止現象は，上位中枢と脊髄運動神経との関連性で出現すると考えられているがその出現機構は未だ不明である．

さらに筋の予備緊張そのものが反応時間にいかなる影響を及ぼしているかも未だ明確ではない．Clarkeは，反応前の予備的な筋活動が反応時間を短縮することを，系統的な研究を基に報告した[76]．この研究によれば，反応時間の短縮の原因は，筋の予備的な収縮が骨につながる腱などの直列弾性要素を伸展させ反応シグナルに応答した筋収縮張力の発生を容易にしたと考えられている．しかし他の研究者が，筋電図反応時間（EMG-RT）を用いて調べてみたら予備的な筋活動に伴う反応時間の短縮は，脳指令から筋電図が出現するまでの時間が短縮することによるものと報告している．

つぎに持続的な筋活動に伴ってH反射がいかなる変動を示すかを検討した研究によると，持続的な力発揮の増大とともにH反射の振幅が増加するということである．しかし，Rueggら[77]は目標発揮力の増大に対してH反射振幅が変化しないと報告していて見解が一致してない．近年，FunaseらはH反射振幅に対して，その直前の筋電図量がH反射の振幅に影響を与えていることを示唆している[78]．

随伴性陰性変動（CNV）が運動前の持続的な力発揮の影響を受けて減少することはよく知られている．他の研究者がCNVとH反射の経時的変化の関連性を調べた研究によると，持続的な筋活動条件と安静時を比較すると持続的な筋活動条件においてCNVは減少し，H反射は増大すると報告している．しかし予備的な筋活動によって各種運動パフォーマンスが増加することを考えると，なぜ持続的な筋活動条件においてCNVは減少し，H反射は増大するかの理由は不明確である．

1）予備的な筋活動が随伴性陰性変動，H反射，EMG-RTに及ぼす影響

後期CNVと反応動作の諸要素との間には正の相関があることが知られている．すなわち，力の大きさが大きいほど，運動の速度が速いほど，反応時間が短縮するほど後期CNVは増大すると報告されているが，予備的な筋活動がCNVの振幅減少をもたらすことを示した報告は見あたらない．麓ら[80]は11名の被験者を対象に等尺性屈曲動作中のCNVとH反射，EMG-RTを測定し，予備的な筋活動がCNV，H反射そしてEMG-RTにどのような影響を及ぼすかを調べた．その結果，運動性皮質から得られた後期CNVの平均振幅は，安静条件よりも予備的な筋活動時に有意に減少した（図2-42）．また，予備的な筋活動時の後半のH反射振幅は変化を示さなかった．さらに予備的な筋活動がCNVとH反射に及ぼす影響には個体差があり，EMG-RTは予備的な筋活動時に短縮を示した（図2-43）．この実験においては，予備的な筋活動がCNV，H反射そしてEMG-RTにどのような影響を及ぼすかを調べるために安静時と予備的な筋活動時を比較しているが，さらに詳細に予備的な筋活動の影響をみるために，予備的な筋活動に軽度と中等度収縮条件を設定し，安静時と比べた（図2-44）．その結果，前頭における後期CNVは，中等度の収縮条件において増大を示し，軽度の収縮では減少した．軽度の収縮条件では，ひとたび運動性皮質からの下行指令が脊髄運動ニューロンを活性化させたならば，その運動ニューロンは脊髄の回路網を自動的に駆動し，軽度の収縮を維持することができ，高次の脳の指令をあまり働かすことなく随意運動を行なうことが可能となるために軽度の収縮では後期CNVは減少傾向にあると思われる（図2-45）．それに対して中等度の収縮では運動性皮質のコントロールを強く受けて脊髄の運動ニューロン活動を維持するために後期CNVは増大すると考えられる．

H反射振幅は軽度と中等度条件とも減少傾向にあり，脊髄運動ニューロンの活動は減少している．EMG-RTは軽度の収縮条件で短縮を示した．

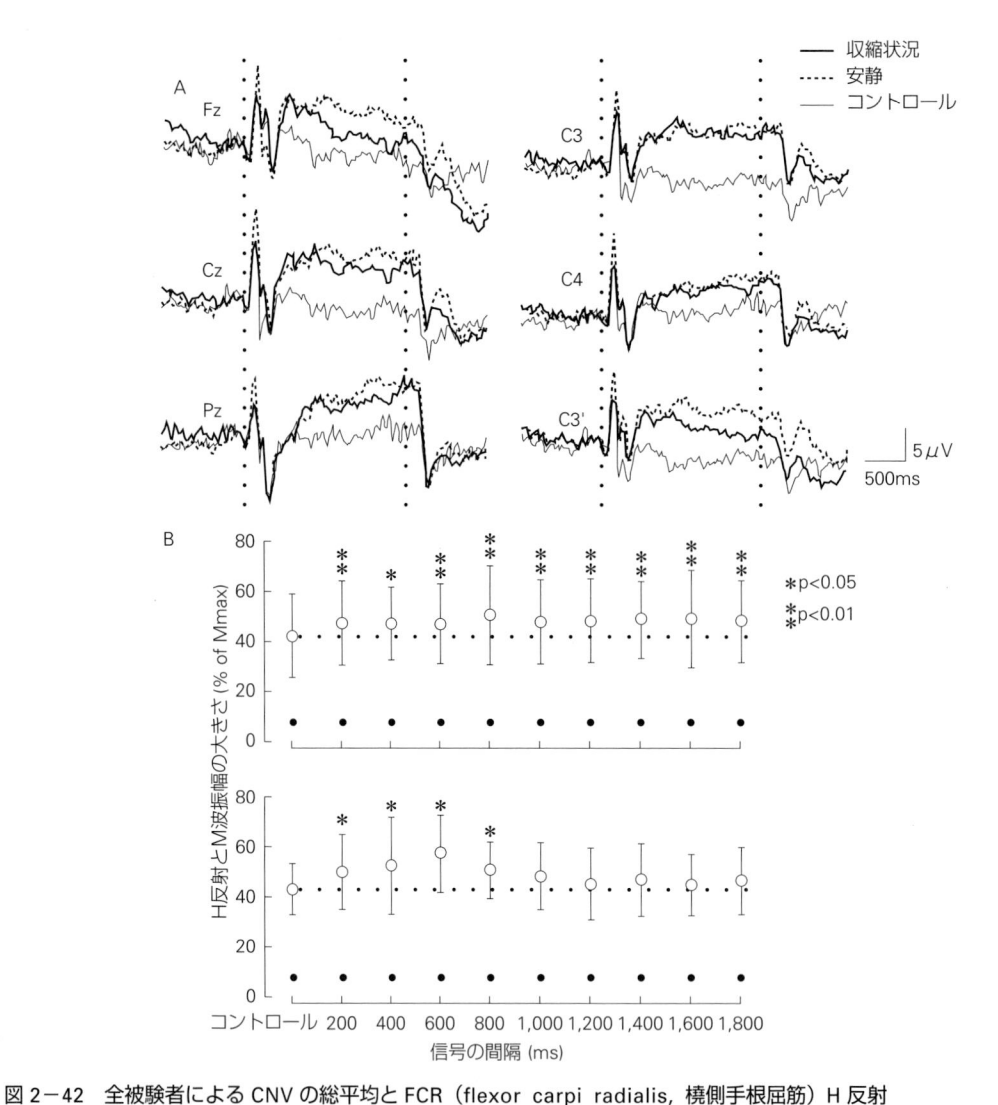

図 2-42　全被験者による CNV の総平均と FCR (flexor carpi radialis, 橈側手根屈筋) H 反射
A: 図に示した導出部位から得られた CNV の結果．縦の点線は WS と RS を示す．
B: H 反射と M 波振幅の大きさの時間経過．白丸と黒丸はそれぞれ H 反射と M 波を標準偏差とともに示した．
(麓　正樹ほか：運動準備期の持続的な随意収縮が CNV と H 反射に及ぼす影響―反応動作の主動筋による運動前収縮―．脳波と筋電図，27(3): 258-267, 1999)

2) 運動開始前の持続的な随意収縮が運動準備電位に及ぼす影響

予備的な筋活動が後期 CNV に変動を与えることがわかったが，自発的な動作に伴って出現する運動準備電位（BP）にはいかなる影響を与えているのであろうか．

BP を発現させるために，予備的な筋活動維持の状態から，素早く手関節を屈曲させる動作，CNV を発現させるために予告信号（WS）の2秒後に応答信号（RS）を与え予備的な筋活動維持の状態から素早く手関節を屈曲させる動作を行なわ

せ両指標を比べた（図2-46）．その結果，BP も CNV も予備的な筋活動条件において振幅の減少を示した．また BP の方がより著明に振幅が減少した（図2-47）．

BP も後期 CNV も運動の準備，遂行に関与することは今までの研究で明らかである．特に BP は補足運動野，運動前野，運動野など運動性皮質の活動の結果出現すると考えられる．後期 CNV も前頭や脳幹網様体，補足運動野，運動前野，運動野など運動性皮質の活動の結果形成されると考えられる．したがって，BP も後期 CNV も予備的な

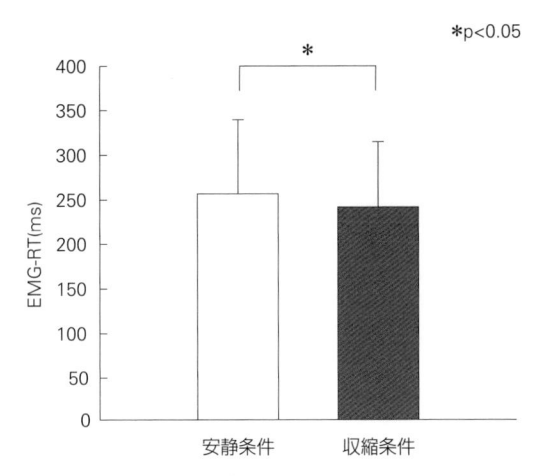

図2−43　EMG-RT の結果
(麓　正樹ほか：運動準備期の持続的な随意収縮が CNV と H 反射に及ぼす影響―反応動作の主動筋による運動前収縮―. 脳波と筋電図, 27(3): 258-267, 1999)

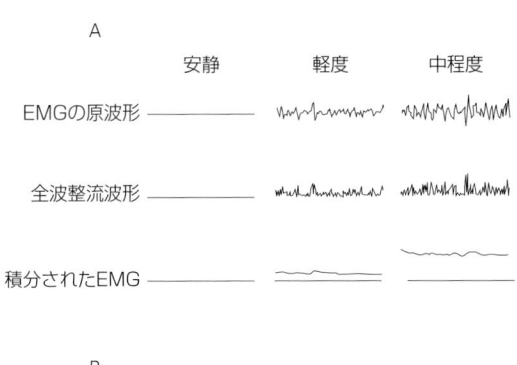

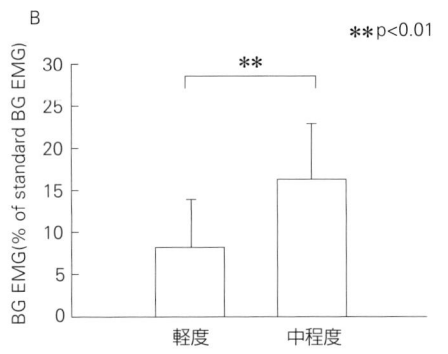

図2−44　運動開始前の持続収縮に伴う FCR（橈側手根屈筋）-EMG
A: FCR（橈側手根屈筋）-EMG の波形．B: 軽度と中程度の収縮状況における BG EMG 量．縦軸は BG EMG 量を基準 EMG のパーセントとして示している．
(麓　正樹ほか：運動準備期の持続的な随意収縮が CNV と H 反射に及ぼす影響―反応動作の収縮量の変化―. 体力科学, 48: 569-582, 1999)

筋活動条件において振幅の減少を示すことはうなずけるところである．予備的な筋活動を維持すれば補足運動野，運動前野，運動野など運動性皮質はすでに活動し，運動プログラムは動いていることが推測される．脊髄の運動ニューロンの回路網は軽度の予備的な筋活動維持であるならば運動性皮質の強い統制なしに自動的に働くであろうと想像される．したがって，予備的な筋活動条件において BP も後期 CNV も減少傾向にあると考えられる．

3）運動前の予備的な筋活動が体性感覚誘発電位に及ぼす影響

運動前の予備的な筋活動を維持すると後期 CNV や BP の振幅が減少し，脊髄運動ニューロンの活動は予備的な筋活動の程度に応じて減少，増大を示すことが確認されている．ここでは運動遂行に重要な役割を担っている体性感覚情報を反映していると考えられている体性感覚誘発電位 (somatosensory evoked potential, SEP) に運動前の予備的な筋活動がいかなる影響を及ぼすかを検討してみる．被験者 9 名の正中神経を刺激し頭皮上から SEP を測定し，安静時と運動前の予備的な筋活動時の電位を比較した（図2−48）．感覚野起源であると考えられている N25（刺激後 25ms に出現する陰性電位）成分は安静時と比較して変化は示さなかった（図2−49）．運動開始に先行して，また運動中に SEP は減少することが知られており，これを "gating" と呼ぶ．この現象は運動性皮質からの遠心性指令が皮質下，視床，脊髄レベルで求心性の情報を抑制することと求心性インパルスが皮質下，視床，脊髄レベルで閉塞するために生じると考えられている．したがって，運動前の予備的な筋活動時にはすでにこの両メカニズムが働き感覚野起源である N25 成分は安静時と比較して変化は示さなかったと考えられる．この "gating" 現象は人間が運動を遂行するにあたり当該の目標とする運動に不必要な情報を抑制していると考えられ，運動学習にとっては重要な機構である．このような重要な機構が運動前の予備的な筋活動を

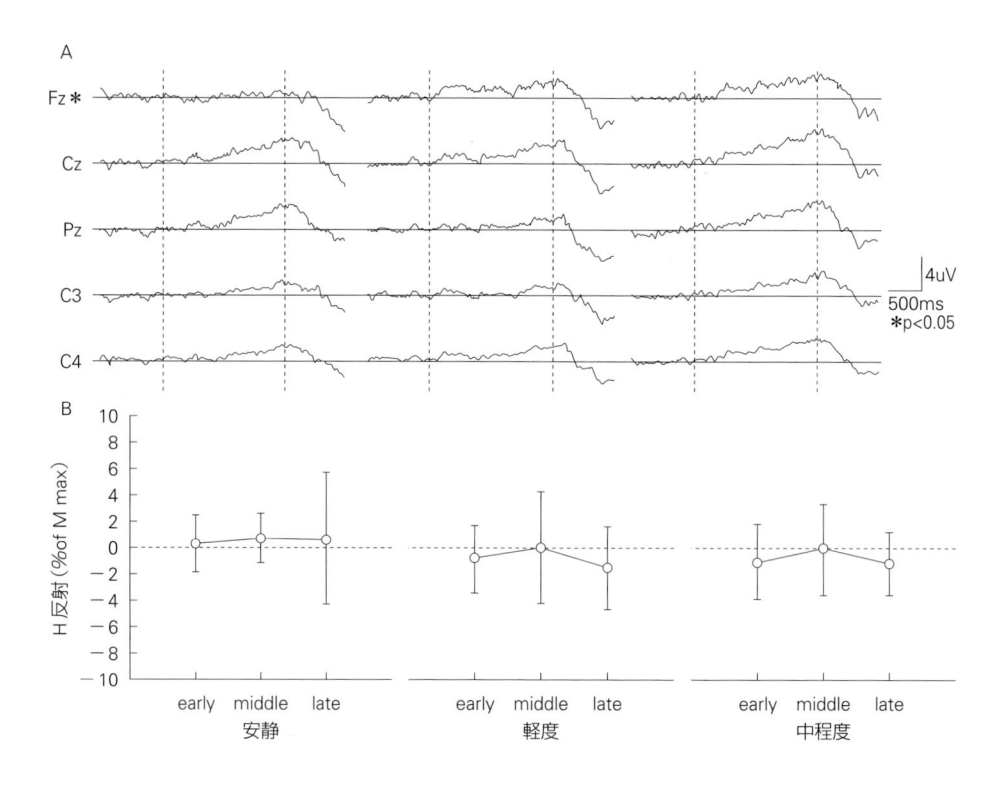

図2-45 全被験者のCNV(A)とH反射の時間経過(B)
A: それぞれの被験者の，テスト試行からコントロール試行を減じたCNV波形が加算された．縦の点線はそれぞれ，WS（予告信号）とRS（応答信号）を示している．
B: テスト試行からコントロール試行を減じたH反射 peak to peak 振幅がプールされ，平均値が標準偏差とともにプロットされた．
（麓 正樹ほか：運動準備期の持続的な随意収縮がCNVとH反射に及ぼす影響―反応動作の収縮量の変化―．体力科学，48: 569-582, 1999）

付加した時点ですでに機能していることは人間の運動制御機構の不思議さである．

この時，同時記録されたH反射は予備的な筋活動時には減少傾向にあり，後期CNVの振幅も減少し，EMG-RTは短縮した．このように運動前の予備的な筋活動を付加すると大脳皮質レベル，視床レベルそして脊髄運動ニューロンレベルで特定の運動遂行のためにそれぞれ対応し，パフォーマンスを高めていると考えられる．

7．児童の事象関連電位

1）児童期の運動遂行上の脳内情報処理過程の問題

人間が運動・スポーツを行なう際，運動と脳の関係を知ることは重要なことである．これまでスポーツ・体育科学分野において，随意運動発現の脳内機構研究は，主に成人を対象に行なわれたものが多い．しかしながら，一流のアスリートや日常的にジョギングや各種スポーツを行なっている人々は，本格的に児童の時期から多くの運動経験を有し，現在まで長期にわたって運動経験やトレーニングをおくってきたものが多い．そのために一般的な発育発達とともに神経系，筋・骨格系，呼吸循環系などのエネルギー供給系には，スポーツ活動に対する適応状態が形成されていると考えられる．近年，各種スポーツ競技にかかわるクラブや協会では，競技人口の底辺拡大や日本のトップレベルの競技者を輩出しようという目的よりも，低年齢層からの指導を推奨している．多くのスポーツ指導者は選手を指導するにあたり，「脳神経系の可塑性の著しい児童期に運動を経験することで多くの神経系の回路を作り出す」ことを指導方針にして，神経系のトレーニングを行なっている．また，児童期である9〜12歳頃はゴールデンエイジ期と呼ばれ神経系の発達に伴う運動に対

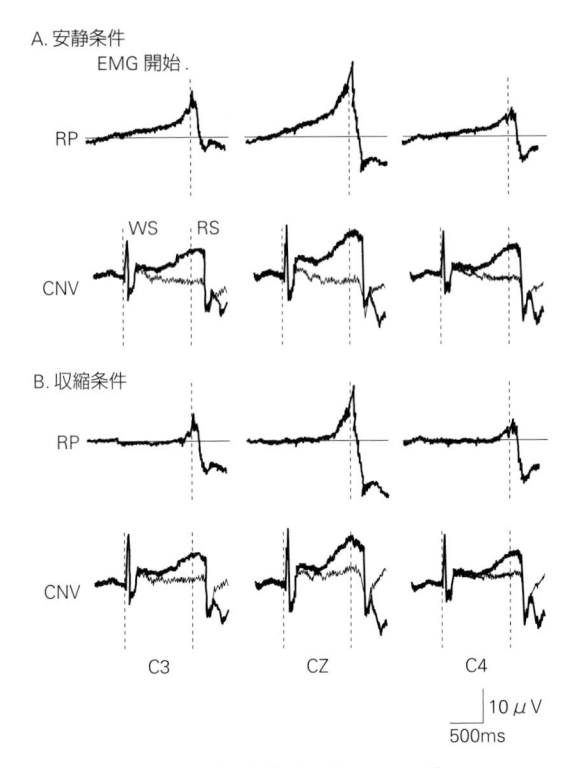

図2-46 RPとCNVのグランドアベレージ
RPにおける点線はEMG開始を示し，CNVにおける点線の左はWS，右はRSを示している．CNVにおける細線はコントロール試行，太線はテスト試行である．
(Fumoto M et al: Influence of pre-contraction of agonist muscle on readiness potential (RP). Adv Exerc Sports Physiol, 6: 41-50, 2000)

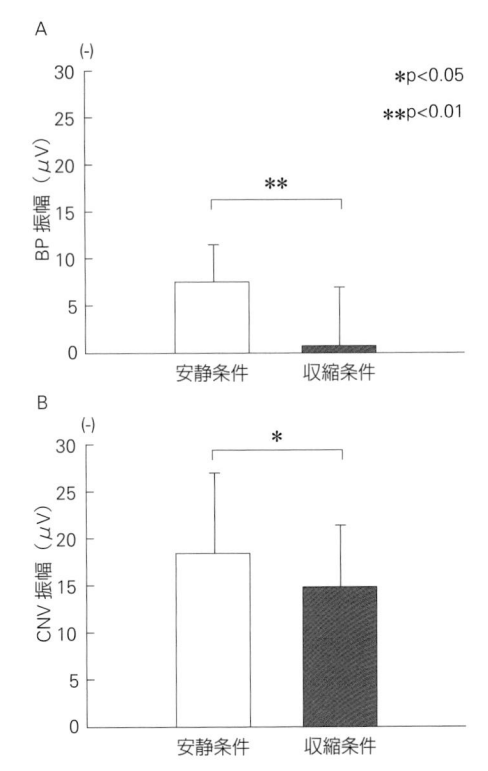

図2-47 Czから得られたBPとCNV後期成分の安静条件と収縮条件における比較
AがBP，BがCNV後期成分の振幅である．それぞれグラフは全被験者の結果を平均と標準偏差によって示した．
(Fumoto M et al: Influence of pre-contraction of agonist muscle on readiness potential (RP). Adv Exerc Sports Physiol, 6: 41-50, 2000)

する「即座の習得」が可能な時期であると考えられている．

また正木[83]によると，子どものからだに関する調査の結果，「今日の子どもの体力はピークの時期が早く，成人になってからその分低下が早まっていることや自分自身の体力を運動場面で十分に発揮できないこと，そして閉眼接指や閉眼片足立ちなどの低下など脳神経系に問題が生じている」と報告している．さらに近年，学校体育の現場においても，少子化問題とともに学校週5日制やゆとりのある教育などの観点から授業時間の減少などの問題が生じ，教育という観点からもこの時期のスポーツ・体育の役割がクローズアップされつつある．そのため心身の成長や発達にとって重要な時期である児童期における体育・スポーツの重要性を主張する上でも児童期の運動と脳の研究は

大切であると考えている．

児童期の運動と脳の活動の研究は，当初筋電図反応時間（EMG-RT）を用いて行なわれており，その研究によるとEMG-RTは児童の年齢が長じるとともに短縮する傾向にあることが確認されている．今日までの報告によると反応時間の変動はEMG-RTに大きく依存していることが知られているが，児童期においてはそれに運動時間（motor time, MT）の変化が伴っていることが明らかにされている．

児童期におけるMTの変動に関して検討してみると，児童期では測定に用いる筋の筋量が成人と比べて少ないため，成人との相違が認められる可能性が高い．しかしながら発育発達の観点からみた児童のMTの変動を検討した報告は極めて少ない．Surwilloは，8.5～17歳対象に測定した結果，

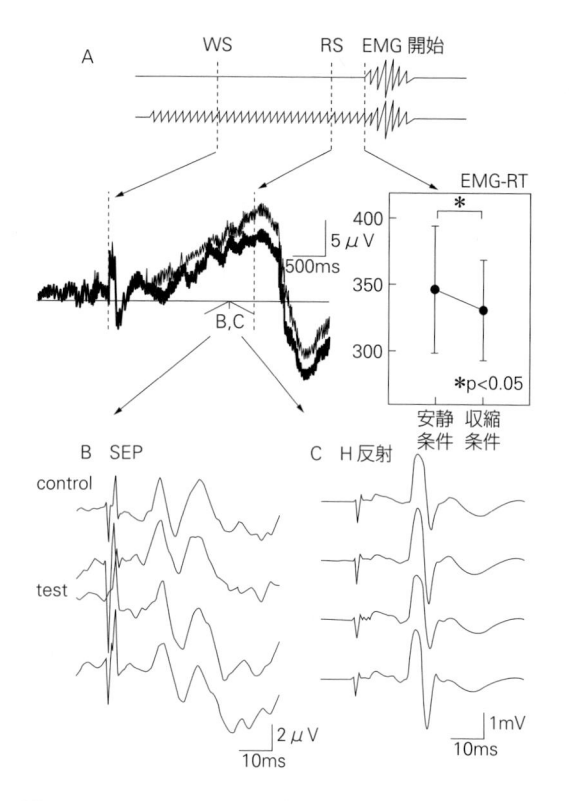

図2-48　CNV, SEP, H反射およびEMG-RTの記録例
A: 上段は反応課題に伴うFCR（橈側手根屈筋）からの筋放電を模式化したもの．CNVは総加算平均の結果．細線は安静条件，太線が収縮条件．
B: 1人の被験者におけるSEPの記録例．
C: Bによって同時に記録されるFCR（橈側手根屈筋）からのH反射．
（麓　正樹ほか：運動開始前の持続的筋収縮がSEPとH反射及びCNVに及ぼす影響．臨床脳波, 43: 37-42, 2001）

児童のMTは成人と比較して延長し，かつばらつきが大きいと報告している[84]．また，古井らは9～11歳までの児童を対象にEMG-RTとMTを測定し，その結果MTには差は認めてない[85]．このように児童期の運動遂行における脳内の情報処理過程の中で中枢と末梢機構の関係はいまだ明らかではない．

脳波の周波数についていえば，Walterは発達に伴って2～5歳ではθ波が優勢寝出現し，5～6歳でα波とθ波の出現率が等しくなり，6歳以上ではθ波は減少し，10歳までにはほとんど認められなくなると報告している[86]．また成人と比べると小児や児童では周波数成分の中でα成分が少なく，それよりも遅い周波数成分であるθ波が多く，α波の中でも遅い成分が多い．大脳誘発電位に関するDesmedtらの研究によれば，体性感覚誘発電位（SEP）の潜時が生後から8歳まで一貫として短縮すると報告している[87]．松村らは発達とともに大脳誘発電位の潜時が短縮する要因としては，神経線維の直径の増大，神経線維の髄鞘化の進展，シナプス結合の増加などをあげている[88]．

幼児や児童の事象関連電位（ERP）に関する今日までの研究によれば，成人で一致しているP300に関する知見が児童にもあてはまるかどうかという重要な疑問が残されている．

Courchesneは児童の聴覚P300の頭皮上分布は成人とのそれや児童の視覚刺激でのP300の頭皮上分布とは異なっていると報告している[23]．榎は，P300は6歳以上のすべての被験者と5歳の被験者5名のうち3名で得られたが，4歳児からは，被験者6名が標的と非標的刺激が識別でき，正しく反応することができたにもかかわらずP300を同定することができなかったと述べている[89]．

通常成人のP300研究で用いられているオドボール課題は5歳未満の児童では適応できないとされており，5歳以上の児童では能動的なオドボール課題においてN100-P200成分やP300と類似の成分は記録される．N100-P200成分はP300成分と同様に内因性の成分であるが，発達に伴う変動に関する研究は少ない．Polichらは，N100-P200成分は認知機能よりもむしろ感覚機能の成熟や注意機能を反映していると推察している[90]．P300については潜時に関する研究が多く，P300潜時は児童期には年齢が長じるに従い徐々に短縮し，思春期や若年成人期までに成熟した値に達する．

随意運動に伴う運動関連脳電位（MRCP）に関する発育発達的研究は若干，臨床的には行なわれているが，健康児童期を対象にはほとんど行なわれてないのが現状である．小川は6～39歳までの被験者を対象にMRCPの各成分の年齢による変化を調べた[91]．その結果，MRCPを構成するBP成分，NS'成分そしてMP成分の潜時は発達に伴い短縮し，振幅は児童期で増大していることを見いだしたが，児童期の運動遂行上の脳内情報処理

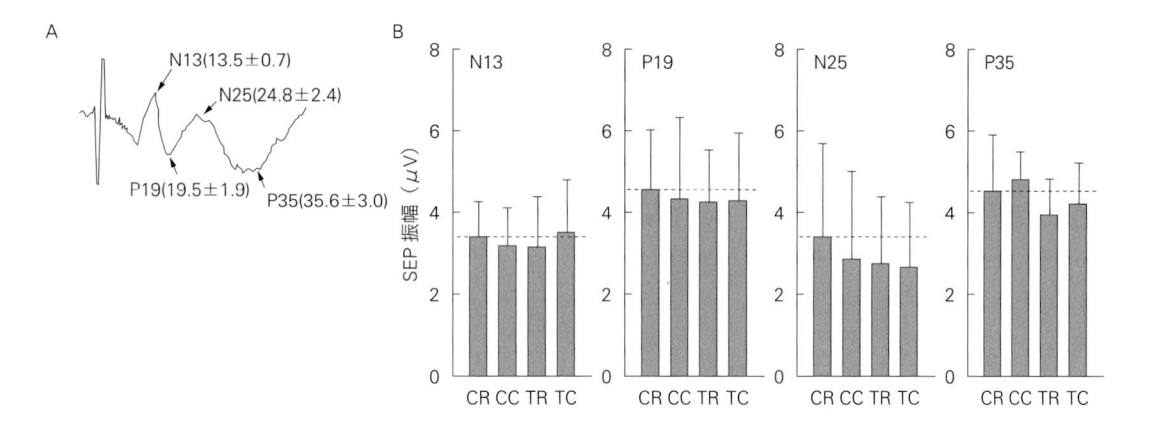

図2-49 SEP各成分の大きさ
AはC3"から誘発されたSEPの総加算平均の結果．挿入されたシンボルはそれぞれの成分の頂点潜時から名付けられた名称である．Bは頂点間振幅を定量化した．グラフの棒はそれぞれの振幅を条件ごとに平均と標準偏差によって示した．
（麓 正樹ほか：運動開始前の持続的筋収縮がSEPとH反射及びCNVに及ぼす影響．臨床脳波，43: 37-42, 2001)

過程を知るには未だ不十分である．

2) 児童のEMG-RTと運動時間（MT）

児童のEMG-RTとMTを測定し，児童19名（8.7±1.9歳）と成人14名（21.1±3.3歳）を比較検討した．運動課題は1種類の音刺激による単純反応課題と2種類の音刺激を用いた選択反応課題であった（図2-50）．その結果，どちらの課題ともEMG-RTとMTは成人と比べて，児童において有意に遅延した．また単純反応課題と選択反応課題間ではEMG-RTは児童も成人も選択反応課題の方で遅延したが，児童においてはMTには課題間で差が認められなかった（図2-51）．運動制御研究において反応時間が随意運動遂行の際の情報処理過程の時間的指標であり，反応動作に伴う入力過程・情報処理過程・出力過程を包括した変数であると考えられているため，EMG-RTを用いて運動遂行上の脳内情報処理過程を間接的に垣間みることが可能である．HecoxとGalambosが述べたように[93]，短潜時の大脳誘発電位が児童期以前に成人の値に達しているならば，感覚情報が感覚野に達するまでは児童期と成人には大きな差がないと考えられることから，EMG-RTの遅れは感覚情報が探知された後，運動指令が出されるまでの過程で児童と成人は大きな差がみられると

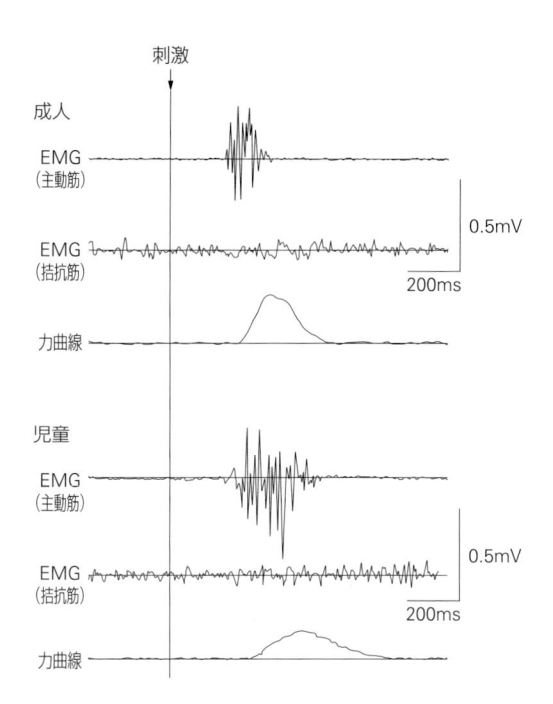

図2-50 選択反応課題において，上腕三頭筋（主動筋）と上腕二頭筋（拮抗筋）から導出された児童と成人の筋電図ならびに力曲線の波形
どちらも被験者の代表例の波形を記載した．
（金田健史：随意運動遂行に伴う児童の感覚―運動処理過程に関する研究．2002年度博士論文（筑波大学））

推察される．またMTも児童と成人では差が認められた（図2-52）．今までの研究によればMTには差がないとする報告が多いが，詳細に検討すれ

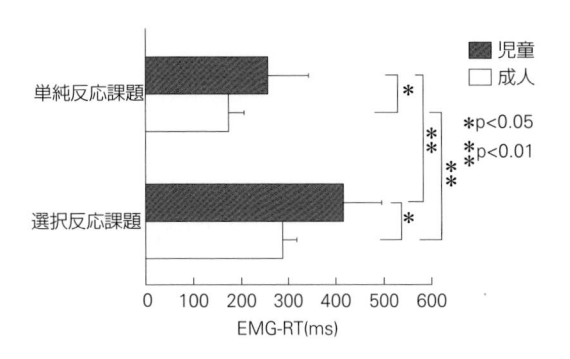

図2-51 単純反応課題，選択反応課題それぞれにおける児童と成人のEMG-RTの結果
（金田健史：随意運動遂行に伴う児童の感覚—運動処理過程に関する研究．2002年度博士論文（筑波大学））

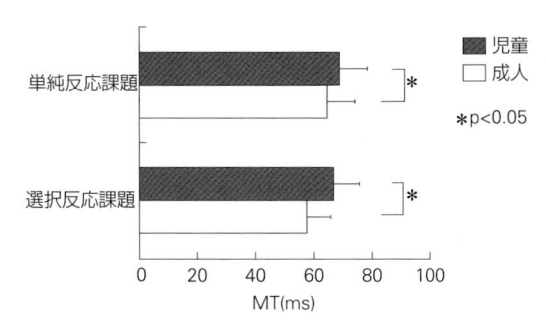

図2-52 単純反応課題，選択反応課題それぞれにおける児童と成人のMTの結果
（金田健史：随意運動遂行に伴う児童の感覚—運動処理過程に関する研究．2002年度博士論文（筑波大学））

ば児童と成人では明らかに差が認められた．MTは筋電図の開始から力の立ち上がりまでの時間である．生理学的に説明すると，運動神経からの活動電位が神経接合部に達し，興奮の伝達により終板電位が発生し，この活動電位は細胞表面から横行小管（T管）系に入り小胞体からCa^{2+}を放出する．そしてアクチンとミオシンが活動，滑走し収縮が起こり，その後プレートに力が加わり力が立ち上がる過程に関与する時間である．詳細に分析した結果，MTに差がみられたということは児童期においては末梢神経機構レベルも未だ成人のレベルに達してないと推察される．

3）運動遂行に伴う児童のP300

運動課題時の児童18名（9.3±1.5歳）と成人12名（20.9±2.6歳）のP300を測定し比較検討した．運動課題は聴覚刺激を用いた選択反応課題であった．その課題は3～5秒の刺激間隔で2種類の純音刺激（2,000Hz：1,000Hz＝20％：80％）ランダムにヘッドホンから呈示する課題である．被験者はヘッドホンから2,000Hzの標的刺激が聞こえた場合，できるだけ素早い右肘関節伸展動作を行なうように教示され，1,000Hzの非標的刺激に対しては無視するように教示された．

児童においても成人同様P300が確認され，さらにそれに先行して出現するN100-P200成分も確認された（図2-53）．P300については，児童のP300潜時は成人に比して著明に遅延した（図2-54）．P300は脳内の情報処理の中の刺激評価過程の時間的指標を考えられていることから，児童では脳内の刺激評価過程が成人と比べて遅いと推察される．言い換えれば，脳内の刺激評価過程のシナプス効率が成人に比して十分ではないと考えられる．

P300潜時は発達に伴って短縮し，15,16歳で最短になり，加齢に伴って延長することが知られている．15,16歳でP300が最短になる理由は中枢神経の髄鞘化と関連がある．今までの研究によると，補足運動野，海馬，視床の一部，終脳の白質では，髄鞘形成の完成は10歳以降とされている．脳の機能的側面を髄鞘化より反映するとされているシナプス形成は，他の部位に比して連合野ではその形成は遅いとされており，前頭連合野のシナプス形成は15歳頃で成人の値に達することが知られている．これらのことから，今回対象にした児童が7～12歳であり，この時期はもっとも脳の可塑性が顕著な時期であるので脳内の刺激評価過程を反映するとされているP300潜時が成人と比べて延長していると考えられる．またP300振幅は成人と比べて大きな値を示した（表2-2）．その理由としては頭皮のインピーダンスの問題と児童期の発達段階の神経細胞の数とシナプス密度，シナプス形成は急速に行なわれつつある状態にあるので中枢の活動は成人に比してより活性化状態

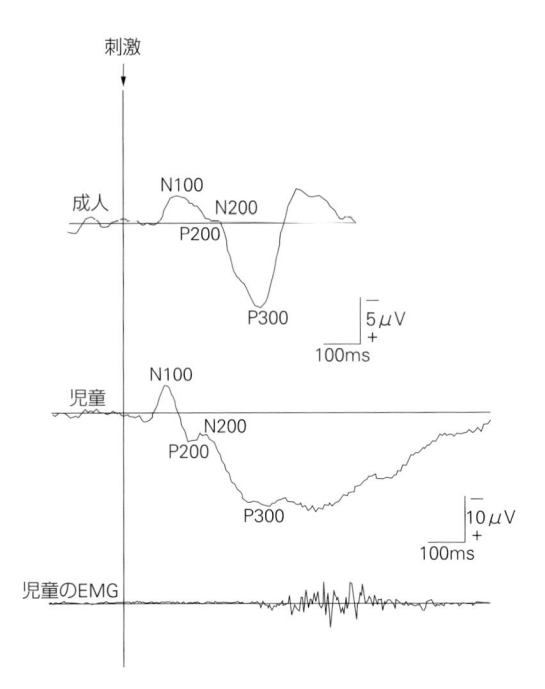

図2-53 最大振幅を示した頭頂部（Pz）での児童と成人のERPのグランドアベレージ波形
P300が同定され，それに先行して出現するN100，P200，N200成分も確認された．筋電図はERPとの時間関係を示すために，児童の被験者の代表例を記載した．
（金田健史ほか：児童の事象関連電位の特徴．体力科学，49(2)：307-314, 2000）

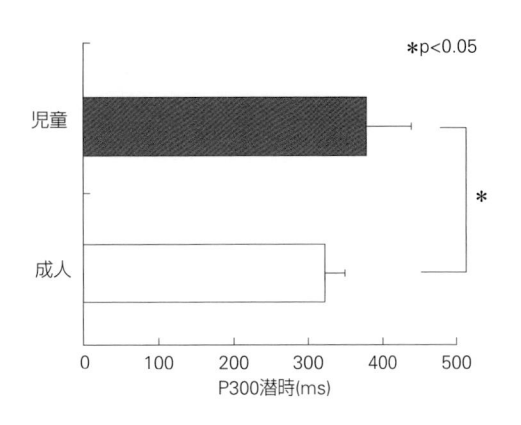

図2-54 選択反応課題における児童と成人のP300潜時の結果
（金田健史ほか：児童の事象関連電位の特徴．体力科学，49(2)：307-314, 2000）

表2-2 選択反応課題における児童と成人のP300振幅の結果

P300振幅(μV)	児童	成人	
Fz	19.60±11.38	8.01±4.97	*
Cz	21.45±9.93	7.04±4.65	*
Pz	32.61±9.96	11.91±4.50	*
C3	22.39±10.58	7.24±3.66	*
C4	18.25±8.17	8.15±3.67	*

平均±標準偏差
*$p<0.05$
部位毎（Fz, Cz, Pz, C3, C4）の結果を記載した．
（金田健史ほか：児童の事象関連電位の特徴．体力科学，49(2)：307-314, 2000）

にあるためと考えられる．P300は被験者の注意・集中度が高いと振幅が高く，さらにP300は記憶更新時の課題に対する処理資源の分配量に依存することが確認されている．すなわち，成人は児童と比べて刺激を処理する際の注意の分配量が少なくて遂行することが可能と考えられる．本実験における児童の内省報告によれば，実験課題そのものに対して児童らは「楽しかった，面白かった」などの報告がみられたが，この時用いられた運動課題は児童にとっては難易度が高いと思われた．しかし児童はその課題を十分に遂行できた．これらのことから児童では成人と同様な課題を行なっていたにもかかわらず，課題に対して多くの処理資源が配分されていたと推察される．

P300の分布について検討してみると，児童，成人どちらにおいても頭頂部（Pz）において大きな値を示した．Pzは，大脳皮質の頭頂葉に対応する部位であると考えられる．頭頂連合野は聴覚野，体性感覚野や視覚野などからの感覚情報が記憶され，あるいはすでにある記憶と照合され，認知，理解，判断する高次の情報処理過程およびその過程の操作にかかわっている部位である．これらのことから児童期においても高次の情報処理に関与している頭頂連合野が成人と同様にすでに機能していることが推察される．

背景脳波周波数の分析をみると，児童においてはθ帯域の含有率が年齢と負の相関を認められ（図2-55），α帯域の含有率のうち，より高い周波数帯域であるα_2帯域の含有率が年齢と正の相関が認められた（図2-56）．児童期では発達に伴い徐波成分のθ帯域が減少し，α_2帯域の含有率が増加していることから，児童期における脳活

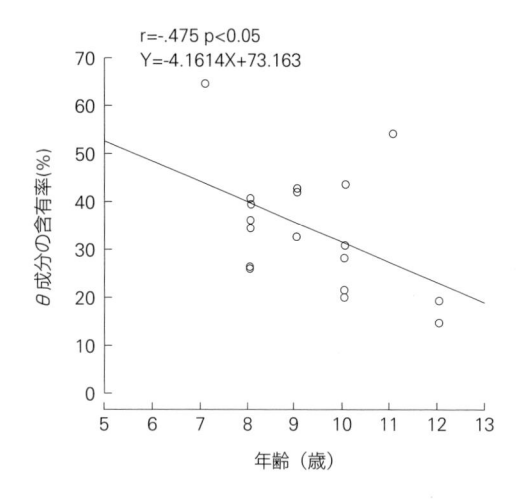

図2-55 頭頂部（Pz）での脳波周波数成分（θ成分）と年齢との関係を示した散布図
（金田健史ほか：児童の事象関連電位の特徴．体力科学，49(2)：307-314，2000）

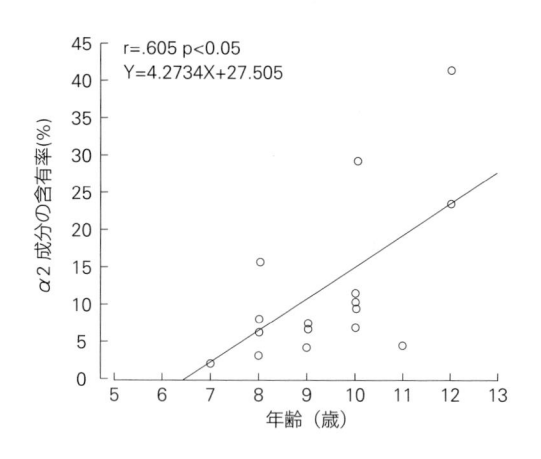

図2-56 頭頂部（Pz）での脳波周波数成分（α2成分）と年齢との関係を示した散布図
（金田健史：随意運動遂行に伴う児童の感覚—運動処理過程に関する研究．2002年度博士論文（筑波大学））

動の特徴が背景脳波活動にも反映されていると考えられる．

4）児童の事象関連電位早期成分（N100, N200）の特徴

運動課題時の児童17名（9.4±1.9歳）と成人13名（22.1±3.4歳）のN100とP200を測定し比較検討した．運動課題は1種類の音刺激による単純運動課題と2種類の音刺激を用いて，そのなかのひとつの音刺激に対してのみ反応する選択反応課題であった．その課題は3～5秒の刺激間隔で2種類の純音刺激（2,000Hz：1,000Hz＝20％：80％）ランダムにヘッドホンから呈示する課題である．被験者はヘッドホンから2,000Hzの標的刺激が聞こえた場合，できるだけ素早い右肘関節伸展動作を行なうように教示され，1,000Hzの非標的刺激に対しては無視するように教示された．

その結果，児童の単純反応課題においてはN100が，選択反応課題の標的刺激に対してはN100，N200，P300が，非標的刺激に対してはN100が得られた（図2-57）．選択反応課題の非標的刺激から得られたN200は児童のみからであった（図2-58）．

まずN100から検討してみると，単純反応課題におけるN100振幅は，児童と成人は差がみられてないが，選択反応課題においては児童のN100振幅は成人に比して大きな値を示した．NäätänenとPictonは，N100は外因性の成分で外的な刺激の影響を受けて変動するが，内因性の性質も含んでおり，注意や覚醒状態によっても変動することを報告している[96]．成人のN100はいずれの課題における標的刺激においても非標的刺激においても，振幅の差は認められなかった．これに対して，児童のN100振幅は課題により異なり，選択反応課題においては児童のN100の振幅は増大した．また半数の児童で二峰性のN100がみられ，成人には認められない現象であった．さらに二峰性のN100を有する小児においては低いθ成分やslow α成分が優勢である．二峰性のN100の生理学的意味は未だ不明であるが，児童の脳内の成熟度と関係があると思われる．

さらに児童のERPの早期成分の中で興味深い点は，選択反応課題おいては，標的刺激に対しても，非標的刺激に対してもN200が出現するということである．Friedmanらは，非標的刺激に対するN200の出現は発達段階の中枢神経の特徴と考えている[97]．Johnstoneらは，非標的刺激へのN200は年齢が長じると消失すること，N200振幅

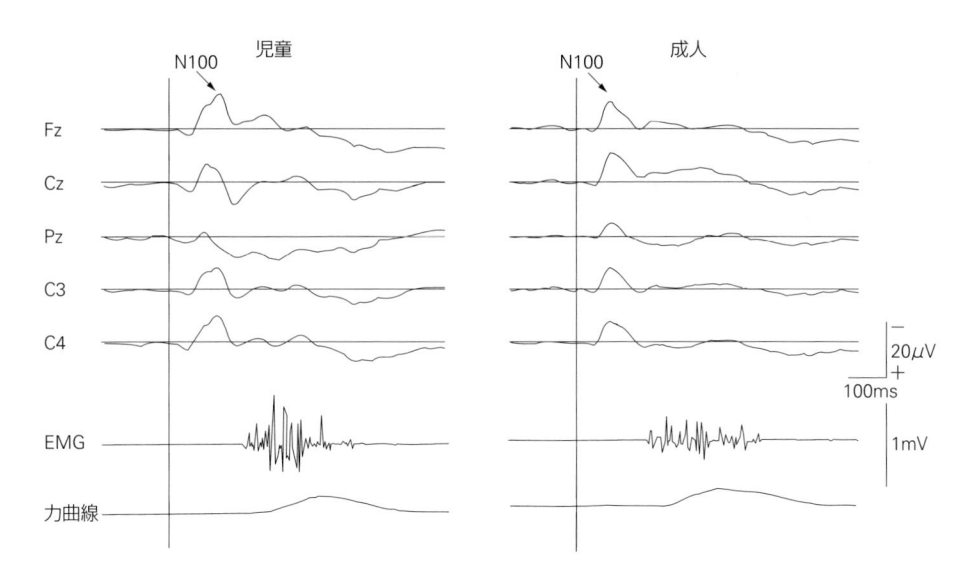

図2-57 11歳の児童と25歳の成人による単純反応課題において頭皮上のFz, Cz, Pz, C3, C4から導出されたERPのグランドアベレージ波形，上腕三頭筋の筋電図と力曲線の典型例
それぞれ潜時と極性からN100成分が同定された．矢印はN100を示している．
（金田健史ほか：成人と児童にみられる単純・選択反応課題遂行におけるERPの違い．臨床神経生理学，31: 318-326, 2003）

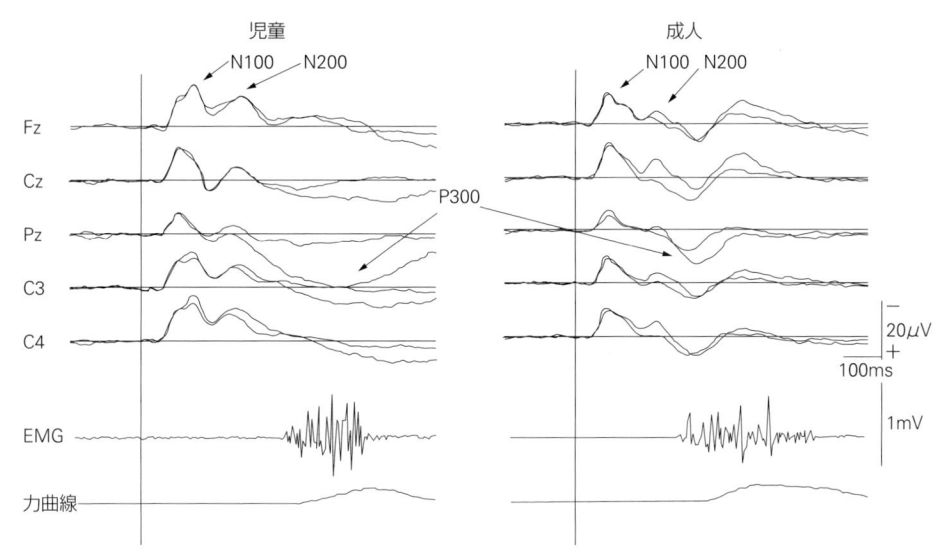

図2-58 選択反応課題において頭皮上のFz, Cz, Pz, C3, C4から導出された児童と成人のERPのグランドアベレージ波形，11歳の児童と25歳の成人から得られた上腕三頭筋の筋電図と力曲線の典型例
それぞれ潜時と極性からN100, N200, P300成分が同定された．太線は標的刺激から得られたERP波形を，細線は標準刺激から得られたERP波形を示し，矢印はN100, N200, P300を示している．
（金田健史ほか：成人と児童にみられる単純・選択反応課題遂行におけるERPsの違い．臨床神経生理学，31: 318-326, 2003）

の減少は発達に伴って標的と非標的刺激のどちらにも生じることを報告している[98]．N200が児童に対する標的，非標的すべての刺激で出現することから，N200は発育発達期にある児童期の脳内の処理過程の重要な働きを反映していることが推察される．N200が児童期に特徴的出現様式を示

すということは，その時期が未だ脳内の回路網が完成しておらず，成人と同じぐらいの神経制御の振る舞いができてないためであると推察される．N200はその潜時から考察すると注意と関連する電位と思われる．したがって，児童期は未だその注意機能が成人と比較して，不十分な段階にある

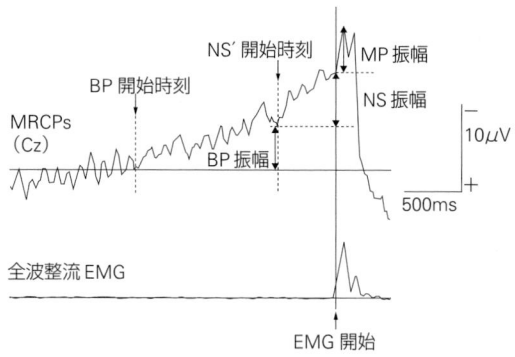

図2-59 MRCP（Cz）と全波整流したEMGの典型波形分析に用いたBP, NS', MPの開始時刻と振幅についても記載した図

それぞれ、EMG開始前1〜2秒から緩やかに陰性にシフトする成分をBP, EMG開始前800〜300msにBPより急峻な陰性成分をNS', 運動開始直前にみられる運動と対側にみられる陰性成分をMPとした. BP, NS'の開始時刻はそれぞれの成分の立ち上がり時点の時間を示している. BP振幅はBP開始時刻とNS'開始時刻間の振幅を, NS'振幅はNS'開始時刻とEMG開始時刻での振幅を, MP振幅はEMG開始時刻とMPのピークまでの振幅を示している.
（金田健史：随意運動遂行に伴う児童の感覚―運動処理過程に関する研究. 2002年度博士論文（筑波大学））

と推測される.

5）児童の運動関連脳電位

3種類の随意運動課題時に健康な児童15名（9.8±1.6）と成人（24.8±2.3）のMRCPを測定し比較検討した（図2-59）. 運動課題は3種類であり、①自発的に右手で素早い屈曲動作を行なうこと、②あらかじめ設定されたMVC10%の力発揮動作、③あらかじめ設定されたMVC50%の力発揮動作、運動課題遂行の際、被験者にはどの課題もできるだけ素早く行ない、かつ力発揮レベルを設定した2課題では正確に目標とする力を発揮するように教示した. 随意運動に伴う運動関連脳電位（MRCP）の中の陰性緩電位（BP）は補足運動野における随意運動に対する準備状態を反映し、NS'はその運動に特異的な運動皮質の準備状態を反映しているものと考えられている.

児童においてはBP, NS'の出現は成人に比して早期に開始し、BP, NS'、運動電位（MP）の振幅は成人に比して大きな値を示した. MRCPの潜時は運動の準備状態や運動駆動に要する時間を反映し、振幅は運動性皮質領野の興奮性を表していると考えられている. これらのことから児童は成人に比して早い時期から運動の準備状態を形成し、運動関連領野の活動も成人より高いことがわかる. 一流のアスリートと一般成人のMRCPを比較してみても、長年にわたって運動習熟、トレーニングを経た一流のアスリートの運動関連領野はすでに運動遂行のプログラムが形成されているので、動作直前まで活動性が高まらなくても十分に設定された動作に対応できると考えられる. 児童も成人ほど運動関連領野の運動に対する準備、運動習熟度が十分ではないので早期に脳の活動を開始しているために、BP, NS'の出現は早期に起こっていると推察される.

さらに力発揮をさせた場合の児童と成人のMRCPの出現様式の違いをみてみると（図2-60, 61）、BPの出現様式が児童と成人では異なっていた. 児童のBPは10%MVC課題でもっとも早期に出現し、50%MVC課題、自発的な動作課題の順であった. 成人におけるBPも、10%MVC課題でもっとも早期に出現した. 内省報告によれば「課題の中で10%MVC課題が一番難しかった」と答えていることから、困難な課題においてはBPも早期に出現し、課題に対応して出現様式を変えていることが確認された.

NS'潜時を比べてみると、NS'も児童・成人両者おいて、10%MVC課題と50%MVC課題で早期に出現した. NS'は運動開始前約800〜300msに運動と対側で優位に出現する、より急峻な陰性電位であり、行なわれる運動に特異的に出現する電位である. 10%MVC課題と50%MVC課題では正確な運動を行なうための運動プログラム作成が必要となり児童・成人両者おいても運動遂行前の準備状態が異なると考えられる.

NS'振幅は、児童、成人とも10%MVC課題と50%MVC課題で高い振幅を示した. 頭皮上分布においては、補足運動野対応するFCzや中心部Czで大きな振幅を示した. 一般にNS'振幅やMP振幅は力との対応関係を示すが、本課題のように目標を設定するとそれの影響を受ける場合が

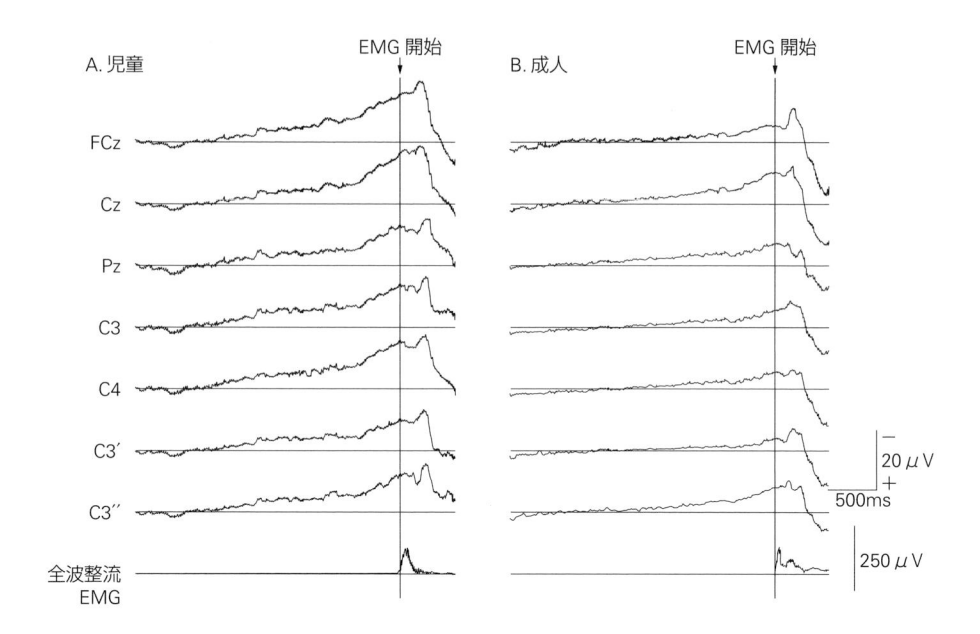

図 2−60　10％MVC 課題において頭皮上の FCz，Cz，Pz，C3，C4，C3'，C3" から導出された児童と成人の MRCP のグランドアベレージ波形と全波整流した EMG 波形
児童，成人のいずれからも EMG onset 前に緩徐な陰性成分を確認できる．
（金田健史：随意運動遂行に伴う児童の感覚―運動処理過程に関する研究．2002 年度博士論文（筑波大学））

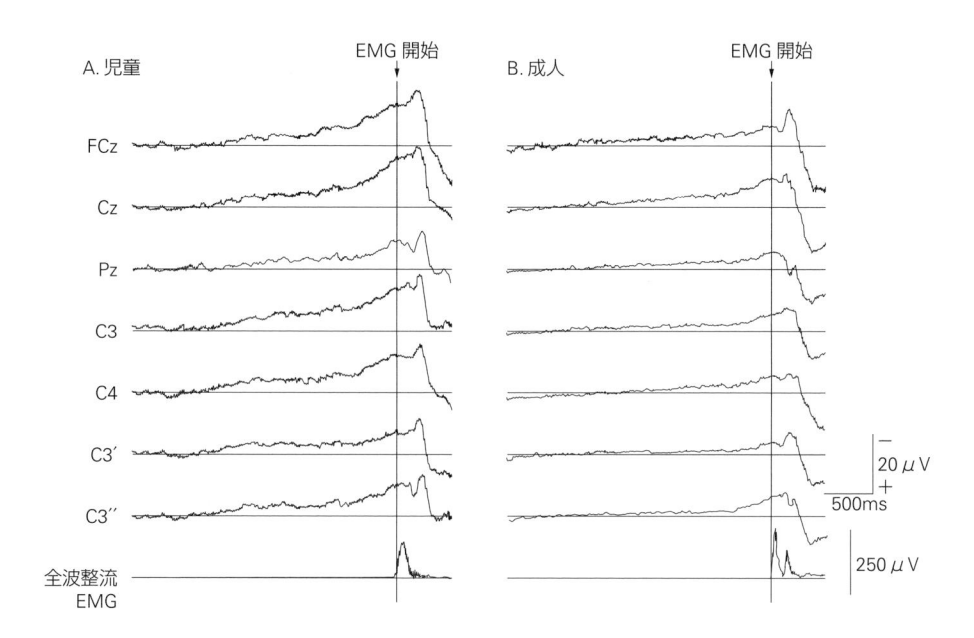

図 2−61　50％MVC 課題において頭皮上の FCz，Cz，Pz，C3，C4，C3'，C3" から導出された児童と成人の MRCP のグランドアベレージ波形と全波整流した EMG 波形
児童，成人のいずれからも EMG onset 前に緩徐な陰性成分を確認できる．
（金田健史：随意運動遂行に伴う児童の感覚―運動処理過程に関する研究．2002 年度博士論文（筑波大学））

多い．

　目標を設定せず力を発揮させた場合と目標をもって力を発揮させた場合のNS'振幅を比較すると，目標をもって力を発揮させた場合のNS'振幅が著明に大きな値を示す．これらは運動前の注意や運動プログラムの相違によるものと考えられる．

　最後にMPについて検討すると，本実験においては，MP振幅は前頭中心部，すなわち補足運動野に相当する部位FCzで最大に出現した．柴崎によればMPは，動作肢と反対側の運動野に限局して出現し，その頭皮上分布，その出現時間から運動皮質の錐体細胞の興奮性を直接反映している電位であると考えられている[99]．MPも，BPやNS'と同様，成人に比して児童において大きな振幅を示した．以上のことから児童期における運動性皮質は可塑性の高いところであるが，成人に比して運動プログラム形成においては未だ十分な完成を遂げてないことが推察される．

8．高齢者の事象関連電位

1）高齢者の脳内感覚－運動処理過程の問題

　Goodinらは小児から高齢者に至る年齢ごとのP300潜時の変化を検討したところ，7～15歳までの小児ではP300潜時が年齢を進むにつれて急速に短縮し，15歳以上では逆にP300潜時は緩やかに延長することを確認した[100]．また榎も5歳児から77歳までの健常者156名のP300潜時を調べ同様な結果を得ているが，思春期以降のP300成分については15～40歳まではP300潜時の延長は認められず，40歳以降ではP300潜時は著明に延長することを認めている[89]．Brownらは15～80歳まで健常者を対象にP300潜時と年齢に正の相関を認め，加齢によってP300潜時がより延長することを報告している[101]．また，Pfefferbaumらは18～90歳までの健常者に適応型相関フィルターによりsingle-trial analysisを行なったところ，P300潜時と年齢の間に著明な正の相関を認めている[102]．さらにGordonらは健常者の成人と高齢者に分けてP300潜時の回帰直線を作成したところ，63歳以上で潜時の延長がより大きかったと報告している[103]．これらのことから，60歳を越えるとP300潜時に大きな延長があることが推測される．

　P300の振幅について検討すると，Brownら[101]，Syndulkoら[104]は加齢によってP300の振幅が減衰することを認めている．つぎに加齢に伴うP300の頭皮上分布をみてみると，若年ではP300頭頂部優位であるが加齢に伴ってこの傾向は目立たなくなり，前頭から中心部にかけて一様に分布することが認められた．一般にP300は前頭部優位で新奇な刺激に対する定位反応と考えられているP3aと中心—頭頂部優位でより高次の認知機能を反映するとされるP3bの2つからなることが知られている．Pictonら[105]はP300分布の変移の原因を，P3b振幅は加齢によって減衰しやすいのに対して，P3a振幅は加齢によって減衰しにくいので，P3aとP3bを比較するとP3aの振幅が相対的に増大する結果になると説明している．以上により，加齢につれてP300潜時は延長することと，P300振幅は加齢によって減衰する傾向にあることが推察される．

　被験者にオドボール課題を用い，低頻度を数える群と高頻度を数える群に分け，低頻度と高頻度を分類しながら再生する短期記憶検査を行なった時のP300を測定した．その結果，再生課題の成績がよいほどP300の振幅は大きい値を示した．また健常者群と軽度記憶障害を有する群のP300の振幅を比較すると，軽度記憶障害を有する群のP300の振幅は明らかに減衰し，潜時も延長することも確認されている．したがって，一般にP300と短期記憶に関連が認められ，また痴呆患者では記憶の障害とともにP300潜時は延長し，P300振幅も減衰するが，一方記憶容量を増大させる薬物の使用や反復学習をさせるとP300の振幅は増大する可能性があると報告されている．

　つぎに高齢者のP300と知的機能，脳血流との関連を調べた報告によると，知的機能の成績とP300との関連においては前頭正中部Fzにおいて高い正の相関が認められている．またP300と血流相対値との関連においては，頭頂正中部Pzに

おいて P300 振幅と右頭頂の血流相対値と正の相関を認められている．以上のことから高齢者の場合，P300 の変化と脳構造の関係は比較的弱いが，知的機能や脳血流など脳の機能的側面とは連動しやすいことが推察されている．

　これまでの論議は P300 と高齢者の脳内機能に関する今までの研究成果についてであったが，ここからは脳内感覚―運動処理過程の問題点について概説する．老化に関連した神経系の研究には反応時間を用いた研究が多い．Spirduso は，青年と高齢者を対象とした実験において，活動的な青年，非活動的な青年と活動的な高齢者，非活動的な高齢者をそれぞれ比較し，活動的な青年の反応時間は活動的な高齢者より速いが，活動的な高齢者は非活動的な青年より速いと報告している[106]．Grouios は 6〜80 歳までの健常者を 15 グループに分類し，発達に伴い 21〜25 歳までのグループまでは反応時間は短縮するが，その後加齢とともに反応時間は延長することを確認している[107]．このように反応時間は脳を含む神経制御の時間的側面を簡易に測定できるが，それは中枢と末梢機構を含む多くの変動要因が内在しているので脳内感覚―運動処理過程を詳細に知るには限界がある．その後 1960 年代に筋電図反応時間（EMG-RT）で人間の反応時間を分析するようになり，刺激から筋放電が出現するまでの時間と筋放電開始から実際の運動開始までの時間（運動時間，MT）が測定できるようになった．しかし，高齢者を対象に EMG-RT を用いて検討した報告は少ない．しかし，高齢者の脳内感覚―運動処理過程を詳細に知るには脳や脊髄運動ニューロンの活動を測定するしか方法がない，それに有効な指標として事象関連電位（ERP）がある．Allison らは体性感覚誘発電位（SEP），聴覚誘発電位（auditory evoked potential, AEP），視覚誘発電位（visual evoked potential, VEP）の誘発電位を測定した結果，加齢によって誘発電位成分すべてに潜時の遅延が生じたと報告し，その理由としては加齢による軸索伝導速度の低下，シナプス遅延が原因であると考察している[108]．さらに，注意，認知，判断を評価するのに有効である P300 は加齢とともに延長することが報告されているが，感覚情報の入力から運動出力までの一連の処理過程についての詳細な検討は未だ不明である．さらに，高齢者を対象に脳内の出力過程を反映していると考えられている運動関連脳電位（MRCP）に関する研究はほとんどない現状である．

2）高齢者の EMG-RT

　反応課題時の高齢者 10 名（66±1.0 歳）と青年 10 名（24.2±2.2 歳）の EMG-RT を測定し，比較検討した．被験者は，予告―反応課題，単純反応課題，選択反応課題パラダイムにおいて 10％MVC グリップとボタン押し動作課題をそれぞれ遂行した．その結果，予告―反応課題，選択反応課題パラダイムにおけるすべての反応動作課題において，高齢者の EMG-RT は遅延した．特に 10％MVC グリップ動作の方がボタン押し動作条件より EMG-RT は遅延した（図 2-62）．10％MVC グリップ動作課題は上位中枢が運動単位を巧みに調節して発揮する張力と考えられるので高齢者とって難しい課題であったと推測された．また MT もすべての反応課題において高齢者の MT は青年と比較して遅延した（図 2-63）．MT の遅延は，①加齢に伴う筋組織の減少や末梢における神経伝導速度の遅延，②シナプス遅延，③運動単位の機能的変化などで生じると考えられている．中枢神経伝導時間の検討から，錐体路の伝導は加齢の影響を受けないことが知られている．また運動単位の場合は，加齢によって運動単位の活動が減衰することが報告されている．さらに末梢における運動神経伝導速度や感覚神経伝導速度なども加齢による遅延が確認されている．Nagasaki らは，力の発揮量を指示した課題と力の発揮量を指示せず被験者のやりやすい力発揮課題を行なわせ比較検討した[110]．その結果，MT は後者の方で短縮することが確認された．したがって，MT の遅延は，末梢神経系やシナプス遅延，運動単位を動員させる運動指令の変化などによって生じると推察される．

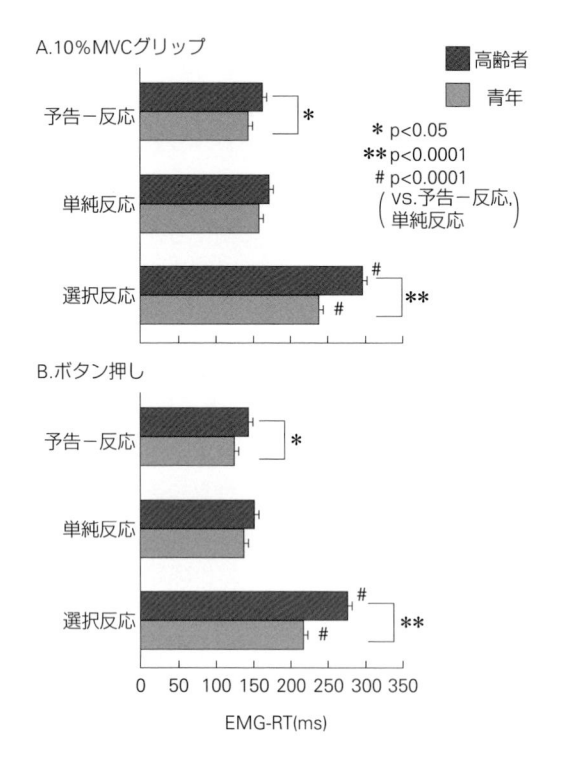

図2-62 各課題における EMG-RT
グリップ，ボタン押しのいずれの動作においても予告—単純反応課題と選択反応課題において高齢者の有意な遅延がみられ，選択反応課題において顕著な延長を示した．
(時任真一郎ほか：前期高齢者の反応時間低下のメカニズムに関する研究―課題遂行による差異から―．体力科学，50(3)：303-312, 2001)

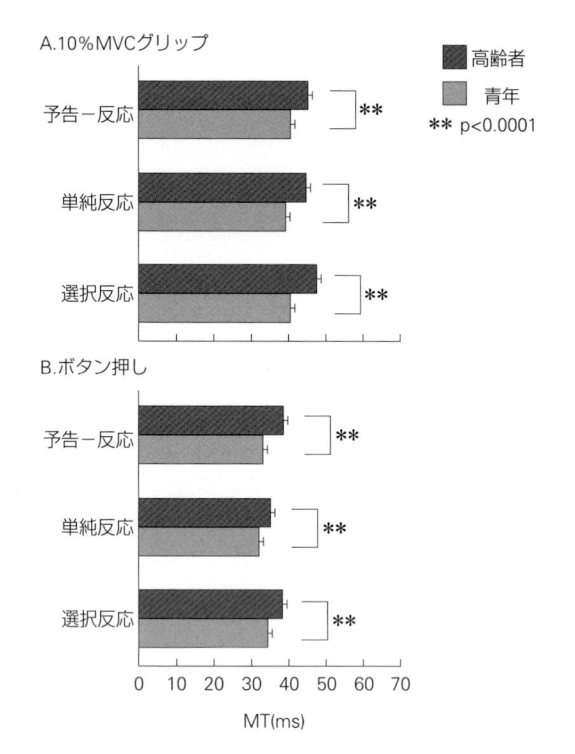

図2-63 各課題における MT
グリップ，ボタン押しのいずれの動作およびすべての反応課題において高齢者の有意な遅延がみられた．
(時任真一郎ほか：前期高齢者の反応時間低下のメカニズムに関する研究―課題遂行による差異から―．体力科学，50(3)：303-312, 2001)

3) 高齢者の運動課題遂行時の P300

運動課題時の高齢者（65±13歳）6名と健康成人（24.8±2.1歳）8名の P300 を測定し，比較検討した（図2-64）．反応動作は 10%MVC グリップ動作とボタン押し動作であった．反応課題は選択反応課題である聴覚オドボール課題であり，刺激呈示は標的刺激として 2,000Hz の純音，非標的刺激としては 1,000Hz の純音の聴覚刺激であった．被験者は標的刺激のみに反応し，非標的刺激は無視するように指示された．刺激の呈示頻度は標的：非標的=2：8 であった．その結果，P300 潜時は成人と比較して，高齢者において遅延がみられた（図2-65）．さらにボタン押し課題よりは 10%MVC グリップ動作課題に置いて遅延が著明であった．それゆえ，高齢者においては脳内の刺激評価時間が延長していることが確認された．

P300 の振幅は高齢者において減少しており，頭皮上分布においても頭頂部優位の傾向にはあったが，成人と比較すると高齢者の方が均一化した頭皮上分布を示しているように思われた（図2-66）．P300 は前頭部優位で新奇な刺激に対する定位反応と考えられている P3a と中心—頭頂部優位でより高次の認知機能を反映するとされる P3b の2つからなることが知られている．Picton らは P300 分布の変移の原因を，P3b 振幅は加齢によって減衰しやすいのに対して，P3a 振幅は加齢によって減衰しにくいので，P3a と P3b を比較すると P3a の振幅が相対的に増大するため頭皮上分布が均一化していると考察している[157]．

これらのことから成人では刺激評価などの自動化文脈の更新に関与している頭頂部連合野の活動の増大が見られるのに対して，高齢者では皮質活

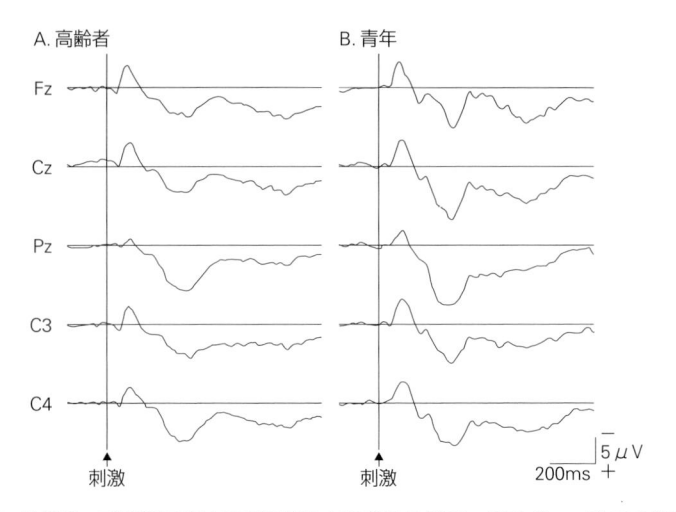

図 2-64　10%MVC ハンドグリップ課題における高齢者および青年のグランドアベレージ ERP 波形
高齢者の波形は青年と比較して全体的になだらかな振幅を呈し，視覚的に振幅の減少を確認できる．
(時任真一郎ほか：前期高齢者の運動課題遂行時における事象関連電位 P300 と反応時間に関する研究．臨床神経生理学，31(3)：318-326, 2003)

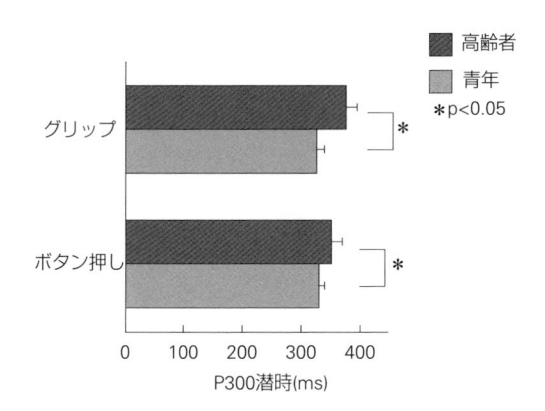

図 2-65　各課題における P300 潜時
グリップおよびボタン押しの両方の動作において高齢者の P300 潜時が有意に遅延する結果となった．
(時任真一郎ほか：前期高齢者の運動課題遂行時における事象関連電位 P300 と反応時間に関する研究．臨床神経生理学，31(3)：318-326, 2003)

動の全体的な減少と頭皮上分布の前頭—中心部への変移が生じることが確認された．

4) 運動準備期における高齢者の随伴性陰性変動

予告刺激 (S1) に伴う運動準備期における随伴性陰性変動 (CNV) を測定し (図 2-67)，高齢者 (66.1±1.1 歳) 8 名と健康な成人 (23.6±2.4 歳) 7 名を比較，検討した．運動課題は予告—反応課題であり，反応動作は 10%MVC グリップ動

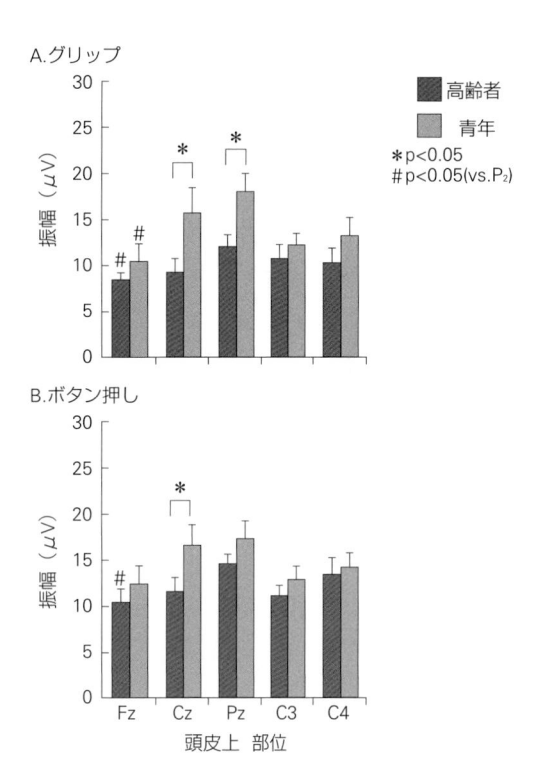

図 2-66　各課題における P300 振幅
グリップおよびボタン押しどちらの動作課題においても高齢者と青年の間に統計的な差は認められなかった．視覚的に高齢者の振幅の全体的な減少がみられた．
(時任真一郎ほか：前期高齢者の運動課題遂行時における事象関連電位 P300 と反応時間に関する研究．臨床神経生理学，31(3)：318-326, 2003)

作とボタン押し動作であった．その結果，CNVは，高齢者においては解析区間の前半から中間部分にかけて振幅が増大し，解析区間の後半部においては成人のCNV振幅が増大する（図2-68）．また高齢者においては早期から高い皮質活動が認められていることから運動準備が早期から形成されていることが推察される．これらのことは他の研究者によっても報告されており，自発的運動課題を用いて調べた研究によると，高齢者はやはり運動課題遂行のために脳内の運動準備過程に多くの時間を費やしていると報告している．CNVの前期成分は定位反応をはじめとする予告刺激に対する脳の活性に関与し，前頭部を中心に前頭前野などの活動を反映し，後期成分は反応刺激に対する準備・期待だけでなく運動準備にも関係しており，その形成には補足運動野，運動前野，運動野などが関与していることが知られている．興味あることには，本研究では高齢者の解析区間の前半から中間部分にかけての振幅の増大は，前頭部であるFzよりは，中心部Czと頭頂部Pzであったということである．この時の内省報告によれば「高齢者は予告刺激のない単純反応課題に比べて，予告刺激がある課題は難しかった」と報告し，成人では「予告刺激がある課題の方がやりやすく，

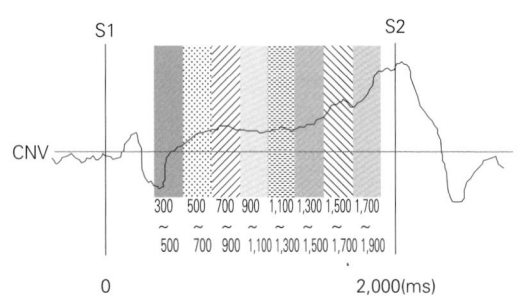

図2-67　CNVの解析
予告刺激（S1）後，300msから200ms毎に区間分けをし，各区間の平均電位振幅を算出し定量化した．
（時任真一郎：課題遂行に伴う前期高齢者の脳内情報処理過程に関する研究．2002年度博士論文（筑波大学））

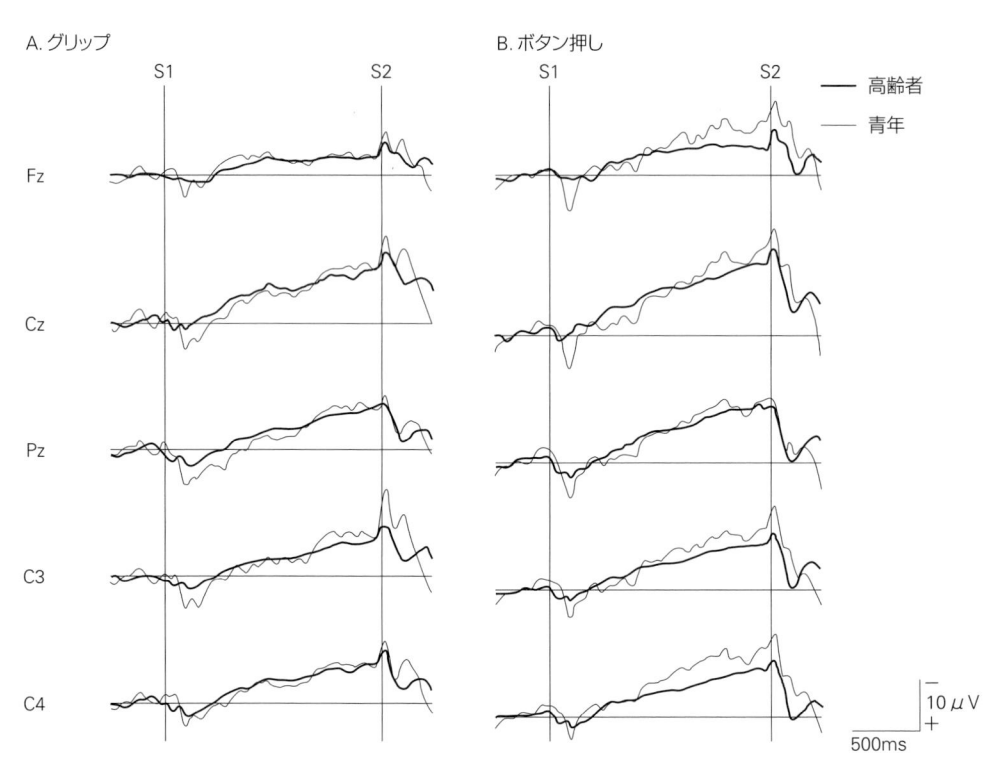

図2-68　グリップ動作(A)およびボタン押し(B)におけるCNVグランドアベレージ波形
A：前半部分では，高齢者の波形の方が高い振幅を示していることが視覚的に確認される．
B：前半部分では，高齢者の波形の方が高い振幅を示し，後半部分では青年が高い振幅を示していることが視察的に確認できる．
（時任真一郎：課題遂行に伴う前期高齢者の脳内情報処理過程に関する研究．2002年度博士論文（筑波大学））

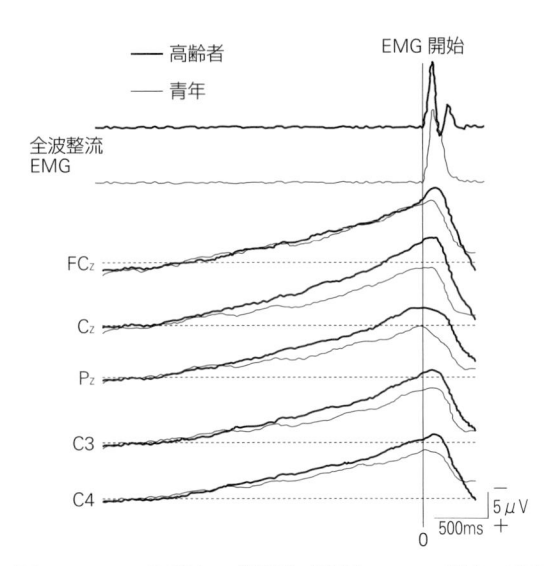

図2-69 20%グリップ課題におけるMRCPグランドアベレージ波形
高齢者,青年ともに運動発現に向かって陰性の電位変動がみられ,高齢者の電位の方が視察的に観察できる.
(時任真一郎:課題遂行に伴う前期高齢者の脳内情報処理過程に関する研究.2002年度博士論文(筑波大学))

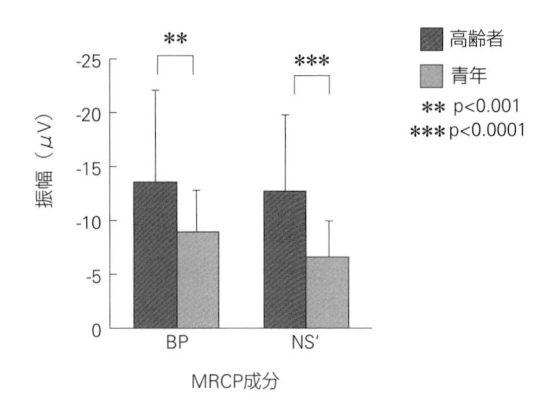

図2-71 20%グリップ課題におけるBP,NS'各成分の振幅
BP,NS'のどちらの振幅も高齢者において有意に増大する結果となった.
(時任真一郎:課題遂行に伴う前期高齢者の脳内情報処理過程に関する研究.2002年度博士論文(筑波大学))

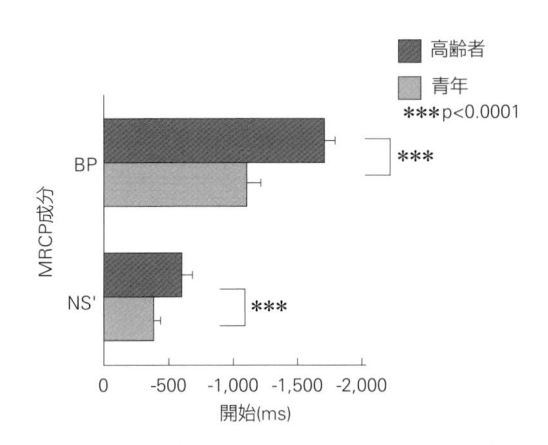

図2-70 20%グリップ課題におけるBP,NS'各成分のonset
BP,NS'どちらの開始も高齢者において有意に延長する結果となり,高齢者の早期からの陰性方向への電位変動がみられた.
(時任真一郎:課題遂行に伴う前期高齢者の脳内情報処理過程に関する研究.2002年度博士論文(筑波大学))

5) 高齢者の自発的随意運動に伴う運動関連脳電位

予告刺激を伴うか否かで脳内の感覚—運動処理系の働きは大きく異なることが推測される.ここでは自発的な運動課題時のMRCPを測定し,高齢者(67.0±1.8歳)14名と健康な成人(23.7±21.8歳)8名を比較検討した(図2-69).運動課題としては,被験者は予告刺激なしに自発的に20%MVCの力を発揮し,オシロスコープのビームラインにマッチングする課題であった.その結果,運動準備電位(BP),NS'の出現潜時は高齢者において延長することが確認された(図2-70).CNVの結果と合わせて考察すると,高齢者はやはり運動課題遂行のために脳内の運動準備過程に多くの時間を費やしていることが推察される.振幅については,BP,NS'は高齢者において増大している(図2-71).一般的に高齢者の脳の神経回路網は萎縮を起こしている傾向にある.萎縮を起こしているということは相対的に血流が減少し,酸素,ブドウ糖の供給も減少しシナプスの効率は良好ではないと想像される.そうであるならばBP,NS'の振幅は減少することが予想されるが,予想に反して振幅の増大が生じている.おそらく設定された課題を遂行するためにBP,NS'形成に関与する運動性皮質領野の活動を過度に活

簡単だった」と答えている.そのため高齢者の早期からの皮質活動の増大は,予告刺激処理に伴うものではなく,反応刺激に対する運動準備を反映していることが推察される.これらのことは高齢者における運動準備段階の脳内処理過程は,成人とは異なっている可能性を示唆している.

性化したためであると推察される.

文　献

1) Walter WG et al: Contingent negative variation: an electrical sign of sensorimotor association and expectancy in the human brain. Nature, 203: 380－384, 1964.
2) Körnhuber HH, Deecke L: Hirnpotentialanderungen bei Willkurbewegungen und passiven Bewegungen des Menschen. Bereitschaftspotential und reafferente potentiale. Pflugers Arch Gesamte Physiol Menschen Tiere, 284: 1－17, 1965.
3) 西平賀昭ほか：随意動作に先行する脳運動関連電位. 体力科学, 27: 140－148, 1978.
4) 西平賀昭ほか：随意動作に伴う脳運動関連電位―特に運動電位, 運動後陽性電位についての考察―. 体力科学, 26: 43－56, 1981.
5) 西平賀昭ほか：随意動作に伴う脳運動関連電位―特に運動電位, 運動後陽性電位についての考察―. 体育学研究, 26: 43－56, 1981.
6) Nishihira Y et al: Changes in central somatosensory pathways accompanying reaction movements. Percept Mot Skills, 64: 1251－1260, 1987.
7) Nishihira Y et al: Cerebral motor potential preceding grip strength movement. J Sports Med Phys Fitness, 29: 297－303, 1989.
8) Nishihira Y et al:Comparison among various movement tasks of cerebral motor potential preceding voluntary movement. Electromyogr Clin Neurophysiol, 29: 179－184, 1989.
9) Nishihira Y et al: Attenuation of somatosensory evoked potentials immediately following rapid reaction movement. Electromyogr Clin Neurophysiol, 31: 15－20, 1991.
10) 西平賀昭：運動準備電位. J J Sports Sciences,10: 540－545, 1991.
11) Nishihira Y et al: Frontal N30 potential following a sustained voluntary movement. Perceptual Mot Skills, 81: 441－442, 1995.
12) Nishihira Y et al: Changes in power spectral analysis of EEG-Alpha bands during a sustained voluntary contraction to fatigue. Adv Exerc Sports Physiol, 1: 39－43, 1995.
13) Nishihira Y et al: Modification of central sensory-motor system in different sensory interfernces tasks. Adv Exerc Sports Physiol, 2(2): 57－63, 1996.
14) Nishihira Y et al: Somatosensory evoked potentials following voluntary movement during upper arm compression. Electromyogr Clin Neurophysiol, 36: 21－28, 1996.
15) Nishihira Y et al: Changes in central motor-sensory system following voluntary movement of stimulated finger. J Sports Med Phys Fitness, 37: 65－71, 1997.
16) Nishihira Y et al: Selective modification of somatosensory evoked potential during voluntary finger movement in humans. Perceptual Mot Skills, 85: 259－266, 1997.
17) 西平賀昭：神経系の運動調節適応能. 竹宮 隆, 石河利寛編, 運動適応の科学, 杏林書院, pp.135－152, 1998.
18) Nishihira Y et al: P300 before and after transient hard exercise. Adv Exerc Sports Physiol, 15: 49－54, 1999.
19) 西平賀昭ほか：事象関連電位の早期成分の変化が反応時間に及ぼす影響. 日本運動生理学雑誌, 7: 65－74, 2000.
20) 西平賀昭：随意動作習熟過程解析のための事象関連電位早期成分の重要性. 体力科学, 50: 159－164, 2001.
21) Sutton S et al: Evoked potential correlates of stimulus uncertainty. Science, 150: 1187－1188, 1965.
22) 丹治 順：脳と運動. 共立出版, 1999.
23) Courchesne E: Chronology of postnatal human brain development:event-related potential, positron emission tomography, myelinogenesis and synaptogenesis studies. In: Rohrbaugh JW et al eds, Event-Related Brain potentials: Basic Issues and Applications. Oxford University Press: New York, pp.210－241, 1990.
24) 久保田競：ランニングと脳. 朝倉書店, 1982.
25) 久保田競：手と脳. 紀伊国屋書店, 1982.
26) 久保田競：スポーツと脳のはたらき. 築地書館, 1984.
27) Vaughan Jr HG et al: Identification of sensory and motor components of cerebral activity in simole reaction-time tasks. Proc 73rd Conv Am Psychol Assoc, 1: 179－180, 1965.
28) Deecke L, Körnhuber H: Cerebral potentials and the initiation of voluntary movement. In: Desmedt JE, Karger S eds, Progress in Clinical Neurophysiology Vol.1, Attention, Voluntary Contraction and Event-Related Cerebral Potentials. Karger: Basel, pp.132－150, 1977.
29) Gerbrandt LK et al: Retrograde enhancement

of memory with fluorthyl: Electrophysiological effects in chicks. Physiol Behav, 19(6):729-734, 1977.
30) Shibasaki H et al: Components of the movement-related cortical potential and their scalp topography. Electroencephalogr Clin Neurophysiol, 49: 213-226, 1980.
31) Barrett G et al: Cortical potential shifts preceding voluntary movements are nomal in parkinsonism. Electroencephalogr Clin Neurophysiol, 63: 340-348, 1986.
32) Shibasaki H, Kato M: Movement-associated cortical potentials with unilateral and bilateral simultaneous hand movement. J Neurol, 208: 191-199, 1975.
33) Deecke L et al: Distribution of readiness potential, Premotion positivity, and motor potential of the human cerebral cortex preceding voluntary finger movements. Exp Brain Res, 7: 158-168, 1969.
34) Deecke L et al: Modality (visual and tactile) and stimulus predictability influence contingent negative variation and reaction time. Prog Brain Res, 54: 301-308, 1980.
35) Arezzo J et al: Relationship of neuronal activity to gross Movement-related potentials in monkey pre-and postcentral cortex. Brain Res, 132: 362-369, 1977.
36) 八田有洋：随意運動に伴う中枢内感覚―運動処理系に関する研究. 1999年度博士論文（筑波大学）.
37) 秋山幸代ほか：反応動作課題の反復に伴う Contingent Negative Variation (CNV) の変動. 臨床神経生理学, 31(6): 489-498, 2003.
38) Kita Y et al: Two types of movement-related cortical potentials preceding wrist extension in humans. Neuroreport, 12(10): 2221-2225, 2001.
39) 紙上敬太：運動強度の違いが感覚―運動処理過程に及ぼす影響. 2002年度修士論文（筑波大学）.
40) Johnston J et al: Movement-related cortical potentials associated with progressive muscle fatigue in a grasping task. Clin Neurophysiol, 112: 68-77, 2001.
41) Donchin E: Event-related brain potential: A tool in the study of human information processing. In: Begleiter H ed, Evoked Potentials and Behavior Vol.2, Plenum Press: New York, pp.13-88, 1979.
42) 平松謙一ほか：健常者における P300 潜時と選択反応時間の相関―適応形相関フィルタによる P300 潜時の推定. 臨床脳波, 27: 237-242, 1985.
43) 平松謙一ほか：選択反応課題における分裂病患者の反応時間と P300 潜時―適応形相関フィルタを用いた1試行毎の P300 成分の推定―. 精神医, 27: 1055-1063, 1985.
44) Desmedt JE: P300 in serial tasks:an essential post-decision closure mechanism. Prog Brain Res, 54: 682-686, 1980.
45) Vaughan HG Jr, Ritter W: The sources of auditory evoked responses recorded from the human scalp. Electroencephalogr Clin Neurophysiol, 28: 360-367, 1979.
46) Halgren E et al: Endogenous potentials generated in the human hippocampal formation and amygdala by infrequent events. Science, 210: 803-805, 1980.
47) Desmedt JE, Debecker J: Slow potential shifts and decision P350 interactions in tasks with random sequences of near-threshold clicks and finger stimuli delivered at regular intervals. Electroencephalogr Clin Neurophysiol, 47: 671-679, 1979.
48) Buchwald F et al: Comparative study of the binding of human blood plasma fibronectin with clinical strains of staphylococci. Zh Mikrobiol Epidemiol Immunobiol, 12: 28-33, 1987.
49) Hillyard SA et al: Electrical signs of selective attention in the human brain. Science, 182: 177-180, 1973.
50) Näätänen R et al: Early selective-attention effect on evoked potential reinterpreted. Acta Psyhol (Amst), 42: 313-329, 1978.
51) Desmedt JE, Robertson D: Differential enhancement of early and late components of the cerebral SEPs during fast sequential cognitive tasks in man. J Physiol, 271: 761-782, 1977.
52) Näätänen R: Attention and brain function. Hillsdale: New Jersey, 1992.
53) 八田有洋ほか：課題遂行のための戦略の違いが事象関連電位に及ぼす影響. 脳波と筋電図, 27(6): 510-517, 1999.
54) Polich J: Normal variation of P300 from auditory stimuli. Electroenceph clin Neurophysiol, 65: 236-240, 1986.
55) 秋山幸代ほか：長期的な運動経験が事象関連電位に及ぼす影響. 体力科学, 49(2): 267-276, 2000.
56) 秋山幸代：運動が感覚―運動処理過程に及ぼす影響. 2002年度博士論文（筑波大学）.
57) Staines WR et al: Frontal-parietal event-related potential changes associated with practising a

novel visuomotor task. Brain Res Cogn Brain Res, 13: 195−202, 2002.
58) Sakai K et al: Transition of brain activation from frontal to parietal areas in visuomotor sequence learning. J Neurosci, 18: 1827−1840, 1998.
59) Kaseda Y et al: Objective evaluation of fatigue by event-related potentials. J Neurol Sci, 158: 96−100, 1998.
60) 黒岩一雄ほか：局所的筋疲労に伴う脳電位成分の変動．日本運動生理学雑誌，9: 67−76, 2002.
61) Bigland-Ritchie B et al: Fatigue of intermittent submaximal voluntary contractions: central and peripheral factors. J Appl Physiol, 61: 421−429, 1986.
62) 矢部京之助：筋疲労の神経機構．体育の科学，40: 365−371, 1990.
63) Hansen JC, Hillyard SA: Endogenous brain potentials associated with selective auditory attention. Electroencephalogr Clin Neurophysiol, 49 (3-4): 277−290, 1980.
64) 木田哲夫ほか：体性感覚モダリティにおける自動的処理過程と不随意的注意—刺激提示確率の影響—．臨床神経生理学，29 (5): 359−365, 2001.
65) Kida T et al: Changes in the somatosensory N250 and P300 by the variation of reaction time. Eur J Appl Physiol, 89: 326−330, 2003.
66) Kida T et al: Stimulus context affects P300 and reaction time during a somatosensory discrimination task. Adv Exerc Sports Physiol, 9: 105−110, 2003.
67) Kida T et al: Somatosensory N250 and P300 during discrimination tasks. Int J Psychophysiol, 48: 275−283, 2003.
68) Kida T et al: Differential modulation of temporal and frontal components of the somatosensory N140 and the effect of interstimulus interval in a selective attention task. Brain Res Cogn Brain Res, 19: 33−39, 2004.
69) Kida T et al: Passive enhancement of the somatosensory P100 and N140 in an active attention task using deviant alone condition. Clin Neurophysiol, 115: 871−879, 2004.
70) 大熊輝雄：臨床脳波学．医学書院，1999.
71) Gaillard AWK: Effects of warning-signal modality on the contingent negative variation (CNV). Biol Psychol, 4: 139−154, 1976.
72) Nakamura M et al: The effect of motor-response-deprivation on contingent negative variation (CNV) II: Information of the warning stimulus. Folia Psychiatr Neurol Jpn, 30: 11−17, 1976.
73) Arito H, Oguri M: Contingent negative variation and reaction time of physically-trained subjects in simple and discriminative tasks. Ind Health, 28: 97−106, 1990.
74) Timsit-Berthier M et al: Slow potential changes in psychiatry. I. Contingent negative variation. Electroencephalogr Clin Neurophysiol, 35: 355−361, 1973.
75) 岩永竜一郎ほか：運動準備，運動反応，刺激弁別が随伴性陰性変動（CNV）解消過程に及ぼす影響．日本運動生理学雑誌，9 (2): 93−100, 2002.
76) Clarke DH: Effect of preliminary muscular tension on reaction latency. Res Q, 39: 60−66, 1968.
77) Ruegg DG et al: Superposition of H reflex on steady contractions in man. J Physiol, 427: 1−18, 1990.
78) Funase K et al: Trial-to-trial fluctuations in H-reflexes and motor evoked potentials in human wrist flexor. Neurosci Let, 271: 25−28, 1999.
79) 麓　正樹ほか：運動準備期の持続的な随意収縮がCNVとH反射に及ぼす影響−反応動作の主動筋による運動前収縮−．脳波と筋電図，27 (3): 258−267, 1999.
80) 麓　正樹ほか：運動準備期の持続的な随意収縮がCNVとH反射に及ぼす影響—反応動作の収縮量の変化—．体力科学，48: 569−582, 1999.
81) Fumoto M et al: Influence of pre-contraction of agonist muscle on readiness potential (RP). Adv Exerc Sports Physiol, 6: 41−50, 2000.
82) 麓　正樹ほか：運動開始前の持続的筋収縮がSEPとH反射及びCNVに及ぼす影響．臨床脳波，43: 37−42, 2001.
83) 正木健雄：からだをみつめる．大修館書店，pp.66−157, 1981.
84) Surwillo WW: Motor time and reaction time changes in children. Percept Mot Skills, 35: 210, 1972.
85) 古井敏美ほか：反応時間の運動パターン依存性の検討—その発達的変化と性差について—．体育学研究，31: 1−11, 1986.
86) Walter WG: Chapt VII. In: Hill D, Parr G eds, Electroencephalography, 1st ed, Mac Donald: London, 1950.
87) Desmedt JE et al: Maturation of the somatosensory evoked potentials in normal infants and chldren, with special reference to the early N1

component. Electroencephalogr Clin Neurophysiol, 40: 43−58, 1976.
88) 松村忠樹ほか：新生児におけるABR第V波の意義. 臨床脳波, 26: 165−171, 1984.
89) 榎日出夫：事象関連電位 P300 の発達及び加齢に伴う変動に関する研究. 脳波と筋電図, 18: 60−67, 1990.
90) Polich J et al: Normal variation of P300 in children: age, memory span and head size. Int J Psychophysiol, 9: 237−248, 1990.
91) 小川和則：運動関連脳電位の年齢発達に伴う変化に関する研究. 脳波と筋電図, 24: 260−267, 1996.
92) 金田健史：随意運動遂行に伴う児童の感覚—運動処理過程に関する研究. 2002年度博士論文（筑波大学）.
93) Hecox K, Galambos R: Brain stem auditory evoked responses in human infants and adults. Arch Otolaryngol, 99: 30−33, 1974.
94) 金田健史ほか：成人と児童にみられる単純・選択反応課題遂行におけるERPsの違い. 臨床神経生理学, 31: 318−326, 2003.
95) 金田健史ほか：児童の事象関連電位の特徴. 体力科学, 49(2): 307−314, 2000.
96) Näätänen R, Picton T: The N1 wave of the human electric and magnetic response to sound: a review and an analysis of the component structure. Psychophysiology, 24: 375−425, 1987.
97) Friedman D et al: Cognitive brain potential components in adolescents. Psychophysiology, 21: 83−96, 1984.
98) Johnstone SJ et al: Age-related changes in child and adolescent event-related potential component morphology, amplitude and latency to standard and target stimuli in an auditory oddball task. Int J Psychophysiol, 24: 223−238, 1996.
99) 柴崎 浩：事象関連電位. 柳沢信夫ほか編, 神経生理を学ぶヒトのために 第2版. 医学書院, pp.151−209, pp.254−300, 1997.
100) Goodin DS et al: Age-related variations in evoked potentials to auditory stimuli in normal human subjects. Electroencephalogr Clin Neurophysiol, 44: 447−458, 1978.
101) Brown WS et al: Exponential electrophysiological aging: P3 latency. Electroencephalogr Clin Neurophysiol, 55: 277−285, 1983.
102) Pfefferbaum A et al: Clinical application of the P3 component of event-related potentials. I. Normal aging. Electroencephalogr Clin Neurophysiol, 59: 85−103, 1984.
103) Gordon P et al: The distribution of population and employment in a polycentric city: the case of Los Angeles. Environ Plan A, 18(2): 161−173, 1986.
104) Syndulko K et al: Endogenous event related potentials: prospective applications in neuropsychology and behavioral neurology. Bull Los Angeles Neurol Soc, 47: 124−140, 1982.
105) Picton TW et al: The effects of age on human event-related potentials. Psychophysiology, 21: 312−325, 1984.
106) Spirduso WW: Reaction and movement time as a function of age and physical activity level. J Gerontol, 30: 435−440, 1975.
107) Grouios G: Aging effects on reaction time. Int J Physical Edu, 23: 18−22, 1991.
108) Allison T et al: Developmental and aging changes in somatosensory, auditory and visual evoked potentials. Electroencephalogr Clin Neurophysiol, 58(1): 14−24, 1984.
109) 時任真一郎ほか：前期高齢者の反応時間低下のメカニズムに関する研究—課題遂行による差異から—. 体力科学, 50(3): 303−312, 2001.
110) Nagasaki H et al: Premotor and motor reaction time as a function of force output. Percept Mot Skills, 57: 859−867, 1983.
111) 時任真一郎ほか：前期高齢者の運動課題遂行時における事象関連電位 P300 と反応時間に関する研究. 臨床神経生理学, 31(3): 318−326, 2003.
112) 時任真一郎：課題遂行に伴う前期高齢者の脳内情報処理過程に関する研究. 2002年度博士論文（筑波大学）.
113) Barajas JJ: The effects of age on human P3 latency. Acta Otolaryngol Suppl, 476: 157−160, 1990.
114) Barrett G et al: A computer-assisted method for averaging movement-related cortical potentials with respect to EMG onset. Electroencephalogr Clin Neurophysiol, 60(3): 276−281, 1985.
115) Barrett G et al: Cortical potentials preceding voluntary movement: Evidence for three periods of preparation in man. Electroencephalogr Clin Neurophysiol, 63: 327−339, 1986.
116) Barrett G et al: Human auditory and somatosensory event-related potentials: effects of response condition and age. Electroencepha-

logr Clin Neurophysiol, 66: 409−419, 1987.
117) Botwinick J, Thompson LW: Components of reaction time in relation to age and sex. J Genetic Psychol, 108: 175−183, 1966.
118) Botwinick J, Thompson LW: Premotor and motor components of reaction time. J Exp Psychol, 71: 9−15, 1966.
119) Brunia CHM, Vuister FM: Spinal reflexes as indicator of motor preparation in man. Physiol Psychol, 7: 377−380, 1979.
120) Brunia CHM: Motor preparation, recorded on the cortical and spinal level. In: Stelmach GE, Requin J eds, Tutorials in Motor Behavior, North-Holland: Amsterdam, pp.399−419, 1980.
121) Brunia CHM, Damen EJP: Distribution of slow brain potentials related to motor preparation and stimulus anticipation in a time estimation task. Electroencephalogr Clin Neurophysiol, 69: 234−243, 1988.
122) Courchesne E: Neurophysiological correlates of cognitive development: changes in long-latency event-related potentials from childhood to adulthood. Electroencephalogr Clin Neurophysiol, 45: 468−482, 1978.
123) Courchesne E: Cognitive components of the event-related brain potential: changes associated with development. In: Gaillard AWK, Ritter W eds, Tutorials in event related potential research: endgenous components, Amsterdum: North-Holland, pp.329−344, 1983.
124) Cunnington R et al: Movement-related potentials in Parkinson's disease. Motor imagery and movement preparation. Brain, 120: 1339−1353, 1997.
125) Demaire C et al: Specific modulation of the Hoffman reflex cutaneous facilitation during a reaction-time task. Exp Brain Res, 74: 529−602, 1989.
126) Dirnberger G et al: The mode of movement selection; Movement-related cortical potentials prior to freely selected and repetitive movements. Exp Brain Res, 120: 263−272, 1998.
127) Dirnberger G et al: Reduced activation of midline frontal areas in human elderly subjects: a contingent negative variation study. Neurosci Lett, 280: 61−64, 2000.
128) Dirnberger G et al: Dissociation of motor preparation from memory and attentional processes using movement-related cortical potentials. Exp Brain Res, 135: 231−240, 2000.
129) Donchin E, Coles MGH: Is the P300 component a manifestation of context updating? Behav Brain Sci, 11: 357−374, 1988.
130) Eichenberger A, Ruegg DG: Relation between the specific H reflex facilitation preceding a voluntary movements in man. J Physiol, 347: 545−559, 1984.
131) Enoki H et al: The efects of age on the N200 component of the auditory event-related potentials. Cogn Brain Res, 1: 161−167, 1993.
132) Friedman D et al: An overview of age-related changes in the scalp distribution of P3b. Electroencephalogr Clin Neurophysiol, 104: 498−513, 1997.
133) Friedman D: Event-related brain potential investigations of memory and aging. Biol Psychol, 54: 175−206, 2000.
134) Frodl T et al: The effect of the skull on event-related P300. Clin Neurophysiol, 112: 1773−1776, 2001.
135) 麓　正樹：随意運動開始前の持続的筋収縮が脳・脊髄神経系の準備状態に及ぼす影響．2000年度博士論文（筑波大学）．
136) Gaillard AWK: The late CNV wave: preparation versus expectancy. Psychophysiol, 14: 563−568, 1977.
137) Gaillard AWK et al: Motor preparation at a cortical and at a peripheral level. Prog Brain Res, 54: 214−218, 1980.
138) Gemba H, Sasaki K: Studies on cortical field potentials preceding visually initiated hand movement in the monkey. Exp Brain Res, 55: 26−32, 1984.
139) Gemba H et al: Cortical field potentials associated with hand movements triggered by warning and imperative stimuli in the monkey. Neurosci Lett, 113: 275−280, 1990.
140) Gerilovsky L et al: Spindle activity and monosynaptic reflex excitability during foreperiod. Electroencephalogr Clin Neuro-physiol, 56: 487−493, 1983.
141) Goodin DS et al: Variations in early and late event-related components of the auditory evoked potential with task difficulty. Electroencephalogr Clin Neurophysiol, 55: 680−686, 1983.
142) Gottlieb GL et al: Interactions between voluntary and postural mechanism of the human motor system. J Neurophysiol, 33: 365−381,

1970.
143) Gottlieb GL, Agarwal GC: Effects of initial conditions on the Hoffman reflex. J Neurol Neurosurg and Psychit, 34: 226-230, 1971.
144) Grunewald G et al: Relationships between the late component of the contingent negative variation and the Bereitschaftspotential. Electroencephalogr Clin Neurophysiol, 46: 538-545, 1979.
145) Gurfinkel VS, Pal`tsev EI: Effects of the state of the segmental apparatus of the spinal cord on performance of a simple motor reaction. Biofizika, 10: 855-860, 1965.
146) 八田有洋ほか：中・長潜時体性感覚誘発電位成分の変動．脳波と筋電図，26: 323-331, 1998.
147) Hink RF et al: Force uncertainty of voluntary movement and human movement-related potentials. Biol Psychol, 16: 197-210, 1983.
148) Huttunen J, Homberg V: Modification of cortical somatosensory evoked potentials during tactile exploaration and simple active and passive movements. Electroencephalogr Clin Neurophysiol, 81: 216-223, 1991.
149) Ikeda A et al: Movement-related potentials recorded from supplementary motor area and primary motor area. Role of supplementary motor area in voluntary movements. Brain, 115: 1017-1043, 1992.
150) Ikeda A et al: Movement-related potential associated with single and repetitive movements recorded from human supplementary motor area. Electroencephalogr Clin Neuro physiol, 89: 269-277, 1993.
151) Ikeda A et al: Dissociation between contingent negative variation and Bereitschaftspotential in a patient with cerebellar efferent lesion. Electroencephalogr Clin Neurophysiol, 90: 359-364, 1994.
152) Ikeda A, Shibasaki H: Noninvasive study of cortical neuronal mechanism in voluntary movements: role of basal ganglia and cerebellum. Clin Neurol, 35: 1522-1524, 1995.
153) Ikeda A et al: Dissociation between contingent negative variation (CNV) and Bereitschaft spotential (BP) in patients with parkinsonism. Electroenceph Clin Neurophyusiol, 102: 142-151, 1997.
154) Johnson R Jr: Developmental evidence for modality-dependent P300 generators:a normative study. Psychophysiol, 26: 651-667, 1989.
155) Kristeva R, Vladova T: Bereitschaftspotential in children. Current Trends in Event-Related Potential Research. EEG Suppl, 40: 47-52, 1987.
156) Kristeva R et al: Movement-related potentials accompanying unilateral and bilateral finger movements with different inertial loads. Electroencephalogr Clin Neurophysiol, 75: 410-418, 1990.
157) Kutas M, Donchin E: The effect of handedness, of responding hand, and of response force on the contrarateral dominance of the readiness potential. In: Desmedit JE ed, Attention, Voluntary Contraction and Event-Related Cortical Potentials (Progress in Clinical Neuro physiology Vol.1), S Karger AG: Switzerland, pp.189-210, 1977.
158) Kutas M et al: Augmenting mental chronometry: The P300 as a measurement of stimulus evaluation time. Science, 197: 792-795, 1977.
159) Kutas M, Donchin E: Preparation to respond as manifested by movement-related brain potential. Brain Res, 202: 95-115, 1980.
160) Lewis RD, Brown JMM: Influence of muscle activation dynamics on reaction time in the elderly. Eur J Appl Physiol, 69: 344-349, 1994.
161) Loveless NE, Sanford AJ: Effects of age on the contingent negative variation and preparatory set in a reaction-time task. J Gerontol, 29: 52-63, 1974.
162) Mackay WA, Bonnet M: CNV, stretch reflex and reaction time correlates of preparation for movement direction and force. Elecotroenceph Clin Neurophysiol, 76: 47-62, 1990.
163) McCallm WC, Papakostopolos D: The CNV and reaction time in situations of increasing complexity. Electroenecph Clin Neurophysiol, 33 (suppl): 179-185, 1973.
164) Miyamoto T et al: ERPs, semantic processing and age. Int J Psychophysiol, 29: 43-51, 1998.
165) Näätänen R et al: Stimulus deviance and evoked potentials. Biol Psychol, 14: 53-98, 1982.
166) Näätänen R, Picton TW: N2 and automatic versus controlled processes. Electroencephalogr Clin Neurophysiol Suppl, 38: 169-186, 1986.
167) 中西孝雄：脳脊髄誘発電位．朝倉書店，1986.
168) Neshige R et al: Recording of movement-

related potentials from scalp and cortex in man. Brain, 111: 719−736, 1988.
169) Ohara S et al: Movement-related change of electrocorticographic activity in human supplementary motor area proper. Brain, 123: 1203−1215, 2000.
170) Olichney JM et al: Relationship between auditory P300 amplitude and age of onset of schizophrenia in older patients. Psychiatry Res, 79: 241−254, 1998.
171) Onofrj M et al: Age-related changes of evoked potentials. Neurophysiol Clin, 31: 83−103, 2001.
172) Papakostopoulos D, Cooper R: The contingent negative variation and the excitability of the spinal monosynaptic reflex. J Neurol Neurosurg Psychiat, 36: 1003−1010, 1973.
173) Papakostopoulos D, Cooper R: The electromyogram, H-reflex, automatic function and cortical potential changes during the Jendrassick manoeuvre. In: Otto DA ed, Multidisciplinary Perspectives in Event-related Brain Potential Research. EPA-600/9-77-043, U. S. Enviromental projection agency, Research triangle park, N, C, pp.138−142, 1978.
174) Papakostopoulos D, Jones JG: The impact of different levels of muscular force on the contingent negative variation (CNV). Prog Brain Res. 54: 195−202, 1980.
175) Pfefferbaum A et al: Manipulation of P3 latency: Speed vs. accuracy instructions. Electroencephalogr Clin Neurophysiol, 55: 188−197, 1983.
176) Pfefferbaum A et al: ERPs to response production and inhibition. Electroenceph Clini Neurophyisiol, 60: 423−434, 1985.
177) Pfurtscheller G, Arbaniber A: Event-related desynchronization detected by power measurements of scalp EEG. Electroencephalogr Clin Neurophysiol, 42: 817−826, 1977.
178) Pfurtscheller G: Central beta rhythm during sensorimotor activities in man. Electroencephalogr Clin Neurophysiol 51: 253−264, 1981.
179) Pfurtscheller G et al: Post-movement beta synchronization. A correlate of an idling motor area? Electroencephalogr Clin Neurophysiol, 98: 281−293, 1996.
180) Picton TW: The P300 wave of the human event-related potential. J Clini Neurophyisiol, 9: 456−479, 1992.
181) Polich J et al: Effects of age on the P300 component of the event-related potential from auditory stimuli: peak definition,variation and measurement. J Gerontol, 40: 721−726, 1985.
182) Polich J, Lardon MT: P300 and long-term physical exercise. Electroencephalogr Clin Neurophysiol, 103: 493−498, 1997.
183) Polich J: EEG and ERP assessment of normal aging. Electroencephalogr Clin Neurophysiol, 104: 244−256, 1997.
184) Polich J: On the relationship between EEG and P300: Individual differences, ageing, and ultradian rhythms. Int J Psychophysiol, 26: 299−317, 1997.
185) Polich J: P300 clinical utility and control of variability. J Clin Neurophysiol, 15: 14−33, 1998.
186) Requin J: Some data on neurophysiological processes involved in the preparatory motor activity to reaction time performance. Acta Psychol, 30: 358−367, 1969.
187) Requin J et al: Is there specificity in the supraspinal control of motor structures during preparation? In: Donic S ed, Attention and performance,Ⅵ.Lawrence Erlbaum Associates, Hillsdale NJ: Stokholm, pp.139−174, 1977.
188) Ritter W et al: Cognition and event-related potential. Ⅰ.The relation of negative potentials and cognitive processes. Ann N Y Acad Sci, 425: 24−38, 1984.
189) Sasaki K, Gemba H: Development and change of cortical field potentials during learning processes of visually initiated hand movements in the money. Exp Brain Res, 48: 429−437, 1982.
190) Shibasaki H et al: Both primary motor cortex and supplementary motor area play an important role in complex finger movement. Brain, 116: 1387−1398, 1993.
191) Simonetta M et al: Bereitschaftspotential in a simple movement or in a motor sequence starting with the same simple movement. Electroencephalogr Clin Neurophysiol, 81: 129−134, 1991.
192) Singh J et al: Lack of age effects on human brain potentials preceding voluntary movements. Neurosci Lett, 119: 27−31, 1990.
193) Squires KC et al: Decision-related cortical potentials during an auditory signal detection

task with cued observation intervals. J Exp Psychol Hum Percept Perform, 1: 268-279, 1975.
194) Squires NK et al: Two varieties of long-latency positive waves evoked by unpredictable auditory stimuli in man. Electroencephalogr Clin Neurophysiol, 38: 387-401, 1975.
195) Staines WR et al: Phasic modulation of somatosensory potentials during passive movement. Neuroreport, 7: 2971-2974, 1996.
196) Staines WR et al: Movement-induced gain modulation of somatosensory potentials and soleus H-reflexes evoked from the leg. I.Kinaesthetic task demands. Exp Brain Res, 115: 147-155, 1997.
197) Staines WR et al: Movement-induced gain modulation of somatosensory potentials and soleus H-reflexes evoked from the leg. II.Correlation with rate of stretch of extensor muscles of the leg. Exp Brain Res, 115: 156-164, 1997.
198) 竹内 賢，丹羽真一：課題遂行と事象関連電位―反応時間を含めて―．丹羽真一，鶴 紀子編，事象関連電位，新興医学出版社，pp.66-75, 1997.
199) Tarkka IM, Hallett M: Cortical topography of premotor and motor potentials preceding self-paced voluntary movement of dominant and non-dominant hands. Electroencephalogr Clin Neurophysiol, 75: 36-43, 1990.
200) Tarkka IM, Hallet M: Topography of scalp-recorded motor potentials in human finger movements. J Clin Neurophysiol, 8: 331-341, 1991.
201) Tarkka IM et al: Movement-recorded motor potentials in patients with cereblar degeneration. Acta Neurol Scand, 88: 129-135, 1993.
202) Taylor MJ: Bereitschaftspotential during the acquisition of a skilled motor task. Electroencephalogr Clin Neurophysiol, 45: 567-568, 1978.
203) Touge T et al: Enhanced amplitude reduction of somatosensory evoked potentials by voluntary movement in the elderly. Electroencephalogr Clin Neurophysiol, 104: 108-114, 1997.
204) 和坂俊昭ほか：自発的足関節底屈に先行する体性感覚誘発電位の変動．臨床神経生理学，29: 359-365, 2001.
205) Wildgruber D et al: Sequential activation of supplementary motor area and primary motor cortex during self-paced finger movement in human evaluated by functional MRI. Neurosci Lett, 227: 161-164, 1997.
206) 矢部京之助：人体筋出力の生理的限界と心理的限界．杏林書院，1977.
207) 養老孟司監修：脳と心の地形図．原書房，1999.

［西平　賀昭］

3章 運動における感覚系の重要性

はじめに

　感覚系がヒトの身体運動に重要な役割を果たしていることに疑問の余地はない．運動中，周囲の状況は絶えず変化しており，これに対応するために外界や身体内部から多くの感覚情報が中枢へ入力されているが，神経系の働きによって不必要な情報は排除され，必要な情報が選択・抽出される．そして，ヒトは周囲や自己の状況を把握し，行動の枠組みを決め，必要な行動を選択する．つまりわれわれの身体運動は，外界や自己身体内部からの感覚情報の入力と，内部から外界への運動出力という2つの要因の相互作用によって成り立っている．このような感覚—運動系の情報処理は，注意を要する制御的処理の場合もあれば，注意を必要とせず，ほとんど無意識的に行なわれる自動的処理の場合もある．本章では，感覚情報はどのようにして脳に伝えられるのか，どこで，どのような処理を受けるのか，そしてどのように随意運動に貢献するのか，逆に随意運動は感覚情報の処理にどのように影響するのか，どのような働きによって必要な感覚情報は検出されるのか，実際の行動パフォーマンスとの関係はどうなっているのか，意識に上らない感覚情報は運動反応にどのように働くのか，について述べる．まず，感覚系の中でも随意運動の調節や学習に重要な体性感覚系を中心に概説する．

1. 運動と体性感覚系

1) 体性感覚系の基礎

　体性感覚の定義は，「身体の表層組織（皮膚や粘膜）や深部組織（筋，腱，骨膜，関節嚢，靱帯）にある受容器が刺激されて生じる感覚」であり，触覚，温度感覚，痛覚などの皮膚感覚，そして筋や腱，関節など運動器官に起こる深部感覚に分けられる[1]．末梢の感覚受容器で生じた興奮は，末梢の感覚神経線維を伝導し，脊髄に入り上行して，大脳皮質の体性感覚野へと到達し，さまざまな処理が行なわれる．

(1) 皮膚の感覚受容器

　皮膚の感覚受容器は，その適刺激，形態，順応によって分類される．まず適刺激による分類に従うと，機械受容器と温度受容器と侵害受容器に分けられる．機械受容器は，外部の物体との接触による，あるいは自分の運動や姿勢の変化に伴って起こる，圧迫，伸展などの組織の機械的変形を検出する．温度受容器は，組織局所の温度とその変化を捉える受容器で，温・冷受容器がある．侵害受容器は，痛覚受容器とも呼ばれ，機械的刺激にのみ応答する受容器と，機械的，化学的，熱などのすべての侵害刺激に応答するポリモーダル受容器がある．

　また皮膚感覚受容器は，その形態によって2種類に大別される．ひとつは，マイスナー小体，メルケル盤，パチニ小体，ルフィニ終末など，カプセルあるいは受容細胞構造の明確なものである．もうひとつは，受容器としての特別な構造をもたない自由神経終末である（図3−1A）[2]．

　さらに，順応（受容器の応答の慣れ）によって皮膚感覚受容器を分類すると，約半数は遅順応型（slow adapting, SA），残りは速順応型（rapidly adapting, RA）である．各ユニットのタイプは，受容野（刺激の有効な皮膚の範囲）の大きさにより，それぞれⅠ型とⅡ型に分けられる．Ⅰ型（SA

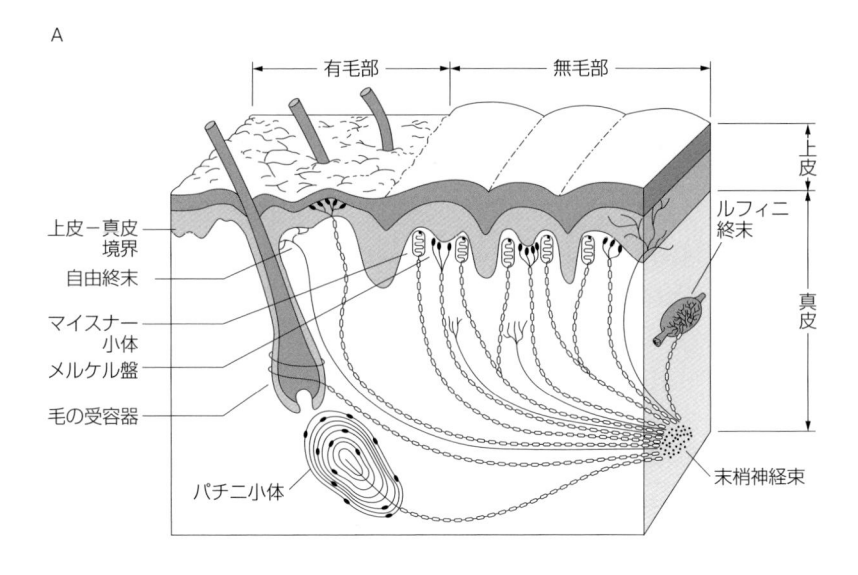

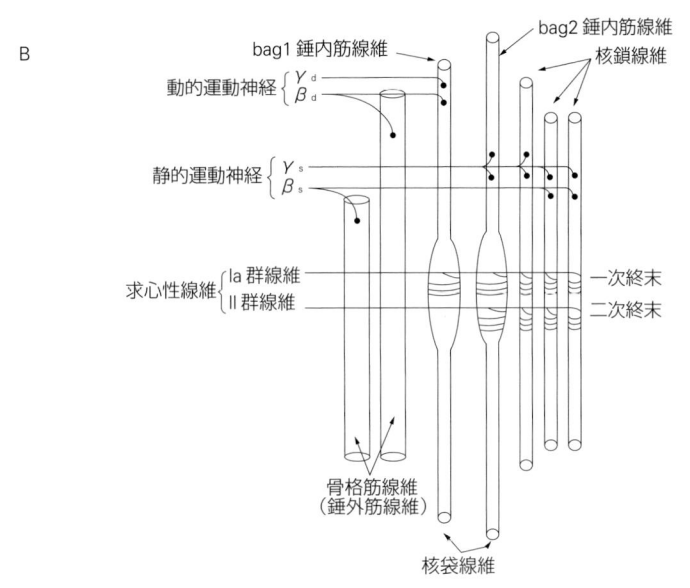

図3-1 有毛部と無毛部における機械受容器の分布(A)と，筋紡錘の模式図(B)
A:(Gardner EP et al: The Bodily Senses. In: Kandel ER et al eds, Principles of Neural Science, 4th ed, McGraw-Hill: New York, pp.432-450, 2000)
B: dは動的（dynamic），sは静的線維（static）を表す．
(小宮山伴与志：筋固有受容器による運動の知覚と反射．西野仁雄ほか編，運動の神経科学，ナップ，2000)

Ⅰ，RAⅠ）は受容野が小さく，その境界が比較的鮮明であるのに対し，Ⅱ型（SAⅡ，RAⅡ）は受容野が広く，その境界は不鮮明である．RAⅠ，SAⅠ，RAⅡ，SAⅡの各ユニットの応答や受容野の特性は，動物で調べられた受容ユニットの性質とよく合致し，形態学的に同定された4つの機械受容器マイスナー小体，メルケル細胞，パチニ小体，ルフィニ終末がそれぞれ対応する[1]．

(2) 筋紡錘

骨格筋には通常の筋線維（錘外筋線維）に混じって，筋紡錘があり，その中に錘内筋線維がある．筋紡錘は，皮膜に包まれた2〜12本の錘内筋線維と，これを支配する感覚性（求心性）および運動性（遠心性）の神経とからなり，全体として長さ6〜8mmの紡錘形をしている．錘内筋線維には2種類あり，それぞれ核鎖線維と核袋線維と

呼ばれる．いずれの線維もその中央部（赤道部）は収縮しないが，両端（極部）は収縮する．筋紡錘を支配する感覚神経線維にはグループⅠaとグループⅡの2種類あり，前者は核袋線維，核鎖線維の両端（一次終末）に，後者は主として核鎖線維（二次終末）に終わる．核袋線維はさらに動的なもの（bag1錘内筋線維）と静的なもの（bag2錘内筋線維）の2種類に分けられる（図3-1B）[3]．

筋が伸張して筋紡錘が引っ張られると，一次，二次終末ともに興奮し，求心性インパルスを発射する．一次終末は，筋の長さが変化するときに強く興奮し（動的反応），伸ばされた筋が一定の長さに保たれるときに一定の発射を続ける（静的反応）．二次終末では，動的反応はほとんどみられない．

筋紡錘には遠心性の神経支配がある．錘外筋線維を収縮させる運動神経は太いアルファ（α）線維であるのに対し，錘内筋線維を収縮させる運動神経はより細いガンマ（γ）運動神経である．錘外筋，錘内筋線維の両方を支配する運動神経をベータ（β）線維と呼ぶ．これらの遠心性神経支配により，筋紡錘の感度は中枢性に調節される[1,4]．

（3）体性感覚経路

皮膚や筋紡錘などの感覚受容器に発する末梢感覚神経は，後根となって脊髄に入り，伝導路を形成する．後索─内側毛帯路系は，脊髄に入ったあと同側の後索を上行し，延髄の後索核でニューロンを替え，交差して内側毛帯となり，視床後外側腹側核に終わる（触，圧覚，振動覚，深部感覚）．脊髄視床路は，脊髄に入った後，後角でニューロンを替え，その後交差して反対側の前側索を上行し，視床の後腹外側核，後核群，髄板内核群などに終わる（温度覚，痛覚，一部の触覚）．三叉神経伝導路は，顔面，口腔，舌の感覚を伝える．脊髄網様体路は，触覚や痛覚，温度覚などを脳幹網様体に送り，睡眠，覚醒など意識水準の維持，調節，姿勢の維持や歩行など自動運動の調節にかかわる．脊髄小脳路は深部感覚を脊髄から直接小脳に伝え，姿勢や運動の調節にかかわる．これらのうち，脊髄から視床への主要伝導路は，後索─内側毛帯系と，前あるいは外側脊髄視床路の2つである（図3-2）[1]．

（4）視床

ヒトの視床は鶏卵大の大きさの神経核の集まりで，左右にひとつずつあり，その中には多数の神経核がある．視床は嗅覚以外のすべての感覚（視覚，聴覚，体性感覚，味覚など）がとおる感覚情報の中継地であるが，単なる中継地ではなく，多くの情報を受け，分析統合し，高次の大脳皮質へ伝える．また，運動の発現や調節などにかかわる情報も小脳や大脳基底核から視床を経由して運動にかかわる皮質領野に伝わる．このような意味から，感覚性視床（sensory thalamus）と運動性視床（motor thalamus）とに区分して呼ぶこともある．運動や感覚に一番関係の深い視床核は腹側核群である．前腹側核（ventral anterior nucleus, VA），外側腹側核（ventral lateral nucleus, VL），後外側腹側核（ventral posterolateral nucleus, VPL），後内側腹側核（ventral posteromedial nucleus, VPM）などが腹側核群に属する．

VAとVLは運動を考える上で重要である．VAは淡蒼球から投射を受け，VLは小脳核から投射を受けている．両者の間でオーバーラップが若干認められる．一方，VAは6野に，VLは運動野（4野）に投射するが，これ以外に5野，7野にもかなりの線維が投射する．

VPLとVPMは，体性感覚の中継核である（図3-2A）[1]．VPLは後索核（薄束核，楔状核）に上行してくる体性感覚のうち（深部感覚，腱），頭部以外の体部位，四肢からの感覚入力を受けて，一次体性感覚野に感覚信号を送る．VPMは頭部の皮膚や筋・腱の感覚を受けており，これは三叉神経知覚核からVPMに入ってきており一次体性感覚野の顔面領域に投射している．味覚もVPMを経由する．

（5）大脳皮質

大脳皮質には，機能の局在があることが知られており，視覚にかかわる皮質領野は後頭葉から頭頂葉や側頭葉にかけて，聴覚にかかわる領野は側頭葉，体性感覚にかかわる領野は頭頂葉から側頭

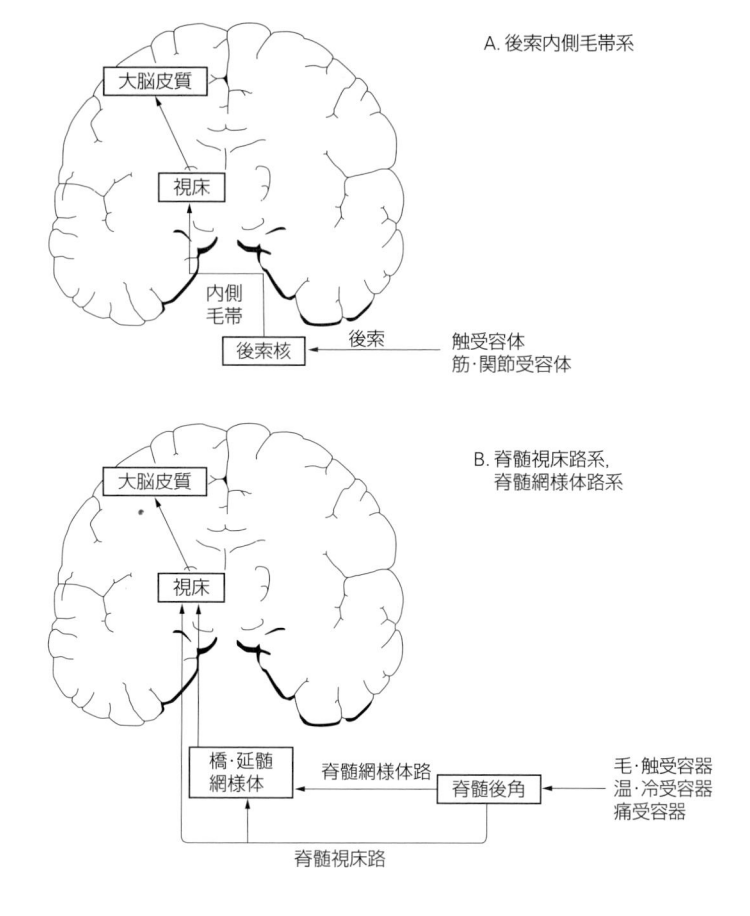

図3-2 後索内側毛帯系(A)と脊髄視床路系と脊髄網様体路系(B)
(岩村吉晃:タッチ.医学書院,2001)

葉にかけて存在する．また，頭頂葉の中でも体性感覚野の後ろには視空間情報の統合などにかかわる頭頂連合野があり，体性感覚野前方の前頭葉には運動の発現や制御にかかわる運動関連領野（一次運動野，運動前野，補足運動野など）が，さらに前方には思考，注意の制御などにかかわる前頭前野などがある．

一次体性感覚野（primary somatosensory area, SⅠ）は，頭頂葉のなかでも中心溝のすぐ後ろにある（図1-1, p.2）[5]．中心溝とは，大脳を前頭葉と頭頂葉とに分ける大きな溝である．SⅠには体部位局在があることが知られている（図3-3）[6]．つまり，体のさまざまな領域に対応する再現領域が運動野のものと対応する形で配列されている．顔の領野はもっとも腹側部にあり，その上に順に手，腕，体幹，脚，足の感覚野が存在する．手，顔，および口に関与する領野は不釣合いに大きく，手の指，特に母指および示指に関する部分がよく発達している．またSⅠは，Brodmannの区分に従うと3野，1野，2野に区分され，3野はさらに3a野と3b野に区分される（図3-4A）[7]．3a野には深部感覚情報が，3b野には皮膚感覚情報が主に投射する．SⅠは視床の感覚中継核である腹側基底複合（VB complex）から主に投射を受ける（図3-4B）[113]．VB群のうち外側核（VPL）を例にとると，その外殻部は深部感覚情報を，中心部が皮膚感覚情報を中継する．体性感覚野では視床からの求心性線維の大部分がⅣ層に終止する．

二次体性感覚野（secondary somatosensory area, SⅡ）は外側溝の上縁に沿った領域と外側溝

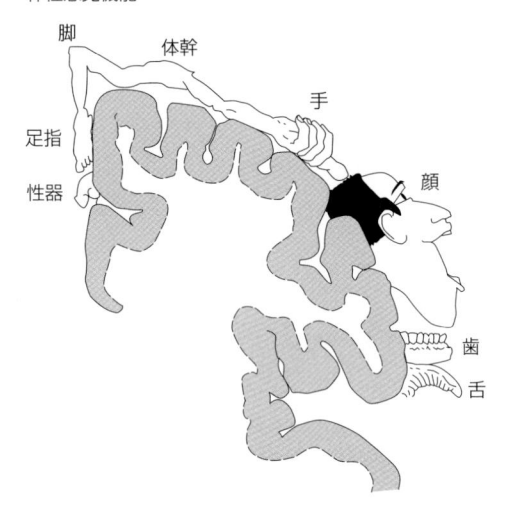

図3-3 体性感覚野の機能局在を示すホモンクルス
手や顔の体部位再現領域が大きいことがわかる.
(Penfield W, Rasmussen T: The cerebral cortex of man: A clinical study of localization of function. Macmillan: New York, 1950).

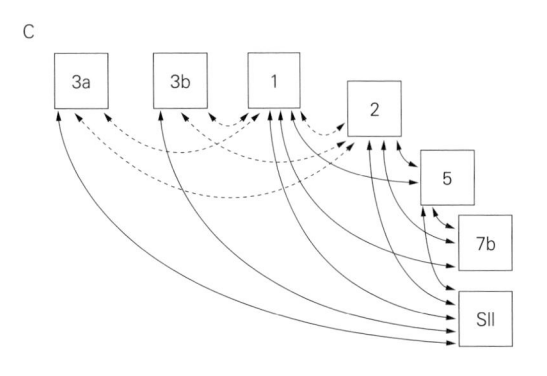

に埋没した領域から後方の頭頂葉にかけて広がる. SIIの体部位再現は, SIに対して逆に配列されており, それぞれの顔の再現領域は隣接している. またSIIでは, 反対側の体部位再現のほうが優位であるが両側性にも再現される. SIIは視床の後腹側核 (VP) や同側および対側のSIから投射を受ける. 図3-4C[8)]には一次体性感覚野, 二次体性感覚野, 頭頂連合野の間の線維連絡を示す.

2) 運動制御における体性感覚の重要性

(1) 体性感覚系の傷害や疾患に伴う運動制御の異常

ヒトの随意運動における体性感覚系の重要性は, 古くからさまざまな研究で報告されている. MottとSherrington[9)]は脊髄後根を切断したときに起こる行動異常について初めて報告した. 後根を切断されたサルの手足の運動は, 実質的に消失した

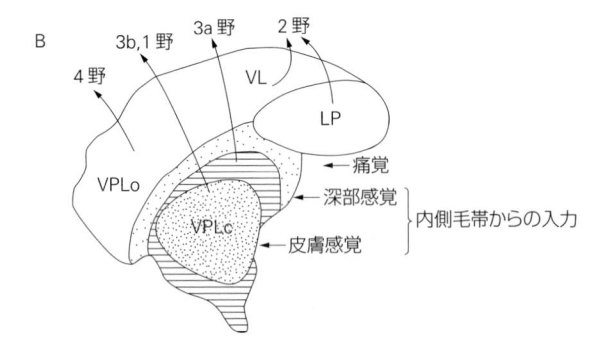

図3-4 一次体性感覚野の下位区分(A), 視床 (外側後腹側核) から一次体性感覚野や運動野への入力(B), 神経線維連絡(C)

A: (Nicholls JG et al eds: From Neuron To Brain, 4th ed. Sinauer Associates: Sunderland, 2001)
B: (Jones EG, Friedman DP: Projection pattern of functional components of thalamic ventrobasal complex on monkey somatosensory cortex. J Neurophysiol, 48: 521-544, 1982)
C: 点線は一次体性感覚野間の線維連絡を, 実線は一次体性感覚野と頭頂連合野, 二次体性感覚野間の線維連絡を示す. (Turman AB et al: Functional Organization of the Somatosensory cortex in the Primate. In: Morley JW et al eds, Neural Aspect of Tactile Sensation, pp.167-193, 1998)

に等しく，とくに把握を含めて指（とくに親指）の独立した運動ができなかった．Twitchell[10]によれば後根切断後のサルは4カ月間，腕はぶら下がったままで，腱反射や把握反射もなかった．しかし，緊張性頸反射により患肢を動かすことができるようになった．その後も，後根切断後のサルにおいて，完全とはいえないまでも，ある程度まで運動機能が回復することが報告された．Taubら[11]はいくつかの運動には体性感覚は必要ないとした．また，Foerster[12]は後根切断後も正常ではないが腕を動かすことの可能な患者を報告した．Rothwellら[13]は，末梢神経炎で肘から先と膝から下の感覚を失った症例を報告し，いくつかの運動（指の運動）や課題（自分の車の運転）ができることを報告した．しかし，日常生活では手をあまり使わず，飲食をするのも困難だった．実験的には，親指の筋を一定の力で収縮し続けることが困難であった．さらに新しく購入した車を運転することができなかった．これらの後根の切断実験，切断患者における知見から，比較的粗大な運動には，体性感覚情報はそれほど必要とされないが，新しい運動の学習や細かい調節が要求される動作には体性感覚情報のフィードバックが必要であると考えられる[1]．また，体性感覚野手指領域に限局した脳梗塞をもつ患者では，手が不器用，拙劣になる拙劣症が起こる[14]．拙劣症の患者は，明らかな運動麻痺もなく，また重篤な感覚障害や失認など認知面での異常もないのに，学習し習熟した運動を目的にそって遂行できない．

（2）体性感覚系と運動系の線維連絡

体性感覚野と運動野は空間的にみて近い関係にあり，特に3a野と一次運動野（4野），1野と4野，2野と4野の間には多くの線維連絡がある[15]．また，より高次の連合野を介して感覚情報もしくは，より統合化された情報が運動野に送られる．これらの線維連絡により，体性感覚野は運動関連領野に感覚情報をフィードバックする一方で，運動関連領野は体性感覚野にtop-down的な信号を送る．

（3）随意運動開始前に起こる体性感覚系の変化

サルの体性感覚野のニューロンの中には，運動中だけではなく運動開始前にも活動するものが存在する．これらのニューロン活動は，運動の開始にかかわっているとは考えにくく，むしろ運動時の構えや，運動野から体性感覚野に送られる遠心性コピーなどを反映する可能性が指摘された[16]．また，ヒトにおいても運動中や運動前に体性感覚誘発電位（SEP）が変化することが報告されている[17,18]．これは後述のgatingと呼ばれる現象で，運動時の不必要な体性感覚情報の排除や随意運動の監視・修正に貢献するとされている．

（4）体性感覚野の電気刺激によって起こる筋収縮

ＳＩを微小電気刺激すると筋運動が誘発される．運動野を除去して，ＳＩを電気刺激しても筋運動はみられることから，ＳＩが運動野とともに運動発現にかかわるとの考えが古くからあった．しかし，筋運動が誘発される閾値は，運動野よりも高く，これは運動野を介する間接的な効果ではないかとの考えもあった．ところが，この電気刺激の効果は抑制効果が主であり，運動野に直接投射しない3b野の電気刺激によっても認められたため，運動野を介さない可能性が高いとされた[19]．ＳＩから脊髄に投射があることも知られているが，その運動への役割は不明である．一方で，ＳＩを破壊または冷却しても運動が可能であることが示されている．ただし，この実験では視覚の代償を除外していないので注意が必要である．

（5）体性感覚野と運動習熟

ＳＩをテタヌス刺激（高頻度刺激）すると，運動野に長期増強（long-term potentiation, LTP）が起こる[20]．LTPはニューロンの可塑性の重要な一要因であり，運動学習に貢献するとされている．このことから，ＳＩが新しいスキルの獲得を助長するという仮説もある．また，運動習熟に伴って体性感覚野の体部位再現が変化すること[21,22]が報告されている．

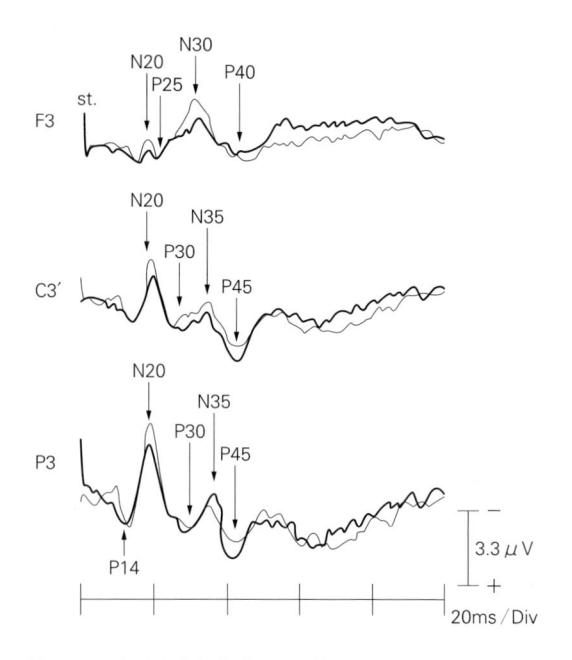

図3-5 右手を電気刺激して記録した上肢SEP
細線が安静時のSEP, 太線が人差し指と中指の随意運動中のSEPを示す. 図の左端が体性感覚刺激を提示した時点 (st.) で, 左前頭部 (F3), 左中心部の後方 (C3'), 左頭頂部 (P3) から記録したもの. 左前頭 (F3) のN30振幅が随意運動中に低下した.
(Nishihira Y et al: Selective modification of somatosensory evoked potential during voluntary movement in humans. Percept Mot Skills, 85: 259-266, 1997)

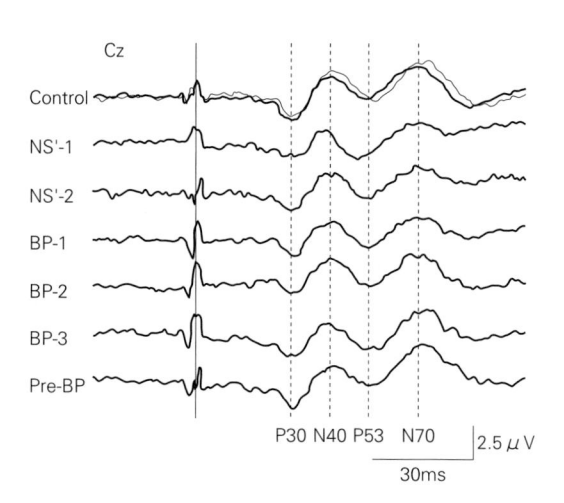

図3-6 自発性運動前の下肢SEP (後脛骨神経を膝下部レベルで刺激して誘発) の変化
一番上の波形が安静時のSEP (control) を示す (細線と太線は運動課題前後の安静時SEP). BP, NS'は, 自発性運動に先行して出現する運動関連脳電位 (MRCP) の成分. BPは自発性運動の約1.5秒前から, NS'は約0.5秒前から出現する陰性電位. MRCP各成分の期間に後脛骨神経を刺激して得られたSEP波形を示している. NS'-1が筋放電にもっとも近い区間で, Pre-BP (BP出現前) がもっとも遠い区間である. N40振幅が自発性運動直前 (NS'期間) に大きく低下した.
(和坂俊昭ほか: 自発的足関節底屈に先行する体性感覚誘発電位の変動. 臨床神経生理学, 29: 359-365, 2001)

2. 運動制御における"gating"の役割

1) 体性感覚誘発電位

ヒトが随意運動を行なうと, それに伴って, 体性感覚系でさまざまな変化が起こる. 体性感覚誘発電位 (SEP) は, この体性感覚系の変化を比較的容易に調べることのできる指標である.

(1) 体性感覚誘発電位とは？

ヒトの上肢の末梢感覚神経 (例えば, 正中神経) を経皮的に電気刺激すると, 頭皮上から記録した脳波 (electroencephalography, EEG) の中に一連の電位変動が記録される. これは, 電気刺激によって末梢感覚神経線維に生じたインパルスが体性感覚経路を上行するに伴い, 皮質下や皮質において生じた電気活動が記録されたものであり, 体性感覚誘発電位 (somatosensory evoked potential, SEP) と呼ばれる (図3-5～8)[23-26]. SEPはいくつかの波が連なった波形として記録され, その極性 (positive/negative, P/N), 刺激からの潜伏時間 (潜時) などに応じて名前がつけられる (例えば, 潜時20msに出現する陰性の波はN20). 潜時の代わりに, その波が出現した順序で名前をつける場合も多い (例えば, 刺激呈示後の最初の陰性の波をN1, 最初の陽性の波をP1と呼ぶ. この命名法に従えば, 前述のN20をN1と呼ぶこともあれば, 後述のN100やN140をN1と呼ぶこともあるので注意が必要). 手指の皮膚を皿電極やリング電極などで電気刺激した際にも, 潜時・振幅はわずかに異なるが, 類似したSEP波形が得られる. また, airpuff刺激や受動運動, 皮膚への機械刺激などによってもSEPは誘発できる. 正中神経や尺骨神経を手首レベルで刺激した場合, 潜時20ms以降のSEP成分は, その大部分が大脳皮質ニューロンの電気活動を記録したものなので, SEPは大脳皮質への体性感覚情報の流入の指標, もしくは脳での体性感覚情報の処理の指標と考えることができる.

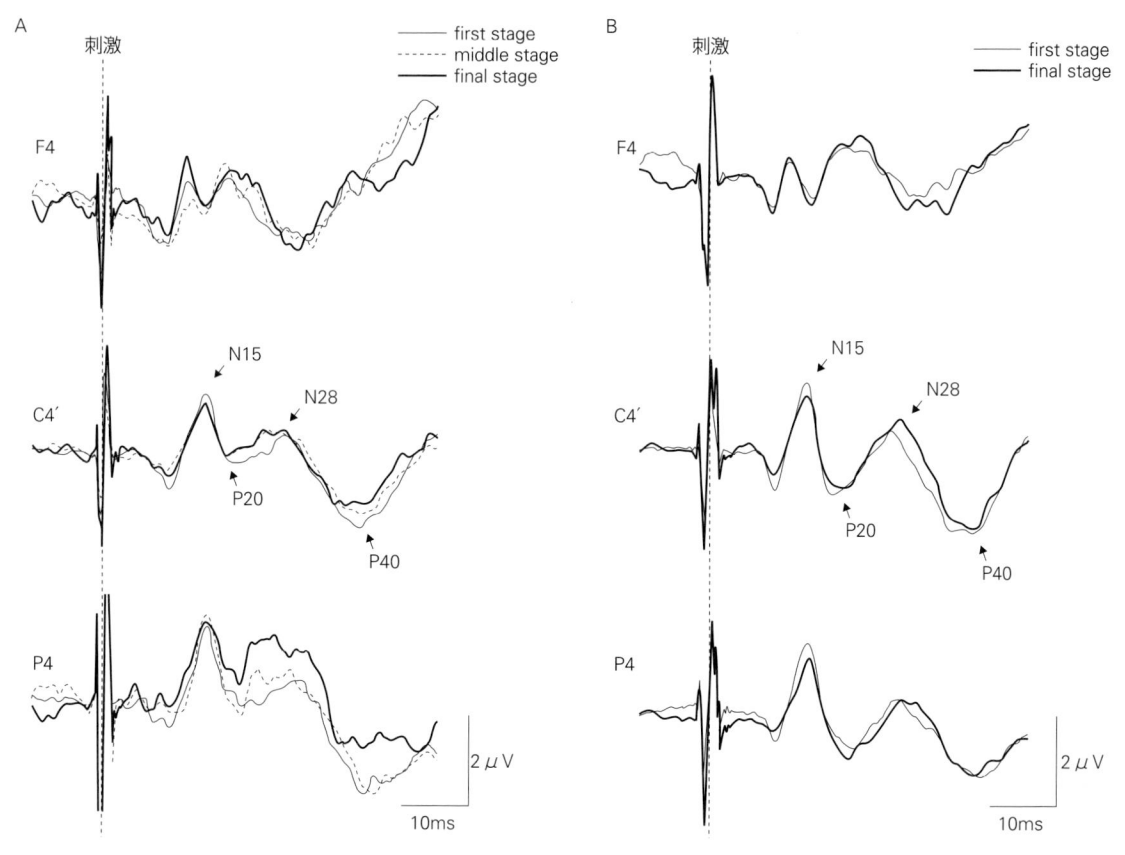

図3-7 最大筋力の30%の力（30%MVC）で断続的握力発揮（5秒収縮，5秒休息）を，30%MVCが維持できなくなるまで繰り返したときの上肢SEPの変化（SEPは正中神経を肘レベルで電気刺激して誘発した）
A: 収縮期間中に記録されたSEP．握力発揮課題中の初期（first stage：細い実線）と比較して，後期（final stage：太い実線）にN15（手首レベルで刺激したときのN20に相当）の振幅が低下した．
B: 休息期間中に記録されたSEP．握力発揮課題の初期（細線）と比較して，後期（太線）にN15振幅が低下した．
（黒岩一雄ほか：局所的筋疲労に伴う体性感覚入力の変動．体力科学，52: 433-442, 2003）

（2）体性感覚誘発電位の発生源

手首レベルでの正中神経刺激によってSEPを記録した場合（基準電極は耳朶），まずP14（またはP13-14複合体）が頭皮上広範囲から明瞭に記録される．これは皮質下（脳幹）で生じた電位を記録した遠隔電場電位である．P14に続いて，刺激対側半球の頭頂部ではN20，P30（P27）が，刺激対側の中心領野ではN18，P22（P25），N30（N35）が，前頭部ではN18，P20，N30が主に記録される．各SEP成分の電位発生源について，頭頂部で記録されるN20と前頭部で記録されるP20は，SIの3b野にある錐体ニューロン群に生じる興奮性シナプス後電位（excitatory post-synaptic potential, EPSP）を記録したものとされている（図3-9）．これは，SIの一次応答である．その他の成分の発生源に関しては未だ議論中である．刺激対側の中心領野で記録されるP22（P25）は，1野や2野[27]，一次運動野[28]，3a野[29]から生じると報告された．頭頂で記録されるP30は，N20同様に3b野[27]，もしくは3b野の抑制性シナプス後電位（inhibitory postsynaptic potential, IPSP）[30,31]から生じると報告されている．前頭で記録されるN30は，3b野[27]や補足運動野（supplementary motor area, SMA），一次運動野（primary motor area, MI）から生じるとする報告がある[28,32,33]．ヒトにおける頭蓋内記録では，pre-SMAとSMA-properにはともに短潜時入力はないと報告されている[34,35]．一方で，同じく頭蓋内記録でSMAにN30の発生源を推測する報告もある[36]．前頭N30は3b野と1野で生じる電位の合成電位とする報

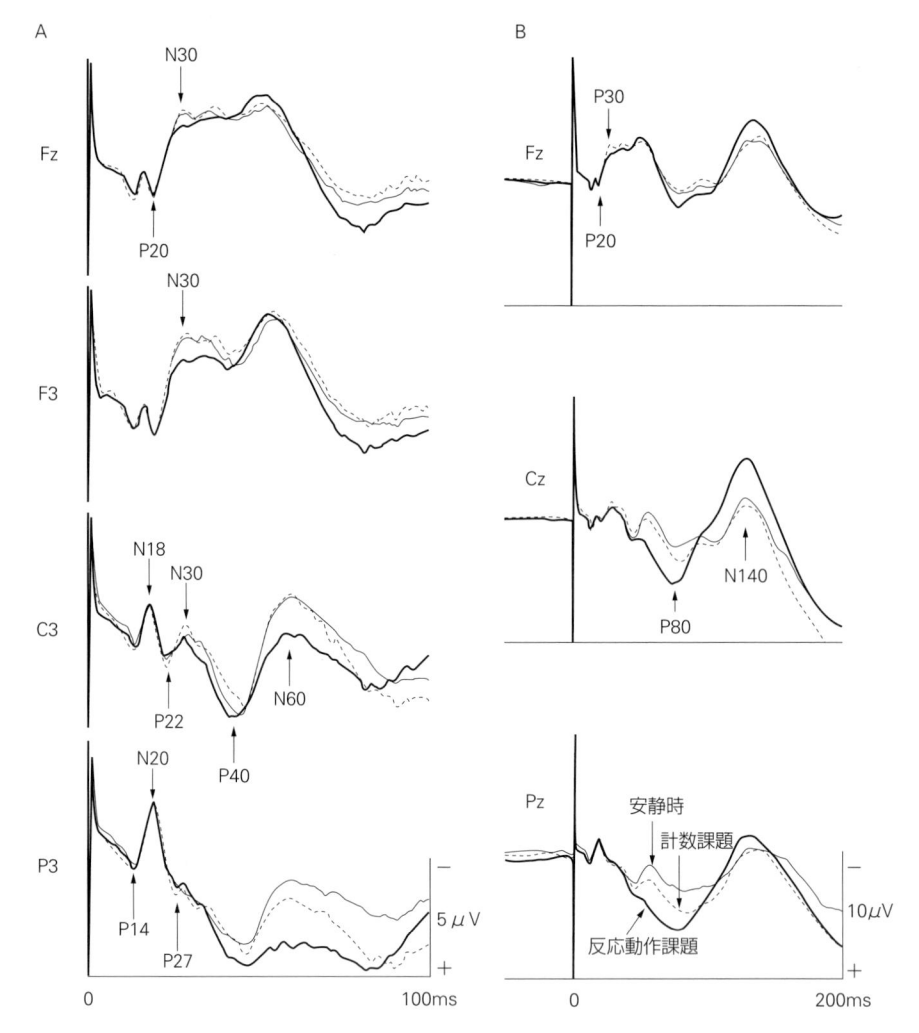

図3-8 S1-S2反応時間課題（S1-S2間隔2秒）におけるSEP短潜時成分(A)と長潜時成分(B)の変化

S2として体性感覚刺激を提示してSEPを記録した．細線が安静時，太線が反応動作課題時（体性感覚刺激が提示されたらボタン押しを行なう），点線が計数課題時のSEP波形．N30（短潜時成分）の振幅は，安静時，計数課題時と比較して，反応動作課題時に低下したが，P80とN140（長潜時成分）の振幅は，反応動作課題時に増大した．

(Kida T et al: Differential modulation of the short- and long-latency somatosensory evoked potentials in a forewarned reaction time task. Clin Neurophysiol, 115: 2223–2230, 2004)

告もある[37]．サルにおける皮質内記録では，3b野のニューロン活動に1.5msほど遅れてMI（4野）のニューロンが活動することが証明されている[38]．近年，Balzamoら[39]はヒトの頭蓋内記録でMIの外側部から潜時31msに陰性電位を記録し，視床からの直接入力によるものとした．また，MI正中部からは潜時24〜26msに陽性電位を記録し，これもMIに発生源があるとしている．

2）随意運動による体性感覚誘発電位の変化

（1）随意運動による短潜時体性感覚誘発電位振幅の低下（gating）

ヒトが手を能動的に動かしているときに，動作肢と同側の末梢感覚神経を電気刺激してSEPを記録すると，安静時よりもSEPの振幅が低下する[17, 18]（図3-5）．このようなSEP振幅の低下は，受動運動（被験者が実験者や機械によって手を受動的に動かされる）や触覚刺激中[40, 41]，字を書く

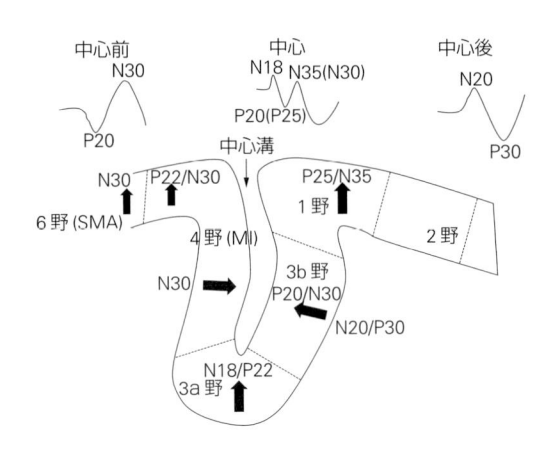

図3-9 これまでに提唱されている皮質SEPの短潜時成分の主な発生源
太い矢印は電流発生源の双極子の向きを示す.

とき[42]，運動前[43]，マッサージ中[44]，運動イメージ中[45]にも認められ，一般に"gating"と呼ばれている. gatingの量（振幅の低下量）は，負荷がない収縮よりも負荷がある収縮のときに多い[46]. また，収縮負荷が大きいほど[47]，収縮速度が速いほど[18]，gating量は多い. さらに，gatingには選択性がある[22,48]. 例えば，正中神経や親指を刺激して誘発したSEPの振幅は，親指の随意運動によって低下するが，小指の運動では低下しない. 逆に尺骨神経や小指を刺激して誘発したSEPの振幅は，小指の運動によって低下するが，親指の運動では低下しない[48]. また，刺激と同側で運動したときにはSEP振幅は低下するが，反対側で運動したときには低下しない.

上肢刺激ばかりでなく，後脛骨神経などの下肢の末梢神経を電気刺激して記録したSEPの振幅も，下肢の能動運動や受動運動によって低下する[49]. 和坂ら[24]は，自発性運動前に後脛骨神経を刺激してSEPを誘発し，NS'の区間にN40振幅が大きく低下することを示した（図3-6）. また，下肢では歩行[50]やペダリング[51]などの律動的運動中にもgatingが起こることが報告されている.

(2) gatingの発生部位

随意運動中のgatingは，皮質や皮質下のさまざまな部位で生じる. GhezとLenzi[52]は，ネコの内側毛帯から橈骨神経刺激によって誘発電位を記録し，随意運動中に振幅が低下することを報告した. さらにGhezとPisa[53]は，随意収縮中に楔状核でシナプス前抑制，シナプス後抑制が起こることを示した. 前腕刺激によってサルの体性感覚野から誘発電位を記録すると，随意運動中に振幅が低下し[54]，また単一ニューロン活動を記録すると，そのうち89％のニューロンにおいて短潜時興奮性反応が減少する[55]. サルの運動野を皮質内微小電気刺激すると，体性感覚野の短潜時誘発電位の振幅が大きく低下することが報告されている[56]. さらにヒトで頭蓋内記録を行なうと，視床のVPLニューロンから発生するP1-N1の振幅が随意運動中に低下する[57]. これらのことから，随意運動中のgatingは，中枢神経系のさまざまな部位で発生すると考えられる. 一方で，随意運動中のgatingは皮質レベルで大部分生じるとする報告もある[58]. また，SEPを誘発するための刺激を反応信号に用いて運動前のgatingを検討した研究では，皮質の一次応答であるN20成分や皮質下で発生するP14の振幅は随意運動前には低下しないが，前頭N30は低下すると報告された[26,59,60].

(3) gatingの発生機構

能動運動中に起こるgatingのメカニズムは，つぎのように考えられている[61]. ひとつは，能動運動に関連する脳領域（MI，SMAなど）からの出力が，SEPを誘発するための末梢神経刺激によって生じた求心性インパルスを皮質もしくは皮質下レベルで抑制する中枢遠心性のメカニズムである（centrifugal gating）. もうひとつは，運動に伴って生じた求心性インパルスと，末梢神経刺激で生じた求心性インパルスとの干渉作用（閉塞や側方抑制）によって起こる中枢求心性のメカニズムである（centripetal gating）. 能動運動によって生じる求心性インパルスを伝達するニューロンとSEPの発生に関与する求心性ニューロンが重複する場合に，SEPを誘発するために刺激されたニューロンが体性感覚入力に対して応答できなくなるという可能性もある[58]. 能動運動開始前や運動イメージ中には，運動に伴う求心性インパルスが生じないので，gatingは中枢遠心性の影響に

よって起こる[26, 43, 45, 58]．一方，受動運動や触覚刺激中のgatingは，中枢求心性の影響によって起こる[41, 61]．能動運動中のgatingには，どのメカニズムもが関与しうる．

（4）gatingの機能的役割

gatingの機能的役割は，随意運動の発現に伴う遠心性コピー[62]，不必要な体性感覚情報の排除，つまりフィルタリングやスクリーニング効果[63]と推測されている．運動中の感覚情報の必要性に応じてgating量が変化すること[51]や，体性感覚情報を必要とするような指による探索運動中に新たなSEP成分が出現することが報告されている[64]．このようなSEP振幅の変化は，確かにスクリーニング効果に関係すると推測できる．黒岩ら[25]は30%MVCでの5秒間把持，5秒間休息の断続的握力発揮を，30%MVCが維持できなくなるまで続けているときに（つまり疲労を伴うような筋収縮課題中に）SEPを測定した．その結果，把持期間に誘発されたSEPの振幅は収縮課題初期と比較して課題後期に低下し，また休息期間に誘発されたSEPも収縮課題前期と比較して後期に振幅が低下した（図3-7）．これは，疲労を身体の防御反応と捉えれば，運動を続けさせないように運動系が中枢レベルで不必要な体性感覚入力を抑制した結果とも説明できる．しかし一方，SEPを誘発するための体性感覚刺激が随意運動に必要な情報であったときでも，gatingが認められる場合がある[26]．そのため，運動課題によってはgatingの意味が異なる可能性もあり得る．また，随意運動に伴う感覚入力の単純な抑制という可能性も考えられ，未解明の点も残されている．

（5）随意運動による長潜時体性感覚誘発電位振幅の増大

前述のとおり，頭頂部P30や前頭部N30のような比較的短い潜時で出現する皮質SEPの振幅は運動中に低下するが，P80やN140などの長潜時成分[65]の振幅は能動運動中に増大することが報告されている．この長潜時成分の振幅増大は，短潜時SEPのgatingとは異なる中枢遠心性の影響によって生じる[26, 67]．Nakataら[67]はさまざまな実験課題（能動運動，受動運動，読書課題，運動イメージ課題など）において短潜時成分と長潜時成分の変化を検討している．短潜時成分の振幅は能動運動中や受動運動中に低下したが，長潜時成分（N140）の振幅は能動運動中にのみ増大したことから，この長潜時成分の増大は，短潜時成分への影響とは異なる中枢遠心性の影響によって生じるとした．Kidaら[26]は，S1-S2反応時間課題において，S2として体性感覚刺激を提示することによってSEPを誘発し，安静時，反応動作課題時（体性感覚刺激が提示されたら素早く握力発揮を行なう），計数課題時（体性感覚刺激に注意して数える）で比較した（図3-8）．短潜時成分N30の振幅は安静時と比較して反応動作課題時に低下したのに対し，長潜時成分P80とN140の振幅は増大した．これらの研究から，SEP長潜時成分の増大は中枢遠心性の影響によって生じることが明らかとなった．

これと類似する報告が脳磁図（magnetoencephalography，MEG）を用いた研究で示されている．ニューロン活動により電流が発生するが，これに伴って磁場も発生する．電流を計測したものがEEG，磁場を計測したものがMEGである．EEGが簡便，安価で，時間分解能に優れるのに対し，MEGは計測装置が大掛かりで高価ではあるが，時間分解能，空間分解能ともに優れる．MEGは，大脳皮質ニューロンの細胞内電流から生じる磁場を記録したものと考えられている．ヒトに体性感覚刺激を与えたときにSⅠやSⅡなどで磁場活動が認められ，体性感覚誘発脳磁場（somatosensory evoked magnetic fields, SEF）と呼ばれる[68, 69]．運動中，運動前にSEFのSⅠ活動が低下し，SEPのgatingと同じ現象が認められるが[70]，SⅡ活動は運動中に増大する．このSⅡ活動の増大は，筋収縮に伴って上行してくる体性感覚情報のチューニングを反映し，遂行中の随意運動の監視や修正にかかわると推測されている[71]．SEPでの短潜時成分の振幅低下と長潜時成分の振幅増大は，SEFの短潜時SⅠ活動の低下，長潜時SⅡ活動の増大とよく合致する．しかし，SEP記

録において長潜時 SEP が出現する潜時にはＳⅠとＳⅡだけでなく，SMA や前頭前野，帯状回なども活動することが報告されている．また SEF 記録でも正中皮質（SMA 付近）や頭頂連合野がこの潜時に活動することが知られている．これらを考慮した検討も今後必要であろう．

以上，随意運動による短潜時 SEP 振幅の低下（gating），長潜時 SEP 振幅の増大について述べた．これらの知見から，gating は運動時の不必要な体性感覚情報の排除にかかわると考えられる．しかし，運動課題の性質によっては gating の意味が異なる可能性もあり，従来考えられているよりも多彩な働きを反映しているかもしれない．また，随意運動による後期 SEP の増大は，遂行している随意運動の監視や修正，制御にかかわる可能性がある．今後，より詳細な研究が期待される．

3．注意が体性感覚情報処理に及ぼす影響

1）注意とその研究

注意はヒトの日常生活において非常に重要な役割を果たす．注意とは，不必要な感覚情報を排除し，必要な情報を選択，抽出する働きのことである．また，注意は感覚系，運動系どちらにも適用可能な概念であるが，運動系については非常に研究が少ない．ここでは，注意が感覚情報の処理にどのような影響を及ぼすのかみていくこととする．

「カクテルパーティー効果」と呼ばれる現象は，注意の機能をうまく説明してくれる．われわれがパーティーの場で隣の友達と会話をする場面を想像してみる．われわれは周囲の多くの人々の会話を無視する一方で，隣の友達との会話に「能動的に」注意を向け，多くの感覚情報の中から隣の友達の会話情報のみを「選択的に」抽出している．この注意の機能はヒトが生きていく上で必要不可欠なものである．一方，突然別の友達に遠くから大声で名前を呼ばれると，自らの意志に反して，注意が「受動的に」そちらに向いてしまう．この受動的注意の機能もまたヒトが生き抜いていくために重要な機能である．

さらに，注意には量的な側面があることもよく知られている．この注意量のことを「注意処理資源（処理資源，資源）」と呼ぶ．処理資源はヒトが何らかの課題を遂行する際に多かれ少なかれ配分されるが，この量には限界がある．処理資源が十分に配分された課題は上手くでき，あまり配分されなかった課題は上手くできないことになる．このように，注意とは選択性や能動性，受動性，限界容量（処理資源）といった側面を含む多義的な概念である．

19 世紀終わり頃に活躍したアメリカの心理学者 James[72] は有名な記述を残している．James によると，「注意がどのようなものであるかは誰もが知っている．それは同時に存在しうるいくつかの思考の対象や連鎖のうちのひとつを鮮明な形で心に捉えることである．その本質は意識の焦点化と集中にある」とされた．その後，ゲシュタルト心理学の台頭により注意や意識など精神的な問題を扱う研究は，歴史の表舞台から姿を消したかにみえたが，Cherry の両耳分離聴実験[73]，Broadbent のフィルター説[74] を契機に注意研究は復活を遂げ，多くの理論モデルが提唱された．例えば，Treisman のフィルター減衰説[75]，Deutch と Deutch の反応選択説[76]，Kahneman の努力[77]，Norman と Bobrow の資源[78] などである．これらの実験心理学的研究は脳をブラックボックスと捉え，さまざまな感覚情報の入力（刺激提示）と運動反応の出力（ボタン押し動作や言語報告など）の変化を検討することによって，ブラックボックスとしての脳内情報処理に対する注意の効果を明らかにしようとするアプローチであった．

生理学的に注意を初めて検討したのは Pavlov[79] であろう．以来，動物を被験体とした注意研究はある程度の成果をおさめた．一方，ヒトの注意機能に関する詳細な生理学的研究は，1960 年頃から急速に進歩した．感覚刺激を提示した際に起こる脳のニューロンの反応を誘発電位（evoked potential, EP）として記録できるようになったためである．その後，ヒトが認知課題を遂行した際に起こる EP の変化が次々と確認された．Walter ら[80] の随伴性陰性変動（contingent negative variation, CNV), Suttonら[81]のP300, Körnhuber とDeecke[82]の運動準備電位（Bereitshaftspotential, BP）などである．

2）選択的注意と事象関連電位

前記のCNVやP300などは，何らかの事象に対するニューロン群の電気的活動を表すものとして事象関連電位（event-related potentials, ERP）と呼ばれるようになった．注意研究は，聴覚や視覚を中心に進んできたので，まずそちらからみていくこととする．

まず，潜時100ms付近のERP成分が選択的注意に鋭敏に反応することがいくつかの研究で示された．例えば，Spongら[83]はフラッシュとクリック音を1秒間隔で交互に提示し，被験者にはどちらか一方の刺激に選択的に注意を向けさせる課題を行なわせた．そして，側頭部導出の聴覚EP成分の振幅は聴覚課題遂行時に増大し，一方，後頭部導出の視覚EP成分の振幅は視覚課題遂行時に増大した．しかし，これらの研究に対して非特異的な覚醒水準の影響，末梢受容器の問題，背景脳波の差異などの批判が挙げられた．

Hillyardら[84]はこのような方法論的問題を解決して，再現性の高い注意効果をみいだした．Hillyardら[84]は両耳分離聴課題[73]を応用した選択的注意課題時に聴覚EPを記録し，注意時に聴覚EPのN100とP300が増大することを報告した（図3-10）．実験条件は以下のとおりである．右耳に1,500Hzと1,560Hz音を，左耳に800Hzと840Hz音をランダムな順序で，しかも短い刺激間隔（100～800ms）で，比較的弱い刺激強度（50dB SPL）を用いて提示した．左右の刺激提示数は等しくした．1,560Hz音と840Hz音を標的音（提示確率10%）とし，被験者の課題は片方の耳に注意を払い（右耳注意条件と左耳注意条件のどちらも行なった），標的音を数えることであった．この実験課題は選択的注意を検討する際に現在でも原理的によく利用される．

これに対し，Näätänenら[85]はHillyardらの実験と条件を変え，選択的注意効果を再評価した．

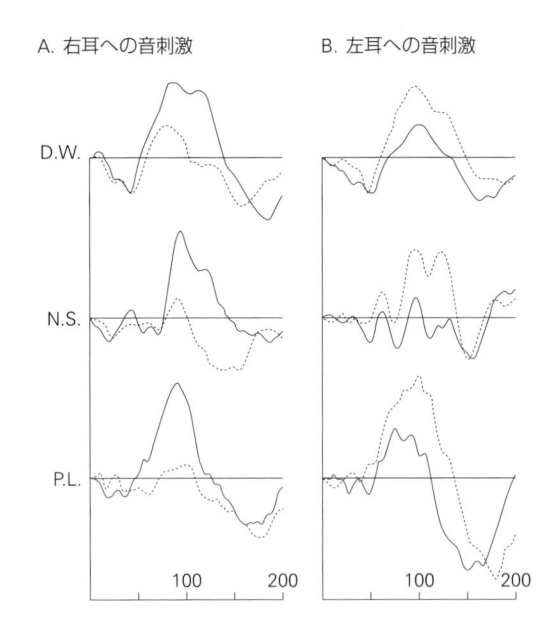

図3-10　選択的注意課題における聴覚誘発電位の変化
波形の極性は，上が陰性，下が陽性．DW, NS, PLは被験者．
A：右耳への音刺激によって誘発されたN100は，左耳への注意時（点線）と比較して右耳への注意時（実線）に増大した．
B：左耳への音刺激によって誘発されたN100は，左耳への注意時（点線）に増大した．
(Hillyard SA et al: Electrical signs of selective attention in the human brain. Science, 182: 177-180, 1973)

変更点は実験前日に十分な練習を行なわせたことと，長い一定間隔の刺激間隔にしたことである．その結果，注意時ERPにHillyardらのN100の増大は認められず，変わりにN100の下降脚に始まる緩徐な陰性へのシフトを認めた．Näätänenらは Hillyardらの結果を解釈し直し，N100増大はN100頂点に内因性陰性電位が重畳したものであると主張した．一般に，前述のHillyardらの課題を用い，注意時のERPから非注意時のERPを引き算した波形にみられる陰性電位をNd（negative difference）という．

Ndは早期Ndと後期Ndの2つの成分から構成される．早期Ndは刺激提示後50ms前後に立ち上がり，200ms付近まで持続する．一方，後期Ndはその後500msからそれ以降も出現しつづける緩徐な陰性成分である．Ndの立ち上がり潜時は刺激の弁別が困難なほど，延長する[87]．また，刺激間隔が短いほど，Nd立ち上がり潜時は短くなる[86]．発生源に関しては，早期Ndは両側性で

聴覚皮質に，後期 Nd は前頭葉の深部に定位するという報告[88]や上側頭聴覚皮質近傍であるとする報告[65]がある．また，前頭皮質に損傷のある患者を用いた研究では，前頭は発生源ではなく発生を促す activator であるという見解もある．

体性感覚刺激を提示した際には，P40, N60, P100, N140, P200, N250, P300 などの電位が出現する．Desmedt と Robertson[89] は選択的注意によって N140 振幅が増大することを初めて報告した．この増大は後に Näätänen[90] によって処理陰性電位によるものと説明された．Michie ら[91] は P100, N100 に注意による増大は認められず，P200, N200 に注意効果が認められるとしており，この P200, N200 の増大は Nd の重畳によるものと解釈された．しかし，Michie らのその後の報告[92]では，N80, P105, N150 に注意効果を認めており，N80 振幅の増大は外因性成分の増大とされた．一方，N150 振幅の増大については Nd の重畳とした．これらの体性感覚系における注意研究に対して，方法論的な問題点が指摘された．それまでの選択的注意を検討した研究では，注意 ERP vs 非注意 ERP という図式によって注意効果が検討されてきた．しかしこのような実験では，非注意 ERP に課題遂行に伴う非選択的な覚醒効果が含まれるかもしれない．また，Nd が非注意 ERP に含まれる可能性を否定できない．そのため，被験者に課題を課さない neutral condition（コントロール条件）を行なうべきであるとする主張がなされた．García-Larrea ら[93, 94] はこの主張を適用した実験を行なった．その結果，P40, N60, N140 は注意時に振幅が増大し，P40, N60 の増大は外因性成分の増大，N140 は PN の重畳によるものとした．しかし García-Larrea らが用いた実験課題は，いわゆる選択的注意課題よりもかなり簡単な課題であった．そこで Kida ら[95] は，コントロール条件を選択的注意課題に適用した実験を行ない，注意によって N140 の振幅が増大することを認めた（図 3-11）．また，側頭部の N140（N120）よりも前頭正中部（Fz）の N140 の振幅のほうが，注意に対する感度が高いことを

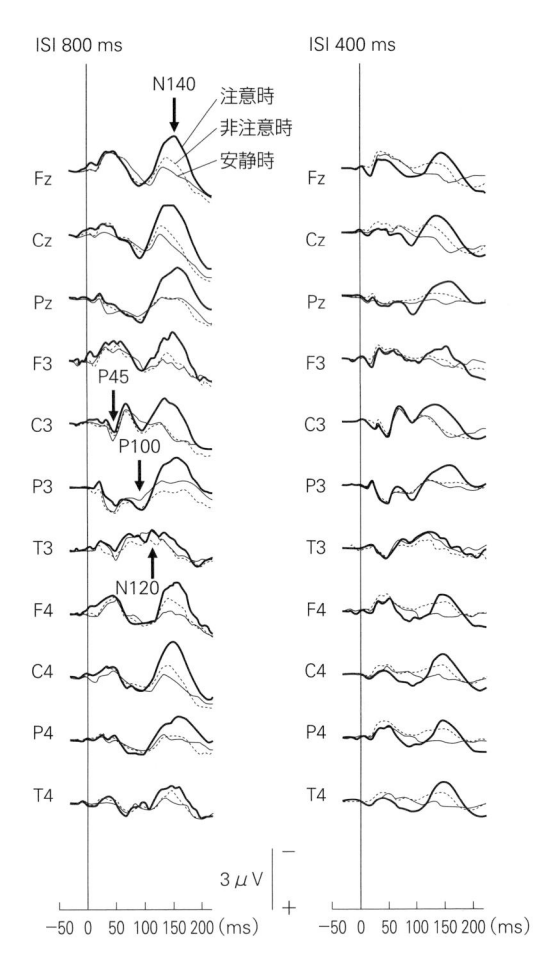

図 3-11 選択的注意課題における体性感覚 ERP の変化
細線が安静時，太線が注意時，点線が非注意時の ERP 波形を示す．前頭部や中心部（Fz, Cz）における N140 の振幅は，注意時に増大したが，刺激対側の側頭部（T3）における N140（N120）は注意によって変化しなかった．さらに，この増大は刺激間隔が長いときに顕著である．
(Kida T et al: Differential modulation of frontal and temporal components of somatosensory N140 and the effect of interstimulus interval in a selective attention task. Cogn Brain Res, 19: 33-39, 2004)

示し，N140 振幅の増大が PN の重畳によるものとした．さらに，注意による N140 振幅の増大は，刺激間隔が長いときに顕著であった．これは刺激間隔が長いときに，注意痕跡をより強く随意的に維持しようとすることと関係すると推測された．PN の発生仮説（注意痕跡説）[90]に従うと，注意痕跡（注意刺激の特徴の神経的痕跡）はリハーサルされなければ急速に衰退してしまうため，刺激間隔が長いときにはより頻繁に，強くリハーサルしなければならないと考えられるからである．この

知見は，聴覚 PN での結果ともよく合致する[96]．また Kida ら[66]は，受動注意課題よりも能動注意課題のほうが，P100 と N140 の振幅は大きいことを報告した．さらに近年，注意による N140 振幅の変化は知覚処理資源にかかわると推測されている[97]．

3）受動的注意と事象関連電位

ここまで主に選択的注意による ERP の変化について述べてきたが，注意はいくつもの側面を含む多義的概念である．ここでは，受動的注意にかかわる ERP について述べる．Näätänen ら[85]は聴覚刺激を用いた選択的注意課題において，高確率提示の標準刺激に対する ERP よりも，低確率提示の逸脱刺激に対する ERP のほうが，N100 付近からわずかに陰性にシフトする現象を認めた．彼らはこの緩徐な陰性波を内因性電位が重畳したものだと考え，mismatch negativity（MMN）と名づけた．Näätänen は MMN の発生を Sokolov の神経モデルに関連付けて説明した．すなわち，高頻度で入力される標準刺激によって形成された記憶痕跡と，まれに入力される逸脱刺激との比較処理においてミスマッチが生じたときに MMN が出現すると考えた．

MMN（図3-12）[98]は，音の強度，周波数，持続時間，音の提示位置などの刺激逸脱に対して出現が認められる[90, 99]．しかも，刺激に対して能動的に注意を向けなくても出現する（読書やビデオ鑑賞中）．MMN に影響を与える要因としては，刺激逸脱の大きさや提示確率，刺激提示間隔などが知られている．刺激の逸脱が大きく，標準刺激の提示確率が高いほど，さらに刺激提示間隔が短いほど，MMN 振幅は大きくなる．その頭皮上分布は前頭中心優位であり，また側頭でも大きな振幅で得られる．主な発生源は上側頭聴覚皮質と前頭皮質とされており，そのため乳様突起から記録した MMN は陽性電位として得られる．皮質下や頭頂葉などの関与については明確な答えはでていない[100]．聴覚皮質成分と前頭皮質成分が異なる変動を示すことから，それぞれの成分は刺激逸脱の自動的検出とそれに続く受動的な注意定位を反映するとされた[101, 102]．

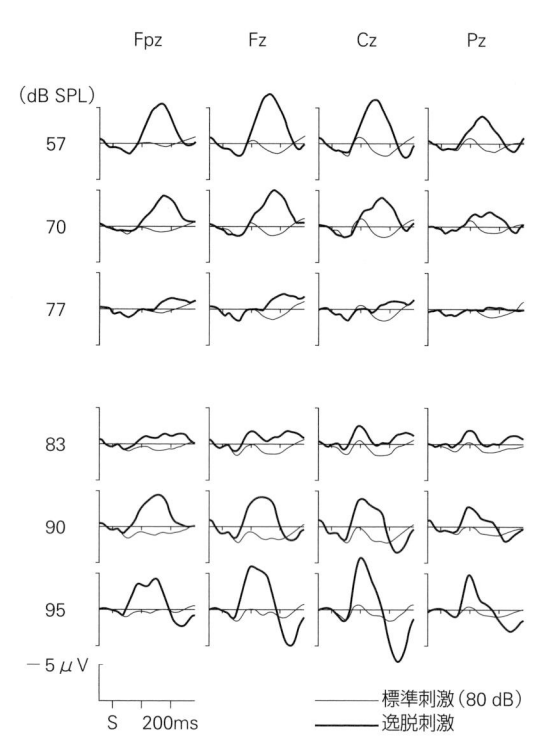

図3-12 音の強度の逸脱によって誘発した MMN を示す
標準刺激（細線）を 80dB の強度で提示．逸脱刺激（太線）の音強度を図にあるように変えた．逸脱が大きいほど MMN の振幅は大きい．つまり，音強度それ自体の大きさではなく，標準刺激からの音強度の逸脱の大きさによって MMN の振幅は変化する．
(Näätänen R et al: Do event-related potentials reveal the mechanism of the auditory sensory memory in the human brain? Neurosci Lett, 98: 217-221, 1989)

MMN は反応時間と密接に関係している．Tittinen ら[103]は，刺激の逸脱量を操作したときに起こる MMN 潜時と RT の変化が，非常に強い相関をもつことを報告し，さらに，MMN の持続時間とボタン押し反応におけるエラー率も高い相関を示した．これらのことから，MMN に反映される刺激逸脱の自動的検出処理は，行動反応を決定付ける要因と考えられている．

また，MMN に反映される受動的注意が，その後に入力された刺激に対する行動反応に影響を及ぼすことが報告されている．Schröger ら[104]は S1-S2 間隔を 200ms（onset-to-onset）と短く設定し，S1 として標準刺激と逸脱刺激（逸脱大，逸脱小）をランダム順に左耳に呈示して MMN を誘

発し，右耳に提示した S2 に対して RT を測定した．その結果，反応時間は S1 が標準刺激のとき一番速く，逸脱が大きいときにもっとも遅かった．また MMN 振幅は逸脱が小さいときにもっとも低く，逸脱が大きいときにもっとも高かった．この結果から，MMN が反映する受動的注意にかかわる処理は，短い時間間隔で後続する刺激に対する行動反応に影響を及ぼすと考えられる．

体性感覚系においても，振動刺激を用いて MMN 様の反応が報告された[105]．また，Kida ら[66]は電気刺激を用いて Kekoni らの体性感覚 MMN に相当する成分を報告している．

MMN は記憶に基づいて起こる受動的注意に関係するが，受動的注意にはもうひとつの型があると考えられる．それは，突然の刺激入力により，記憶の関与なしに注意が受動的に向けられる場合である．Kida ら[66] は P100 と N140 の振幅がこの型の注意に関係することを報告した．Kida ら[66]はオドボール課題（ここでは 80：20 の確率で標準刺激と逸脱刺激がランダム順に提示される）と逸脱刺激のみを提示する課題（逸脱刺激のみがオドボール課題の逸脱刺激とまったく同じタイミングで提示される）の 2 課題を比較した（図 3-13）．その結果，オドボール課題における逸脱刺激よりも逸脱刺激のみを提示した課題において，より大きな P100 と N140 が得られた．逸脱刺激のみが提示される課題では，長い silent background（刺激が提示されない状況）の後に逸脱刺激が提示されることになり，より強い定位効果をもたらす[105]．それゆえ，P100 と N140 振幅の増大は，時間的提示頻度の影響によるものであり，silent background への突然の刺激入力によって生じる受動的注意を反映すると考えられた．しかも，この P100 と N140 振幅の増大は，受動的な注意課題であっても能動的な注意課題であっても認められた．つまり，たとえ被験者が刺激に対して能動的に注意を向けようとしても，受動的な注意定位が生じる可能性があると考えられた[66]．これらの体性感覚系の受動的注意については未解決の問題が多く残されている．体性感覚情報によって起こる受動的注意と行動反応との関連性は，今後検討すべき問題と思われる．

4）処理資源と事象関連電位

注意には量的側面があり，これを処理資源と呼ぶ．ヒトが何らかの課題を行なうときには，多かれ少なかれ処理資源が配分される．しかし，ヒトの処理資源量には限界がある．そのため，いくつかの課題を同時遂行した際に，処理資源が十分に配分された課題は上手く遂行でき，不十分な課題はうまく遂行できないことになる．このような考え方は古くからあったが，明確なモデルを示したのは Kahneman であった[77]．このモデルでは，自動的であれ，注意を要するものであれ，心的活動はすべてその難易度に応じた量の容量を必要とする．そしてその容量には限界があり，覚醒水準によって変化するとした．われわれがいくつかの心的作業を同時に行なおうとするとき，それぞれの作業が必要とする容量の総量が限界内であれば，いくつかの作業同時処理が可能であるが，その総量が限界量を超えるときには十分な容量を得られなかった活動は十分に達成されないことになる．つまり Kahneman のモデルの中核は，限界容量の仮定とその限界容量の配分機構にある．Kahneman はこの容量のことを「努力 effort」と呼んだ．努力と注意はほとんど同じものとして扱われている．

Norman と Bobrow は Kahneman の限界容量と容量配分のモデルをさらに推し進めて考えた[78]．Norman と Bobrow は努力という概念の代わりに「資源 resources」という概念を導入した．資源とは認知的作業を遂行するのに必要な記憶容量や伝達回路であり，努力も含まれる．Norman と Bobrow は処理容量と感覚入力の大きさとの交互作用によって出力が決まるのではないかと考え，資源依存型とデータ依存型という 2 つの処理様式を考えた．資源依存型の処理とは資源を多く使えば使うほどパフォーマンスが向上するものをいい，データ依存性の処理とは配分される処理資源の量とパフォーマンスの変動が独立している作業のこ

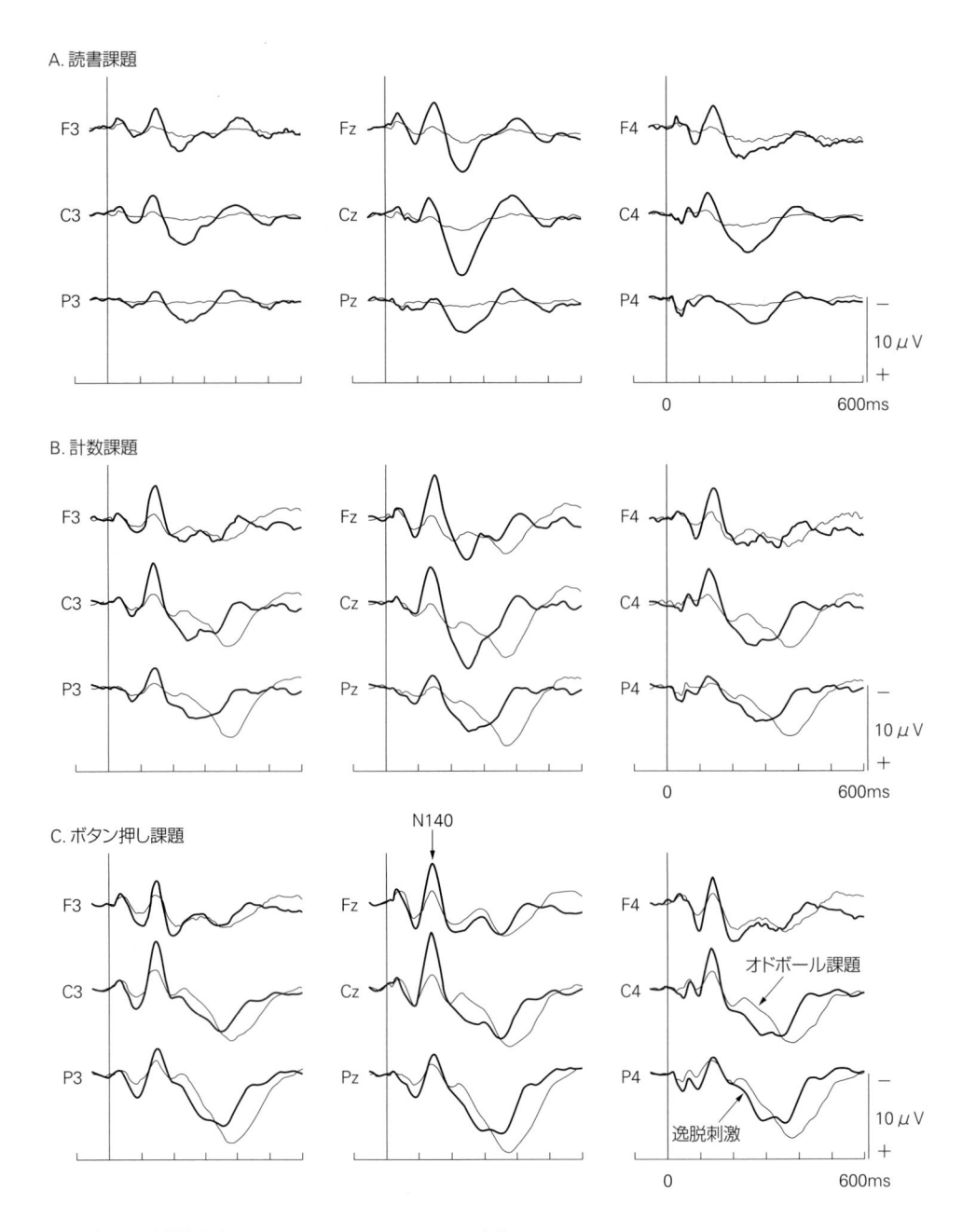

図3-13 受動的注意にかかわるP100とN140の変化
細線がオドボール課題における逸脱刺激によって誘発された波形を,太線が逸脱刺激のみを提示したときに誘発された波形を示す.逸脱刺激のみを提示したときに,P100とN140の振幅は増大した.この現象は,受動的注意課題(読書課題)であっても能動的注意課題(計数課題,ボタン押し課題)であっても認められた.
(Kida T et al: Passive enhancement of the somatosensory P100 and N140 in an active attention task using deviant alone condition. Clin Neurophysiol, 115: 871-879, 2004)

とである.

しかしその後,処理資源の消費量が課題の組み合わせの特殊性によって大きく変化することがわかり,この特殊性を説明するためにNovanと

Gopherは多重資源(multiple resources)という考えを導入した[106].多重処理資源仮説は,個々の情報処理に特異的な処理資源を想定するモデルであった.Wickensのモデル[103]によると,多重

A. コース変更を検出　　B. フラッシュ検出

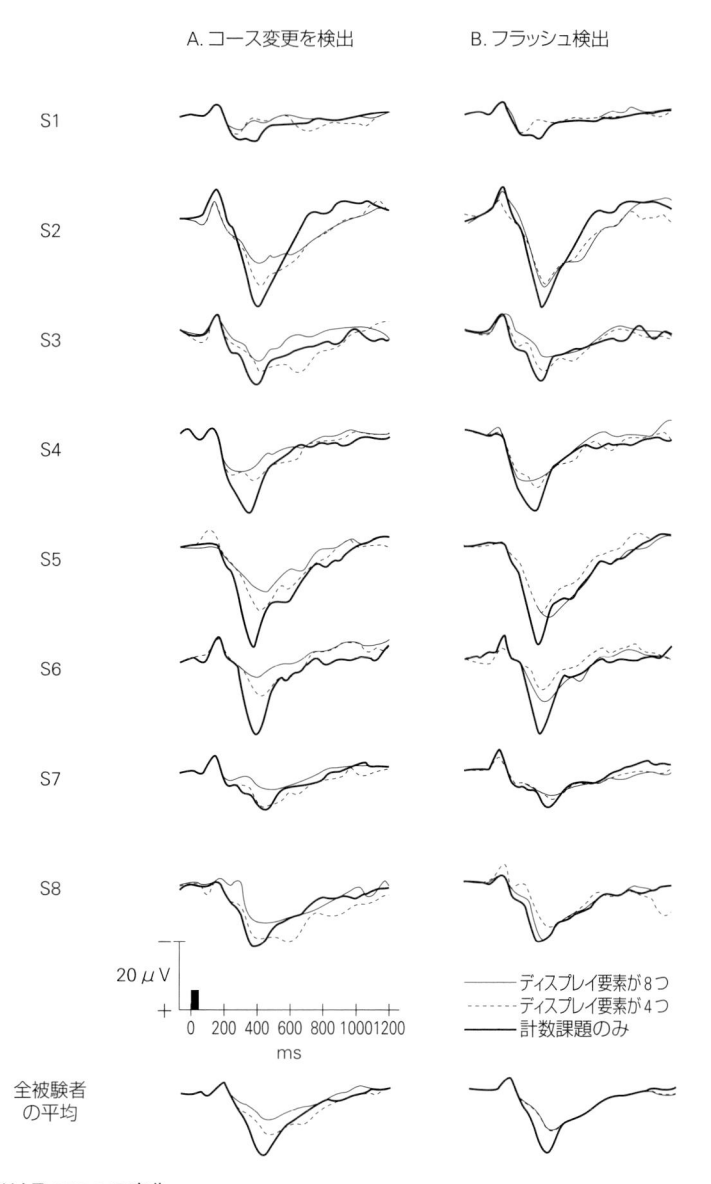

図 3-14　二重課題における P300 の変化
Pz から記録．S1～S8 は個々の被験者．一番下が全被験者を平均した波形．被験者はディスプレイ上を動く標的を監視する課題と，低い音と高い音がランダム順に提示され，高い音の数を数える計数課題を同時に行った．ディスプレイ上の標的は時折強く発光し（B），時折動くコースを変えた（A）．ディスプレイ監視における要素の数の違いによって課題の難易度を操作した．計数課題を単独で行なったとき（太線）と比較して，ディスプレイ上で標的の監視を同時に行なったときに P300 振幅は低下した．さらに，計数課題とコース変更を検出する課題を同時に行なった場合，コース変更の要素が 4 つのとき（破線）よりも 8 つのとき（細線）に P300 振幅は低下した．しかし，計数課題とフラッシュ検出課題を同時に行なった場合には，フラッシュの要素の違いによって P300 振幅は変化しなかった．
(Isreal JB et al: P300 and tracking difficulty: evidence for multiple resources in dual-task performance. Psychophysiology, 17: 259-273, 1980)

処理資源は 3 つの異なる次元を持つ．第 1 に処理段階（知覚，中枢，反応），第 2 に符号化（言語，空間），第 3 に処理のモダリティ（入力：視覚，聴覚；出力：speech, manual）である．処理段階に関して，知覚中枢処理資源は反応関連処理資源から機能的に独立する．Wickens[107]によると，知覚中枢活動（Wickens の報告では知覚認知活動）が反応関連活動とうまく時間共有（timeshare）されうるという考えは，われわれの直観と合致する．われわれはタップしたり，歩いたり，運動したり，書いたりしながら（反応系），同時に周囲の世界に聞き耳を立てたり，眺めたり，考えたり，

from stereotactic depth somatosensory evoked potential recordings. Neurosci Lett, 334: 161–164, 2003.
36) Kaňovský P et al: The selective gating of the N30 cortical component of the somatosensory evoked potential of median nerve is different in the mesial and dorsolateral frontal cortex: evidence from intracerebral recordings. Clin Neurophysiol, 114: 981–991, 2003.
37) Valeriani M et al: Central scalp projection of the N30 SEP source activity after median nerve stimulation. Muscle Nerve, 23: 353–360, 2000.
38) Peterson NN et al: Neural generators of early cortical somatosensory cortical potentials in the awake monkey. Electroencephalogr Clin Neurophysiol, 96: 248–260, 1995.
39) Balzamo E et al: Short-latency components of evoked potential to median nerve stimulation recorded by intracerebral electrodes in the human pre- and post-central areas. Clin Neurophysiol, 115: 1616–1623, 2004.
40) Jones SJ: An "interference" approach to the study of somatosensory evoked potentials in man. Electroencephalogr Clin Neurophysiol, 52: 517–530, 1981.
41) Kakigi R, Jones SJ: Effects on median nerve SEPs on tactile stimulation applied to adjacent and remote of the body surface. Electroencephalogr Clin Neurophysiol, 62: 252–265, 1985.
42) Hoshiyama M, Kakigi R: Changes of the somatosensory evoked potentials during writing with the dominant and non-dominant hands. Brain Res, 833: 10–19, 1999.
43) Starr A, Cohen LG: Gating of somatosensory evoked potentials begins before the onset of voluntary movement in man. Brain, 348: 183–186, 1985.
44) Cheron G, Borenstein S: Gating of the early components of the frontal and parietal somatosensory evoked potentials in different sensory-motor interference modalities. Electroencephalogr Clin Neurophysiol, 80: 522–530, 1991.
45) Cheron G, Borenstein S: Mental stimulation affects the N30 frontal component of the somatosensory evoked potential. Electroencephalogr Clin Neurophysiol, 84: 288–292, 1992.
46) Angel RW et al: Cerebral evoked potential and somatosensory perception. Neurology, 34: 123–126, 1984.

47) Cohen LG, Starr A: Vibration and muscle contraction affect somatosensory evoked potentials. Neurology, 35: 691–698, 1985.
48) Tapia MC et al: Selectivity of attenuation (i.e., gating) of somatosensory potentials during voluntary movement in humans. Electroencephalogr Clin Neurophysiol, 68: 226–230, 1987.
49) Tinazzi M et al: Effect of voluntary contraction on tibial nerve somatosensory evoked potentials. Neurology, 50: 1655–1661, 1998.
50) Duysens J et al: Gating of sensation and evoked potentials following foot stimulation during gait. Exp Brain Res, 105: 423–431, 1995.
51) Staines WR et al: Movement-induced gain modulation of somatosensory potentials and solues H-reflexes evoked from the leg. I. Kinaesthetic task demands. Exp Brain Res, 115: 147–155, 1997.
52) Ghez C, Lenzi GL: Modulation of afferent transmission in the lemniscal system during voluntary movement in cat. Brain Res, 23: 542, 1970.
53) Ghez C, Pisa M: Inhibition of afferent transmission in cuneate nucleus during voluntary movement in the cat. Brain Res, 40: 145–151, 1972.
54) Jiang W et al: Modulation of cutaneous evoked potentials during isometric and isotonic contractions in the monkey. Brain Res, 536: 69–78, 1990.
55) Jiang W et al: Modulation of the cutaneous responsiveness of neuroues in the primary somatosensory cortex during conditioned arm movements in the monkey. Exp Brain Res, 84: 342–354, 1991.
56) Jiang W et al: Modulation of somatosensory evoked responses in the primary somatosensory cortex produced by intracortical microstimulation of the motor cortex in the monkey. Exp Brain Res, 80: 333–344, 1990.
57) Insola A et al: Reduction in amplitude of the subcortical low- and high-frequency somatosensory evoked potentials during voluntary movement: an intracerebral recording study. Clin Neurophysiol, 115: 104–111, 2004.
58) Cohen LG, Starr A: Localization, timing and specificity of gating of somatosensory evoked potentials during active movement in man. Brain, 110: 457–467, 1987.

59) Murase N et al: Abnormal premovement gating of somatosensory input in writer's cramp. Brain, 123: 1813−1829, 2000.
60) Shimazu H et al: Premovement gating of short-latency somatosensory evoked potentials. Neuroreport, 10: 2457−2460, 1999.
61) Jones SJ et al: Centrifugal and centripetal mechanisms involved in the 'gating' of cortical SEPs during movement. Electroencephalogr Clin Neurophysiol, 74: 36−45, 1989.
62) Klostermann F et al: Differential gating of slow postsynaptic and high-frequency spike-like components in human somatosensory evoked potentials under isometric motor interference. Brain Res, 922: 95−103, 2001.
63) Nishihira Y et al: Suppression of cerebral evoked potentials preceding rapid reaction movement. J Sports Med Phys Fitness, 30: 291−296, 1990.
64) Knecht S et al: Facilitation of somatosensory evoked potentials by exploratory finger movement. Exp Brain Res, 95: 330−338, 1993.
65) Arthur DL et al: A neuromagnetic study of selective auditory attention. Electroencephalogr Clin Neurophysiol, 78: 348−360, 1991.
66) Kida T et al: Passive enhancement of the somatosensory P100 and N140 in an active attention task using deviant alone condition. Clin Neurophysiol, 115: 871−879, 2004.
67) Nakata H et al: Mechanisms of differences in gating effects on short-latency and long-latency somatosensory evoked potentials relating to movement. Brain Topo, 15: 211−222, 2003.
68) Hari R, Forss N: Magnetoencephalography in the study of human somatosensory cortical processing. Phil Trans R Soc Lond B, 354: 1145−1154, 1999.
69) Kakigi R et al: The somatosensory evoked magnetic fields. Prog Neurobiol, 61: 495−523, 2000.
70) Kakigi R et al: Gating of somatosensory evoked responses during active finger movements: magnetoencephalographic studies. J Neurol Sci, 128: 195−204, 1995.
71) Lin Y-Y et al: Differential effects of muscle contraction from various body parts on neuromagnetic somatosensory responses. Neuroimage, 11: 334−340, 2000.
72) James W: The Principles of Psychology. Holt: New York, 1892.
73) Cherry EC: Some experiments on the recognition of speech with one and two ears. Journal of the Acoustical Society of America 25: 975-979, 1953.
74) Broadbent DE: Perception and Communication. Pergamon Press: London, 1958.
75) Treisman AM: Strategies and models of selective attention. Psychol Rev, 76: 282−299, 1969.
76) Deutch JA, Deutch D: Some theoretical considerations. Psychol Rev, 70: 80−90, 1963.
77) Kahneman D: Attention and Efforts. Englewood Cliffs, Prentice Hall: NJ, 1973.
78) Norman DA, Bobrow DG: On data-limited and resource-limited processes. Cognit Psychol, 7: 44−64, 1975.
79) Pavlov IP: Conditioned Reflexes. Clarendon Press: Oxford, 1927.
80) Walter WG et al: Contingent negative variation: an electric sign of sensory-motor association and expectancy in the human brain. Nature, 203: 380−384, 1964.
81) Sutton S et al: Evoked-potential correlates of stimulus uncertainty. Science, 150: 1187−1188, 1965.
82) Körnhuber HH, Deecke L: Hirnpotentialänderungern bei Willkürbewegungen und passiven Bewegungen des Menschen. Bereitschaftspotential und reafferente Potentiale. Pflügers Arch Gesamte Physiol Menschen Tiere, 284: 1−17, 1965.
83) Spong P et al: Selective attentiveness and cortical evoked responses to visual and auditory stimuli. Science, 148: 395−397, 1965.
84) Hillyard SA et al: Electrical signs of selective attention in the human brain. Science, 182: 177−180, 1973.
85) Näätänen R et al: Early selective-attention effect on evoked potential reinterpreted. Acta Psychol (Amst), 42: 313−329, 2000.
86) Hansen JC, Hillyard SA: Effects of stimulus rate and attributing cuing on event-related potentials during selective attention. Psychophysiology, 21: 394−405, 1984.
87) Hansen JC, Hillyard SA: Endogenous brain potentials associated with selective auditory attention. Electroencephalogr Clin Neurophysiol, 49: 277−290, 1980.
88) Giard M-H et al: Several attention-related waveforms in auditory areas: a topographic study. Electroencephalogr Clin Neurophysiol, 69: 371−384, 1988.

89) Desmedt JE, Robertson D: Differential enhancement of early and late components of the cerebral somatosensory evoked potentials during forced-paced cognitive tasks in man. J Physiol (Lond.), 271: 761−782, 1977.
90) Näätänen R: Attention and Brain Function. Lawrence Erlbaum Assoc: Hillsdale, 1992.
91) Michie PT: Selective attention effects on somatosensory event-related potentials. Ann N Y Acad Sci, 425: 250−255, 1984.
92) Michie PT et al: The effects of spatial selective attention on the somatosensory event-related potential. Psychophysiology, 24: 449−463, 1987.
93) García-Larrea L et al: Mapping study of somatosensory evoked potentials during selective spatial attention. Electroencephalogr Clin Neurophysiol, 80: 201−214, 1991.
94) García-Larrea L et al: Somatosensory responses during selective spatial attention: The N120-to-N140 transition. Psychophysiology, 32: 526−537, 1995.
95) Kida T et al: Differential modulation of frontal and temporal components of somatosensory N140 and the effect of interstimulus interval in a selective attention task. Cogn Brain Res, 19: 33−39, 2004.
96) Teder W et al: Interstimulus interval and selective attention effect on auditory ERPs: "N1 enhancement" versus processing negativity. Psychophysiology, 30: 71−81, 1993.
97) Kida T et al: Resource allocation and somatosensory P300 amplitude during dual task: effects of tracking speed and predictability of tracking direction. Clin Neurophysiol, 115: 2616−2628, 2004.
98) Näätänen R et al: Do event-related potentials reveal the mechanism of the auditory sensory memory in the human brain? Neurosci Lett, 98: 217−221, 1989.
99) Näätänen R: The mismatch negativity: a powerful tool for cognitive neuroscience. Ear Hear, 16: 6−18, 1995.
100) Alho K: Cerebral generators of mismatch negativity (MMN) and its magnetic counterpart (MMNm) elicited by sound changes. Ear Hear, 16: 38−51, 1995.
101) Rinne T et al: Separate time behaviors of the temporal and frontal mismatch negativity sources. Neuroimage, 12: 14−19, 2000.
102) Sato Y et al: The effect of deviant stimulus probability on the human mismatch process. Neuroreport, 11: 3703−3708, 2000.
103) Titiinen H et al: Attentive novelty detection in humans is governed by pre-attentive sensory memory. Nature, 372: 90−92, 1994.
104) Schröger E: A neural mechanism for involuntary attention shifts to changes in auditory stimulation. J Cogn Neurosci, 8: 527−539, 1996.
105) Kekoni J et al: Rate effect and mismatch responses in the somatosensory system: ERP-recordings in humans. Biol Psychol, 46: 125−142, 1997.
106) Novan D, Gopher D: Task difficulty, resources and dual-task performance. In: Nickerson RS et al eds, Attention and Performance Ⅷ, Lawrence Erlbaum Associates, Hillsdale: NJ, pp.297−315, 1980.
107) Wickens CD: Processing resources and attention. In: Damos DL et al eds, Multiple-task Performance, Taylor & Francis: London, pp.3−34, 1991.
108) Kok A: On the utility of P3 amplitude as a measure of processing capacity. Psychophysiology, 38: 557−577, 2001.
109) Isreal JB et al: P300 and tracking difficulty: evidence for multiple resources in dual-task performance. Psychophysiology, 17: 259−273, 1980.
110) Sirevaag EJ et al: Resource reciprocity: an event-related brain potentials analysis. Acta Psychol (Amst), 70: 77−97, 1989.
111) Wickens CD et al: Performance of concurrent tasks: A psychophysiological analysis of reciprocity of information processing resources. Science, 221: 1080−1082, 1983.
112) Kok A: Event-related (ERP) reflections of mental resources: A review and synthesis. Biol Psychol, 45: 19−45, 1997.
113) Jones EG, Friedman DP: Projection pattern of functional components of thalamic ventrobasal complex on monkey somatosensory cortex. J Neurophysiol, 48: 521−544, 1982.

［木田　哲夫］

4. 無意識下の感覚情報と運動

　日常生活，スポーツ活動，楽器の演奏など，どのような運動であれ，その遂行には視覚や体性感覚などの感覚情報が重要な存在となる．その感覚情報の成り立ちは，運動に伴う環境からの刺激や身体内部からの感覚刺激が受容器を経て感覚入力となり，感覚神経を上向し中枢神経系に到達し，そこでさまざまな処理を受けるという過程をたどる．これらの情報処理過程では，刺激の検出や同定など感覚様相に即した処理，さらに刺激の弁別・認知・判断など高次の情報処理が行なわれる．これら一連の知覚過程に伴い，多くの場合，知覚の意識化，つまり知覚体験が生じる．しかし，実際の運動場面では，刺激の知覚に常に知覚体験が伴うとは限らない．むしろ逆に，感覚刺激に意識を向けるとかえってスムーズな動作が妨げられることさえある．したがって，運動遂行にかかわる感覚刺激の多くは意識に上るかたちで知覚されるのではなく，むしろ無意識下で運動遂行に貢献していると考えるべきなのかもしれない．

　また，知覚が意識体験を伴う場合であっても，感覚・知覚情報が必ずしも実際の状況を正確に反映しているとは限らない．例えば，野球のピッチャーが投げる変化球は，バッターから見ると実際の物理的軌跡よりも極端に大きく変化してくるように見える（一種の錯覚が生じる）．したがって，バッティング成功の決め手となるのは，ボールの軌跡がどう見えたかということではなく，実際のボールの軌跡にどう正しく対処したかということになる．つまり，バッティング動作は，意識に上る知覚結果ではなく刺激の物理特性に基づいて行なわれるのである．その意味では，知覚と運動の間に何らかの不一致・乖離が生じていると考えることができる．

　随意運動における感覚や知覚の役割に関してはかなり古くから研究されてきているが[1]，意識・無意識あるいは知覚と運動の乖離といった観点からこの問題に言及するようになったのは，ここ10～20年のことである．この種の研究は，神経科学や神経心理学など異なる複数の分野で進められてきており，例えば，脳損傷患者における感覚麻痺と運動の関係[2]，健常者における知覚マスキング（無知覚）条件下の運動反応[3,4]，あるいは錯視図形を用いた知覚－運動反応[5]など，知覚と運動の乖離を示す知見が次々に報告されている．本項ではそれらの代表的な研究に言及し，今後の感覚－運動制御研究の新たな切り口を展望する．

1）脳損傷による感覚麻痺患者の無意識下の知覚と運動反応

　無意識下の感覚情報がどのように運動に貢献しているかについては，脳損傷患者の知覚と運動反応を調べた貴重な知見がしばしば報告されてきた．脳損傷患者の場合，通常，損傷部位が同定されていることから，知覚や運動の行動的特徴を脳の損傷部位と関連づけて解釈することが比較的容易になる．

　脳損傷患者 JA を調べた Rossetti ら[2] の報告は，体性感覚と運動の乖離を調べた数少ない研究報告のひとつである．患者 JA は，視床の腹側後外側核（ventral posterolateral nucleus, VPL）の損傷により右半身の感覚が麻痺していた．Rossetti らは患者 JA に対し，麻痺側である右手8カ所に触覚刺激をランダムに計40回与え，各刺激部位を健側の左手で指示させるという知覚判断テストを実施した．触覚刺激は麻痺側の右手に呈示されたので，当然のことながら，JA はその刺激された位置を尋ねられても言葉で答えることはできなかった．しかし，左手で指示させた場合は，偶然当たる確率（1/8）よりもはるかに高い正答率（17/40）を示した．つまり，JA は刺激されたところを認知することはできなかったが，からだはある程度正しく応答していたということになる．Rossetti[6] の推察によると，刺激の知覚体験を生じさせる経路は皮膚受容器から視床 VPL，一次体性感覚野を経て頭頂連合野に至る経路であり，患者 JA の左手による刺激位置への正しい指示動作は，損傷部位の VPL を迂回して頭頂連合野に至る別の経路（視床後核群内側部 Pom など）の働

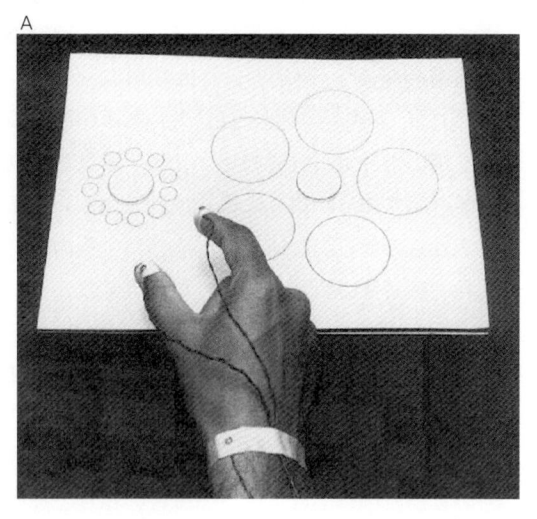

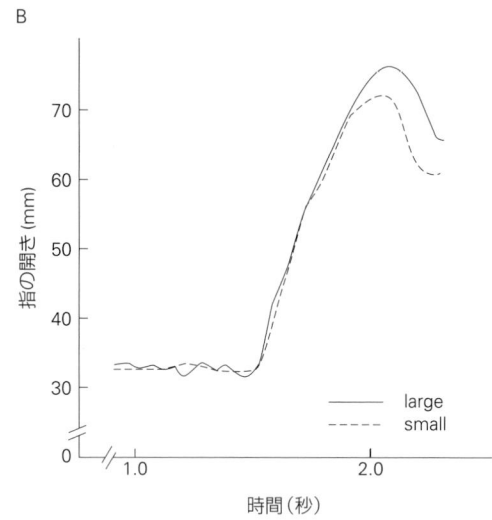

図3-15 大きさ錯視図形に対するつまみ動作
A：被験者の課題は，大きさ錯視図形の中央円の大きさの判断課題および中央円の上に置いたディスクをつまみ上げる運動課題．
B：左右の中央円が同じ大きさに見える場合の指の開きの最大値（縦軸）は，ディスクの大きさ（large と small）に応じて決定される．
(Aglioti S et al: Size-contrast illusions deceive the eye but not the hand. Curr Biol, 5: 679-85, 1995)

きによる，ということである．

知覚と運動の乖離を示す例は視覚でも報告されている．Goodale ら[7]は視覚（形態視）失認患者 DF に対し，手や葉書がちょうど入る細いスロットを垂直，水平などさまざまな方向で呈示し，そのスロットの方向を判断させた．患者 DF は形態視失認のためスロットの方向はまったくわからなかった．しかし，そのスロットに手を差し込むように要求すると，健常者とまったく同じようにいとも簡単にそれを実行することができた．したがって，患者 DF は物体の形態はよくわからなかったが，それに対する運動反応は正常に実施することができたということになる．Goodale らによれば，患者 DF の脳損傷は一次視覚野から側頭葉皮質に投射する腹側経路（色・形態視）に障害があったためスロットの方向を認知することができなかったが，頭頂連合野に至る背側経路（空間視，運動につながる視覚経路）は正常だったため運動が正常に遂行できた，ということである．

以上の脳損傷患者の例は，刺激に対する運動反応においては知覚の意識体験が必ずしも必須ではなく，むしろ知覚体験を生じさせる情報処理と運動系の情報処理がそれぞれ別の神経経路で並列的に行なわれているという可能性を示唆している．これらは脳損傷患者からの知見であるが，健常者においても，刺激の知覚体験が運動遂行のために必須の情報処理過程ではない可能性がある．次節では健常者における知覚と運動の乖離に言及する．

2）健常者にみられる知覚と運動の乖離－錯視と運動

（1）幾何学的錯視と運動反応

健常者における知覚と運動の乖離については，これまで，幾何学的錯視を用いた研究[5, 8-10]がいくつか報告されている．例えば，Aglioti ら[5]は大きさ錯視図形（Titchener circles）を用いた実験を行ない，運動反応が錯視ではなく錯視図形の物理的な大きさに依存して制御されることを示した．Aglioti らが用いた Titchener circles 錯視は，あるひとつの円（中央の円）がそれよりも小さな複数の円で囲まれているとその中央円は比較的大きく見え，大きな円で囲まれていると小さく見えるというものである（図3-15A）．Aglioti らは，被験者に中央円の大きさの知覚判断を行なわせると

ともに，中央円の上に置いた円盤状のチップをつまみあげる運動課題も行なわせた．その結果，中央円の大きさが（実際は異なっているが）知覚的に同じ大きさに見えても，チップをつまむときの指の最大の開きは，その錯視の影響を受けずに中央円の実際の物理サイズに依存することがわかった（図3-15B）．これは，錯視で歪められた知覚が指の開きの制御には利用されていなかったことを示している．この現象は，つまみ動作時の手とチップの両方を視覚的に遮断しても[8]，また，つまみ動作に至るまでの手のリーチング動作の初期段階で視覚を遮断しても[9]，同じように生じることが確認された．したがって，錯視図形に対するリーチングとつまみ動作は，その初期プランニングからつまみ動作のオンライン制御に至るまで，錯視による歪んだ知覚には影響されないようである．

これらの知見と同様に，矢羽図形によるMüller Lyer錯視（羽が外向きのときは矢の軸が長く感じ，内向きのときは短く感じる）を用いた研究[10]でも，その矢羽の軸の両端をつまむ動作にはやはり錯視の影響が現れないという結果が示されている．したがって，視覚と運動の間には確かに不一致があり，視覚刺激に対する運動反応がその知覚体験に基づいて遂行されるとは必ずしもいえないようである．

運動の制御が必ずしも知覚体験に依存していないという知見は，外界を知覚するための視覚と運動を実行するための視覚がそれぞれ乖離している可能性を示している．またその背景には，GoodaleとMilner[11]が提唱した2つの視覚経路，すなわち，物体の色や形態に関する視覚経路（腹側経路）と空間視・運動に結びつく視覚（背側経路）の視覚経路の存在が重要な役割を果たしているものと思われる．

(2) 運動錯視とポインティング動作

錯視には，幾何学的錯視のほかに，実際は静止している刺激が知覚体験としては動いて見えるという運動錯視（誘導運動や運動残効）がある．運動錯視の場合も，幾何学的錯視と同様，運動反応はその影響を受けないのであろうか．つまり，実際は静止しているのに動いて見えるという刺激に対して手を伸ばそうとするとき，その運動はどのように遂行されるのか，という疑問である．

これについてはBridgemanら[12]が誘導運動を用いた研究を報告している．Bridgemanらは，矩形図形にランダムドットをちりばめた背景刺激（中央には凝視点として小さな黒い矩形部分がある）を左右に1.66Hzで周期的に動かし，被験者にはその中央の凝視点を急速眼球運動で追従させた．同時に，背景刺激の動きに合わせて同じ方向・周期で小さな視覚刺激を動かし，それをポインティングの標的刺激とした．その状況下では，標的刺激は実際には動いているにもかかわらず被験者には静止しているように見える．またこれとは逆に，標的刺激を画面中央に静止させると，その標的刺激は背景とは逆方向に動いて見える（誘導運動）．実験では，背景刺激が2周期分動いた時点で背景刺激と標的刺激の双方を瞬時に消し，その標的刺激のあったところを手指で素早くポインティングさせた．その結果，被験者のポインティング動作は，誘導運動ではなく標的刺激の物理的な位置に引き寄せられていたことがわかった（図3-16）．つまり，刺激に対する運動反応は，刺激がどのように見えたかではなく，その物理的な位置に基づいて制御されることが示唆された．

(3) 運動残効とポインティング動作

運動錯視のもうひとつの例として運動残効がある．運動残効は，一方向に動いている刺激の流れをしばらく見た後，静止しているものに視線を移すとそれが逆方向に動いて見えるというものである．これまでのところ，運動残効を用いて知覚と運動反応の関係を調べた研究はほとんどなく，わずかに北島[13]と著者ら[14]の報告しかない．

北島[13]は，比較的強力な運動残効を生じさせたときのポインティング動作を調べ，ポインティング動作が運動残効の動きの方向に偏奇することを報告している．これは，Bridgemanら[12]の報告，すなわち，ポインティング動作は誘導運動による錯視には影響を受けない，という知見とは逆の結

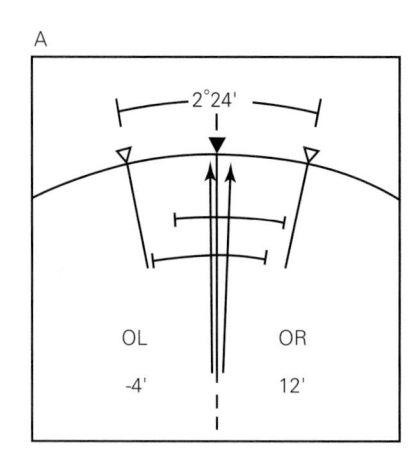

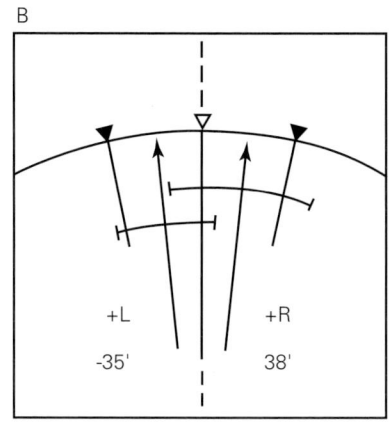

図3-16 誘導運動に対するポインティング動作
矢印はポインティングした位置を，▼は標的刺激の実際の位置を，▽は知覚上の見えの位置をそれぞれ示す．
A：標的刺激は実際には静止しているが，背景刺激の左右へのステップ状の動きにより誘導運動が生じ，知覚体験としては左右に動いているように見える．この場合の標的刺激に対するポインティングは，実際の標的位置付近を指している．
B：標的刺激は背景刺激の動きと同期して左右に動くため，知覚体験上は静止しているように見える．そのときのポインティングは標的刺激の実際の動きに引き寄せられている．
(Bridgeman B et al: Segregation of cognitive and motor aspects of visual function using induced motion. Percept Psychophys, 29: 336-342, 1981)

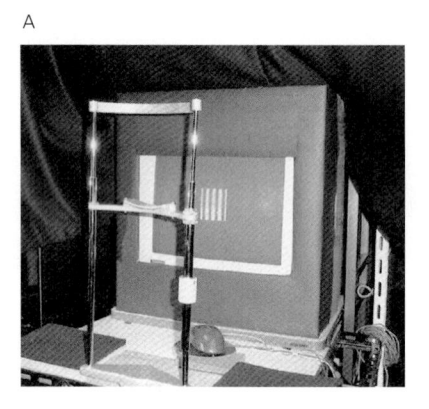

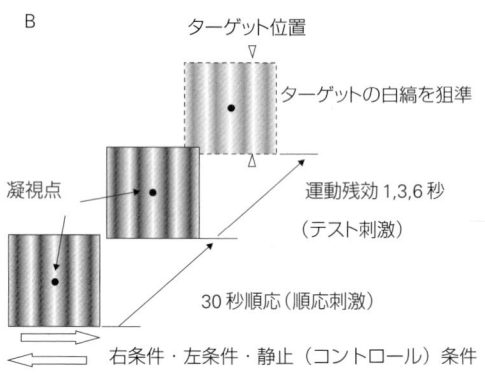

図3-17 運動残効に対するポインティング反応実験の装置と課題
A：画面中央の刺激呈示窓（6×6cm）に白黒縞模様が呈示される．被験者は顎台に顔を固定し手前のマウスボタンに指を置き，画面上のターゲットへのポインティングをすばやく正確に行なう．
B：右または左に流れる白黒の縦縞模様を30秒間凝視させ（順応刺激），その後それを静止させると（テスト刺激），被験者は運動残効を知覚する．被験者は，テスト刺激が1,3,6秒後に画面から消えたらターゲット位置を素早くポインティングする．

果である．この差異はBridgemanらと北島の実験方法や運動錯視の種類の違いに起因している可能性もあるが，以下に示す著者ら[14]の研究がBridgemanらと北島の知見の矛盾をある程度補完している．

著者ら[14]の実験では，パソコンモニタ上の刺激呈示エリア（6×6cm）に視角12.5°/sの速度で水平方向に流れる白黒の縦縞模様を呈示し（図3-17A），被験者に画面中央の視標を凝視させた．この状況に被験者を30秒間曝露し（順応），その

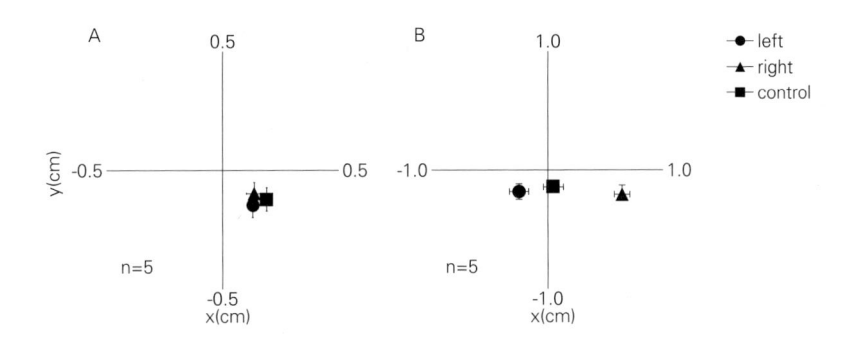

図3-18　運動残効と実際運動に対するポインティング誤差
原点は誤差ゼロの位置．横軸は水平方向，縦軸は垂直方向の誤差．いずれも1，3，6秒条件の平均値を示す．
A：運動残効知覚後のポインティング誤差は，運動残効の方向には依存しない．
B：運動残効とほぼ同じ速度で実際に動く刺激に対するポインティングは，刺激の移動方向に偏奇する．

後，その縦縞模様を静止させることで被験者に運動残効を知覚させた（図3-17B）．運動残効は平均的には6〜7秒間持続したが，静止刺激を1，3，あるいは6秒後に画面上から消去した．これにより運動残効の知覚時間（運動反応直前の運動残効の強さ）を操作した．被験者は，静止刺激が消えると同時に素早く右手第2指で静止刺激の白縞部分（標的）へのポインティングを行なった．被験者のポインティングした位置の誤差を調べたところ，どの運動残効知覚時間（1，3，6秒）でもポインティング位置は運動残効の方向に影響を受けなかった（図3-18A）．同様の実験を手が見える条件と見えない条件下でも実施したが，やはりポインティング位置は運動残効の方向には影響されなかった．さらに，運動残効と同じ速度（0.4°/s）で実際に動く縦縞模様を1，3，6秒間呈示し，その消去を合図にポインティングを行なわせたところ，ポインティング位置は呈示した縦縞模様の流れの方向に明瞭に偏奇した（図3-18B）．これらの結果から，運動反応は運動錯視にはほとんど影響を受けず，むしろ刺激の物理的な位置や動きに依存して制御されることが示唆された．

著者ら[14]と北島[13]の実験結果は一致しなかったが，それは運動残効の強度の違いによるものだったのかもしれない．北島が用いた運動残効はほぼ1分以上にわたって持続するものだったが，著者らの実験ではわずか7秒程度だった．したがって，強い運動残効は認知的な面から運動制御に影響を及ぼすものと考えられるが，弱い運動残効に関しては運動にほとんど影響を及ぼさないものと思われる．この後者の場合，視覚的に感じた知覚（錯視）とそれに対して行なった運動反応には確かに乖離があったということになる．さらに著者らの実験では，運動残効と同程度の速度で動く実際運動の場合には，明らかにポインティング動作はその影響を受けていた．したがって，運動制御は見かけ上の動きの知覚に依存するのではなく，刺激の物理的な動きに即して制御されるものと推察される．このことから類推すると，本項の冒頭でふれた変化球に応じたバッティング動作についても，ボールの知覚体験上の変化ではなく実際の軌跡に対応しているとする見解は，妥当なところかもしれない．

3）無意識的知覚に誘発される運動反応

日常生活やスポーツ活動における運動・動作の多くは，視覚，聴覚，体性感覚刺激などに応じて起こされる運動反応である．その場合，常識的にいえば，刺激を知覚し，なおかつその知覚体験をもつことによってはじめて動作を起こすことが可能となる．つまり，刺激に対して運動反応を開始するためには，その刺激の検出，同定，認知などに関する知覚情報処理が必須といえる[15]．しかし，脳損傷患者にみられた感覚麻痺下の運動反応と同

様，健常者であっても知覚体験を伴わない刺激に対して運動反応を起こすことが可能であるという知見が，しばしば報告されている[3, 4, 16-18].

(1) 急速眼球運動中の見えない刺激に対するポインティング

Goodleらのグループ[16]は，視覚刺激を呈示後その刺激を突然30〜50cm右方向に移動し，それに対して素早くポインティングをさせるという実験を行なった．このような状況下では，視標が移動すると眼球はそれを追って急速眼球運動（サッケード）を起こし，その直後に手が動いてポインティング動作が遂行される．Goodaleらは，眼球がサッケードを起こしているときにさらにその視標を数センチメートル移動させ，そのときの眼球運動と手のポインティング動作を観察した．一般に，サッケード中は視覚情報処理が抑制される[19]．したがって，被験者は視標の2回目の移動にはまったく気がつかなかったが，眼球運動は2段階のサッケードにより2回目の視標移動を忠実に追っていた．しかし，そのときのポインティング動作は，途中で修正したと思われるような2段階的な軌跡の変化はみられず，非常にスムーズな動きで視標の最終位置に到達するというものであった．Goodaleらの解釈では，このような意識に上らない無知覚的な刺激に対する反応には，刺激の認知にかかわる外側膝状体系の視覚情報処理経路ではなく，眼球運動の制御などにかかわる第2視覚系，つまり網膜から上丘・視床枕を経由し頭頂連合野に至る経路が関与しているということである．

(2) 逆向マスキング下の無意識的知覚と反応時間

無知覚刺激に対する運動反応の現象は，逆向マスキングを利用した研究によっても報告されている[4, 20]．逆向マスキングとは，感覚閾値付近の弱い刺激を呈示した後，数十ミリ秒の時間遅れで比較的強い刺激を呈示すると，最初に呈示した弱い刺激が知覚できなくなる，という現象である．TaylorとMcCloskey[4]は，視覚マスキング状況下で選択反応課題を用い，先行する弱い刺激の有

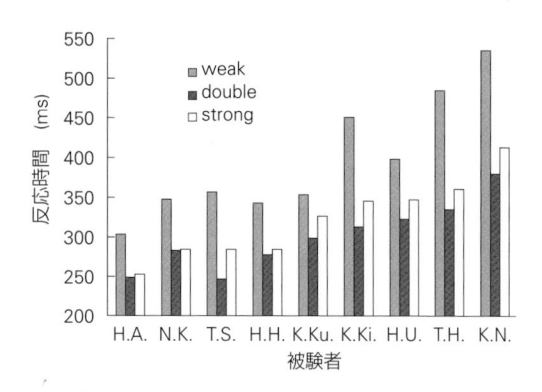

図3-19 逆向マスキング下の反応時間
すべての被験者において，逆向マスキング（double）条件下の反応時間は後続刺激のみ（strong）よりも短縮し，先行刺激のみ（weak）の反応時間は刺激強度が弱いことから著しく延長している．
（高井晋次ほか：逆向マスキング・パラダイム下の体性感覚反応時間に及ぼす無自覚的知覚の影響．体育学研究，45: 333-346, 2000）

無と選択反応時間の関係を調べた．その結果，視覚マスキングにより先行刺激が見えていなかった場合でも，反応時間はその先行刺激に対する反応とみなせるものであった．KlotzとNeumann[20]も同様の結果を報告している．これらの知見は，見えないはずの刺激でも反応を促進することを示している．

同様の知見は，体性感覚に関しても報告されている．その最初の報告は1996年のMacIntyreとMcComas[3]による選択反応課題を用いた研究である．それに続いて著者ら[17, 18]も単純反応課題による体性感覚マスキング実験を行ない，先行研究と一致する結果を得ている．著者らの実験[17]では，先行刺激として感覚閾値をわずかに上回る強度（感覚閾値の1.2〜1.5倍）の0.2ms幅の電気刺激を右手の手根部正中神経に経皮的に与え，その40ms後に，感覚閾値の4〜5倍の比較的強い電気刺激を後続刺激として呈示した．この刺激呈示条件下では，被験者は先行刺激を知覚することができなかった（つまりマスキングが生じた）．このような逆向マスキング条件下で，どのような刺激であれ刺激を感じたらできるだけ素早くキー押し反応をするという単純反応時間課題を実施したところ，9名すべての被験者で，マスキング条件下（double）の反応時間が後続刺激のみ（strong）

条件よりも一律に短くなった（図3-19）．さらに先行刺激と後続刺激の呈示間隔を20, 40, 60msと変化させたところ[18]，後続刺激から測定した反応時間（図3-20，■）が徐々に短くなった．おそらく先行刺激が運動反応のトリガーの役割を果たしたものと考えられる．反応時間を先行刺激から計測してみると（図3-20，□），後続刺激が先行刺激に近づくにつれて反応時間が短くなっていることがわかる．これは後続刺激が運動準備過程をさらに促進したことを示している．ここで重要なことは，被験者は先行刺激にはまったく気がついていなかったという点である．つまり，先行刺激の知覚は意識には上っていなかったが，運動系の情報処理に対しては確実に貢献していたということになる．

以上の一連の実験結果からいえることは，刺激に対する反応のための運動系準備情報処理は，必ずしも刺激の知覚体験に基づいて引き起こされるわけではない，ということである．知覚と運動の間の乖離現象は，このような逆向マスキング下の反応時間にも顕著にあらわれている．

4）まとめと今後の展望

感覚・知覚と運動の関係については，従来から，刺激の知覚・認知結果に基づいて運動の選択・実行がなされると考えられてきた[15]．しかし，すでに述べてきたように，感覚麻痺の脳損傷患者が知覚できないはずの刺激に対して運動反応が可能であったり[2]，形態視失認患者が知覚的にはわからないはずの呈示刺激に適切に反応できるなど[7]，意識体験としての知覚と運動反応の乖離を示す現象が少なからず報告されている．これらの知見は，知覚体験に至る知覚系情報処理と運動反応に結び付く運動系情報処理が時系列的・直列的でなく，むしろ並列処理の関係にある可能性を示している．健常者についても，錯視と運動反応の知見[5, 8-10, 12-14]や感覚マスキングと反応時間の知見[3, 4, 17, 18, 20]が報告されており，運動反応の遂行に必ずしも感覚・知覚の意識化が必要ではない可能性が示唆されている．

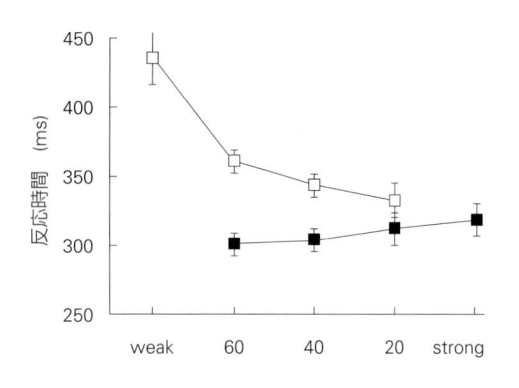

図3-20 逆向マスキング下の反応時間に及ぼす刺激間隔の影響
黒四角（■）は後続刺激から測定した反応時間，白四角（□）は先行刺激から測定した反応時間．横軸の20, 40, 60は先行刺激と後続刺激の呈示間隔（ms）を示す．先行刺激の呈示が20, 40, 60msと早くなるに従い反応時間（■）は短縮し（先行刺激のトリガー効果），後続刺激が先行刺激に近づくに従い反応時間（□）は短縮する（後続刺激による促進効果）．
(Imanaka K et al: Effects of nonconscious perception on motor response. Hum Mov Sci, 21: 541-561, 2002)

知覚と運動の乖離を生じさせている脳のしくみに関しては，すでに各節でも述べたように，いくつかの仮説的な見解が示唆されている．例えば，Rossetti[6]が指摘している視床から頭頂連合野に至る複数の経路の関与，Goodaleら[16]が示した外側膝状体系の視覚経路と上丘を経由する第2視覚系と呼ばれる視覚経路の関与，あるいはGoodaleとMilner[11]のモデルにあるように，視対象の形態や色の認知にかかわる腹側経路と空間的処理や運動に結び付く視覚情報処理を司る背側経路があり，その一方が変調をきたすことによって知覚と運動に乖離が生じる，とする見解などである．

ここで，さらにもうひとつ言及しておきたいのは，ルドゥー[21]の情動の脳機能に関する考え方である．情動システムはヒトを含む哺乳動物一般に共通するシステムである．例えば，天敵に遭遇した動物を例にとると，そのときの情動刺激は視床を介して快・不快の処理中枢である扁桃体の外側核というところに直接入力し，即座に情動反応が生じる（図3-21，低位経路）．この低位経路は，大脳皮質を経由して扁桃体に至る高位経路に比べて短いため，その処理が速い．その結果，素早い回避・闘争行動が可能となる．しかし，低位経路

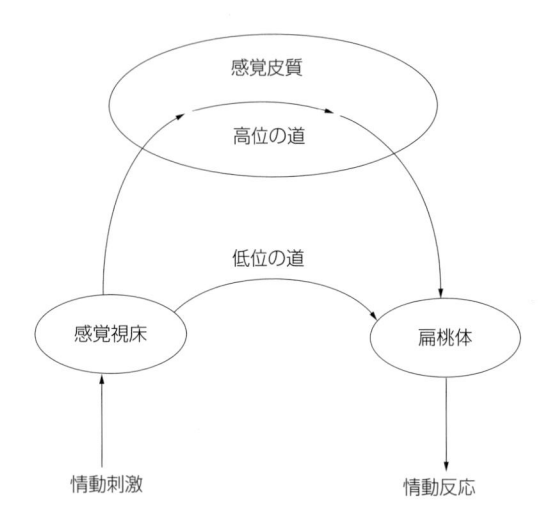

図3-21 情動システムにおける扁桃体への低位経路と高位経路

情動刺激は視床から扁桃体に直接入力し（低位の道），その扁桃体の働きにより情動反応が発現される．他方，情動刺激は感覚皮質にも伝達され（高位の道），高次の情報処理を受けた後再び扁桃体に投射する．低位経路は情動反応を素早く実行することに貢献し，高位経路は情動刺激の精緻な処理や意識体験に貢献する．
（ルドゥー F 著, 松本 元ほか訳:エモーショナル・ブレイン情動の脳科学. 東京大学出版会, 2003）

は感覚皮質や連合野を通らないため，その情報は粗雑であり意識体験も生じない．快・不快刺激などの情動性刺激を先行刺激として使った逆向マスキング実験[22]では，被験者がその情動性の先行刺激に気がつかなくても皮膚電気反応には情動反応が生じたということである．つまり，情動システムにおいても，知覚できない刺激が反応に影響を及ぼすというわけである．さらに情動の意識体験に関しては，扁桃体から前頭前野ワーキングメモリに情報が送られて初めて情動が意識化されるという．したがって，情動反応が情動の意識体験に先行して生起し得ることは，極めてよく理解できる．

人間の運動行動の多くは動機や意欲に基づいて遂行される．したがって，刺激に対する運動反応にも情動システムは少なからず関与しているものと考えられる．そう考えると，情動システムにおける粗雑ではあるが処理が速い視床-扁桃体路系の低位経路が，運動反応の促進に寄与しているとしても不思議ではない．他方，環境刺激や情動性刺激からの感覚入力が視床経由で大脳皮質に到達し（高位経路），さらにワーキングメモリに情報が送られて初めて知覚体験が生じるということを考慮すると，知覚体験を伴わずに運動反応が発現するという現象に情動システムが関与している可能性も低くはない．こういった情動システムの関与の考え方は，意識的・無意識的知覚と運動制御の関係を探っていく上で，ひとつの重要な方向を示唆しているように思われる．

知覚と運動の乖離や無意識的知覚と運動反応の関係に関しては，以上，概観してきたように，さまざまな考えが提起されてきた．どれが正しいかは今後の研究の進展に委ねるとして，いずれの考え方も，これらの乖離現象が不可解な現象ではなくむしろ当然の帰結であることを示しているように思われる．今後さらにこれらの背景にある神経経路や情報処理メカニズムを明らかにし，さらには日常生活やスポーツ動作でそれらがどのように活用されているのかを解き明かしていくことが，今後の重要な課題であろう．

文献

1) Sherrington CS: Integrative Action of the Nervous System. Scribner: New York, 1906.
2) Rossetti Y et al: Implicit processing of somaesthetic information: a dissociation between where and how ? Neuroreport, 6: 506-510, 1995.
3) MacIntyre NJ, McComas AJ: Non-conscious choice in cutaneous backword masking. Neuroreport, 7: 1513-1516, 1996.
4) Taylor JL, McCloskey DI: Selection of motor responses on the basis of unperceived stimuli. Exp Brain Res, 110: 62-66, 1996.
5) Aglioti S et al: Size-contrast illusions deceive the eye but not the hand. Curr Biol, 5: 679-85, 1995.
6) Rossetti Y: Implicit short-lived motor representations of space in brain damaged and healthy subjects. Conscious Cogn, 7: 520-558, 1998.
7) Goodale MA et al: A neurological dissociation between perceiving objects and grasping them. Nature, 349: 154-156, 1991.
8) Haffenden AM, Goodale MA: The effect of

pictorial illusion on prehension and perception. J Cogn Neurosci, 10: 122-136, 1998.
9) Danckert JA et al: A temporal analysis of grasping in the Ebbinghaus illusion: planning versus online control. Exp Brain Res, 144: 275-280, 2002.
10) Daprati E, Gentilucci M: Grasping an illusion. Neuropsychologia, 35: 1577-1582, 1997.
11) Goodale MA, Milner AD: Separate visual pathways for perception and action. Trends Neurosci, 15: 20-25, 1992.
12) Bridgeman B et al: Segregation of cognitive and motor aspects of visual function using induced motion. Percept Psychophys, 29: 336-342, 1981.
13) 北島洋樹：運動残効が視覚－運動協応に与える影響について．労働科学，71: 270-278, 1995.
14) Nishizawa M et al: Effects of a visual illusion induced by the motion aftereffect on manual aiming. Sensorimotor Coordination 2003. In: Carson R ed, Behavioural modes and neural mechanisms, Fraser Island: Queensland, p.51, 2003.
15) Schmidt RA, Lee TD: Motor control and learning: A Behavioral Emphasis. Human Kinetics: Champaign, 1999.
16) Goodale MA et al: Large adjustments in visually guided reaching do not depend on vision of the hand or perception of target displacement. Nature, 320: 748-750, 1986.
17) 高井晋次ほか：逆向マスキング・パラダイム下の体性感覚反応時間に及ぼす無自覚的知覚の影響．体育学研究，45: 333-346, 2000.
18) Imanaka K et al: Effects of nonconscious perception on motor response. Hum Mov Sci, 21: 541-561, 2002.
19) Shioiri S, Cavanagh P: Saccadic suppression of low-level motion. Vision Res, 29: 915-928, 1989.
20) Klotz W, Neumann O: Motor activation without conscious discrimination in metacontrast masking. J Exp Psychol: Hum Percept Perform, 25: 976-992, 1999.
21) ルドゥー F 著，松本　元ほか訳：エモーショナル・ブレイン情動の脳科学．東京大学出版会，Pp.369, 2003. (LeDoux J: The Emotional Brain: The Mysterious Underpinnings of Emotional Life.　Simon & Schuster: New York, 1996)
22) Öhman A, Soares JJ: On the automatic nature of phobic fear: conditioned electrodermal responses to masked fear-relevant stimuli. J Abnorm Psychol, 102: 121-132, 1993.

［今中　國泰］

5. 体性感覚野と運動野の体部位局在

　本項では，随意運動と密接に関連する一次体性感覚野と一次運動野の体部位局在性について解説する．19世紀後半に精神科や神経外科の医師らが，ヒトや動物の大脳の中心前・後回周辺を電気的に刺激すると身体各部において局所的な感覚体験や運動の誘発が生じることを発見して以来，脳の一部には身体各部の感覚や運動を支配する領域が部位ごとに配列されており，その空間的構成は身体部位を表現する地図状（体部位再現地図）になっていると考えられてきた．図3-22は，カナダ人脳外科医のPenfieldら[1]の研究グループが，163名のてんかん患者に対して脳外科的手術前の検査として中心前回部と後回部への電気刺激を行なった結果に基づいて，体部位局在を描写したものである．Penfieldらは，後回部では感覚を誘発するための閾値が低く，前回部では運動の誘発閾値が低いことから，これらはそれぞれ感覚と運動にかかわる領域であると推察した．その後，これらの領域には明らかな機能差や異なる神経連絡網が存在することが確認され，後回部を体性感覚野，前回部を運動野として区別するようになった．

1）一次体性感覚野の体部位局在

　細胞構築学・神経生理学的な研究が進むにつれて，体性感覚野は，各部位の感覚受容器からの入力を直接受ける一次体性感覚野と，その信号の高次処理（認識や学習など）や視床から痛覚などの侵害受容信号入力にかかわる二次体性感覚野とに分類できることが明らかとなった．また，一次体性感覚野自体も，個々で体部位局在性をもつ4つ

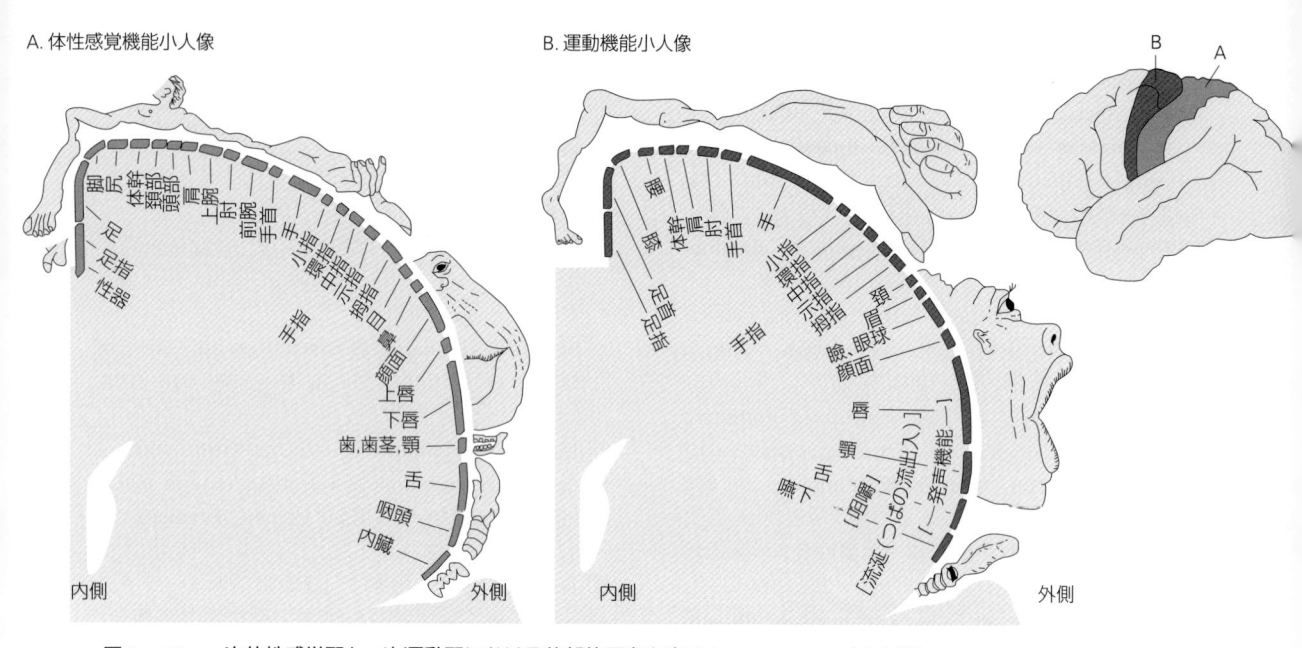

図3-22 一次体性感覚野と一次運動野における体部位局在を表す homunculus（小人像）
身体の各部位の皮質上での対応を図示したものである．身体各部の大きさはそれらが再現されている皮質領域に比例して描かれている
(Penfield W, Rasmussen T: The cerebral cortex of man. A clinical study of localization of function. Macmillan: New York, 1950)

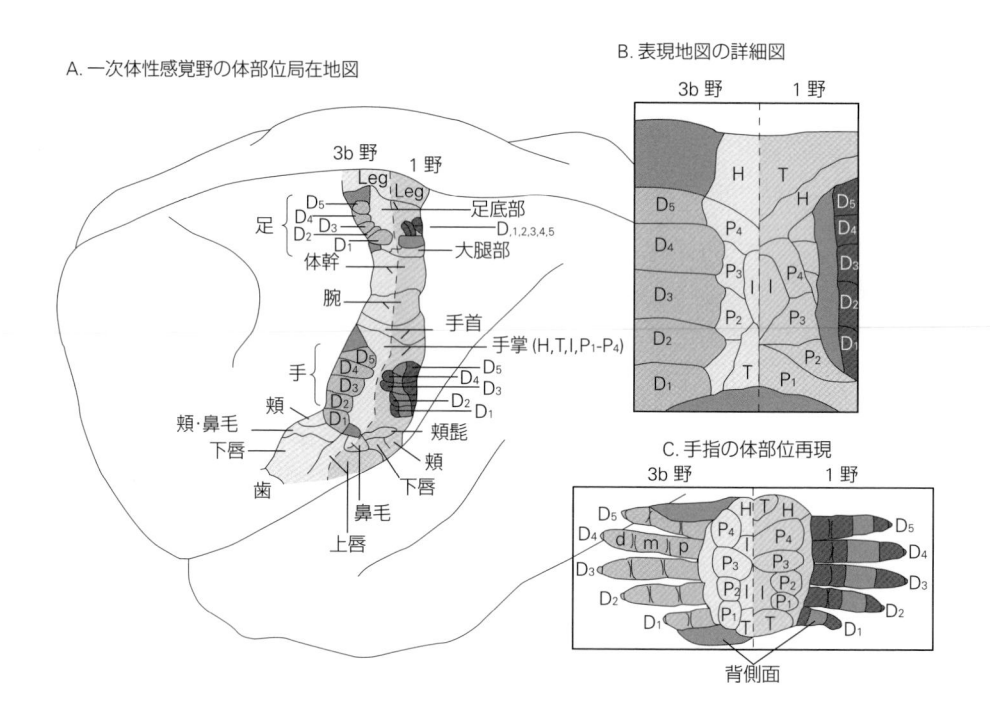

図3-23 フクロウザルの3b野と1野における体部位局在
Dは指（D1：母指, D2：示指, D3：中指, D4：環指, D5：小指）, Pは各指下の手掌部, Tは母指球部, Hは母指球下部, Iは手掌中央部の略．
(Kaas JH et al: Multiple representations of the body within the primary somatosensory cortex of primates. Science, 204: 521-523, 1979)

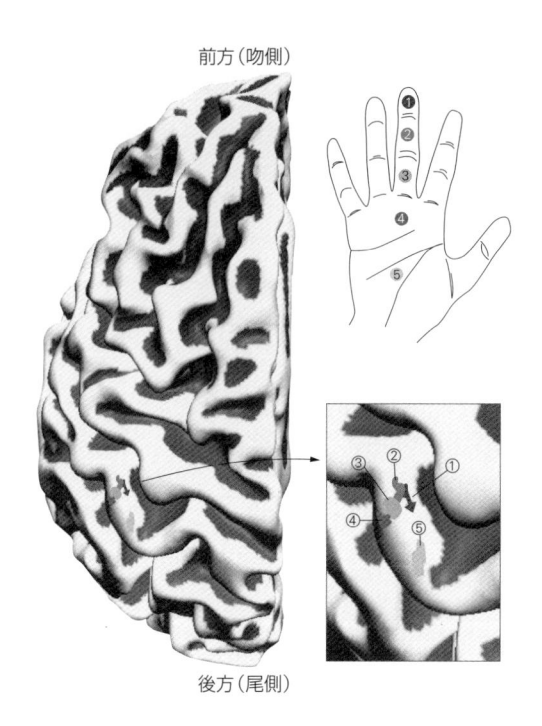

図3-24 一次体性感覚野3bにおける指の長軸方向の部位再現
(Blankenburg F et al: Evidence for a rostral-to-caudal somatotopic organization in human primary somatosensory cortex with mirror-reversal in areas 3b and 1. Cereb Cortex, 13: 987-993, 2003)

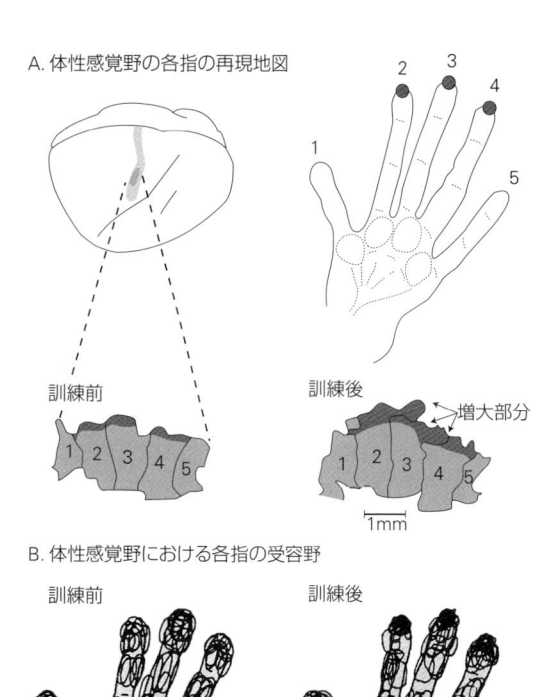

図3-25 指先での触・圧覚訓練に伴う体性感覚野の指部再現領域および受容野の変化
A：訓練によって第2, 3, 4指の皮質再現領域が増大する.
B：訓練指の皮質再現領域の増大に伴い, 手先部への刺激に反応する受容野（円形）の密度増加が認められる.
(Jenkins WM et al: Functional reorganization of primary somatosensory cortex in adult owl monkeys after behaviorally controlled tactile stimulation. J Neurophysiol, 63: 82-104, 1990)

の異なる領域（ブロードマンの分類による3a, 3b, 1, 2野）に分類することが可能であり, それぞれの領域へは視床を介した異なる感覚信号が入っている. 3bと1野が皮膚の感覚受容器からの投射を強く受けているのに対し, 3aと2野は筋や関節からの入力を主に受けている. もちろん, これらの領域間でも強い連絡網が形成されており, それによって感覚情報の統合や洗練がなされ, そこからさらに高次の感覚統合機構へと信号が送られている. 図3-22では, 中心前・後回における体部位再現地図は, 頭頂部の内側面に足, 下腿部があり, 外側・下方に向かって上腿部, 殿部, 体幹, 頚部, 頭部, 肩, 上腕, 前腕, 手, 頬・鼻, 顔面, 口, 舌, 喉, 内臓部の順に配置されている. これらの分布をつなぎ合わせると人間の身体部位の輪郭を描けることから, Penfieldらはこれを小人像（homunculus）と称した. 唇や顔面, そして手指の占める表面領域が他の部位に比べて明ら

かに大きいことは, 脳内におけるこれらの身体各部からの感覚入力を受ける神経細胞数が多いことを意味している.

図3-23は, 後にKaasら[2]によって報告されたサルの一次体性感覚野（3bと1野）の体部位再現地図であり, 特に手についての分布を詳しく示している. 3bと1野それぞれの掌の感覚を支配する細胞は隣接しているが, 指の感覚支配領域については3bと1野の細胞が離れた領域に分布していることがわかる. そして, どちらの部位についてもそれぞれで明らかな体部位再現が認められる. Hashimotoら[3]やBlankenburgら[4]は, 脳

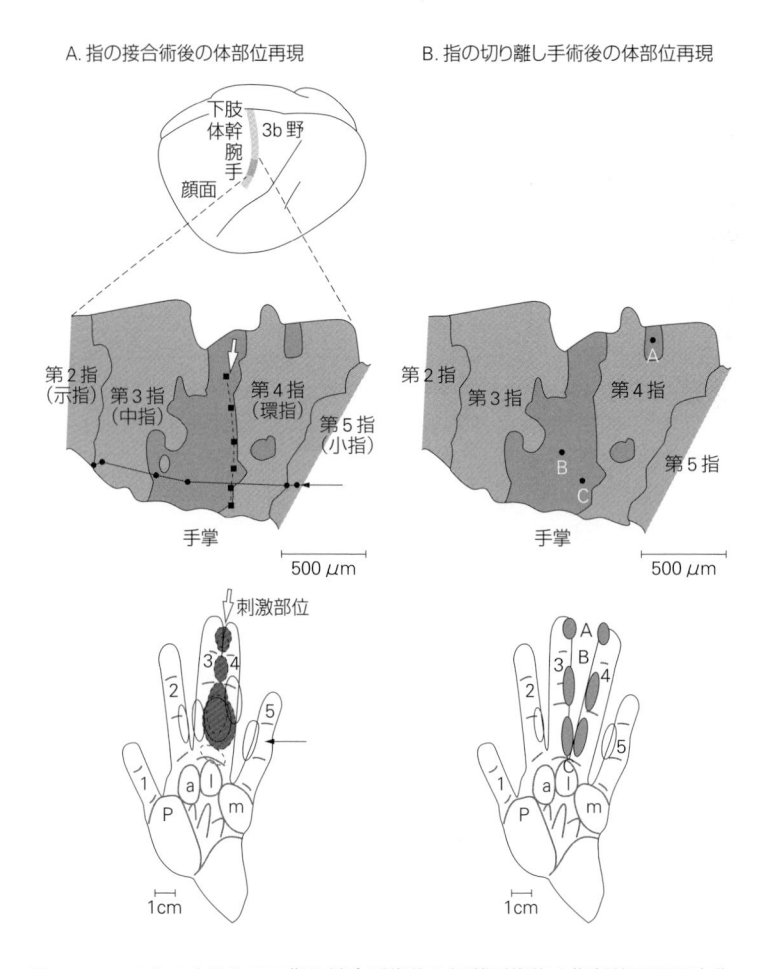

図3-26 フクロウサルでの指の縫合手術後と切離手術後の指部位再現図変化
A：第3指と4指の縫合手術半年後に両指に共通の領域（濃灰色部）が出現する．図中の矢印は触刺激を与えた位置と順番を示す．
B：切離手術後にも両指に共通の再現領域が残る．
(Clark SA et al: Receptive fields in the body-surface map in adult cortex defined by temporally correlated inputs. Nature, 332: 444-445, 1988)

磁図や機能的核磁気共鳴装置（function magnetic resonance imaging, fMRI）を利用し，人間の3bと1野での指の長軸方向における感覚支配領域を調べた結果，それぞれの領域で前後方向に配列されていることを明らかにしている（図3-24）．それは，Kaasらの描いたサルでの図（図3-23C）とほぼ一致する結果であった．

2）一次体性感覚野の体部位局在の可塑的変化

体部位の感覚支配領域は必ずしも固定されたものではないことが最近明らかにされている．Jenkinsら[5]は，サルに第2, 3, 4指の先端部によって回転板に付けられた微量な溝の変化を検知させ，成功した場合には報酬（ジュース）を与えるという課題を毎日1時間ずつ数カ月にわたって実施させ，訓練前後の3b野における個々の指の支配領域（図3-25A）と感覚入力の投射細胞数（図3-25B）を比較している．訓練前に比べると訓練後では明らかに訓練指の3bでの再現部位が増大している．一方，訓練を受けなかった指の支配領域は変化していない．また，指先の感覚入力の投射を受ける細胞数も訓練指の先端部で増大が認められる．Clarkら[6]は，サルで第3指と4指を縫合し，その状態で半年間日常生活を行なわせ

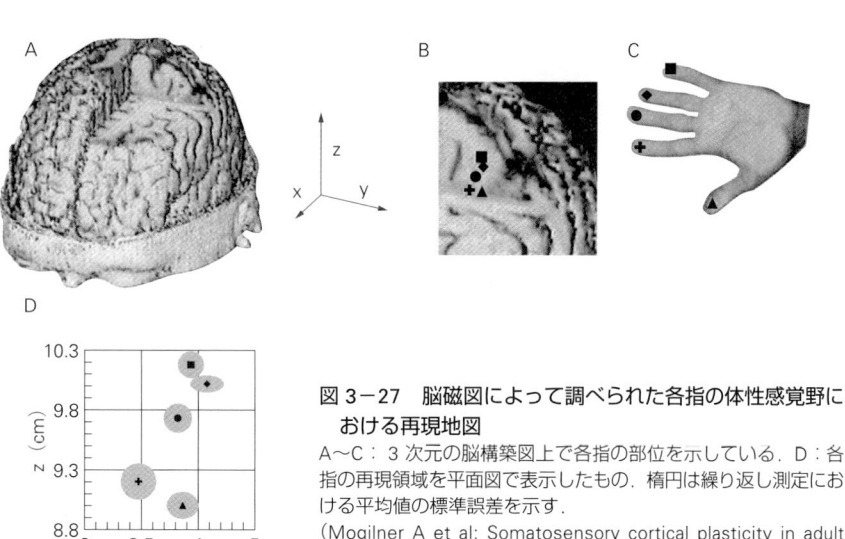

図3-27 脳磁図によって調べられた各指の体性感覚野における再現地図
A〜C：3次元の脳構築図上で各指の部位を示している．D：各指の再現領域を平面図で表示したもの．楕円は繰り返し測定における平均値の標準誤差を示す．
(Mogilner A et al: Somatosensory cortical plasticity in adult humans revealed by magnetoencephalography. Proc Natl Acad Sci USA, 90: 3593-3597, 1993)

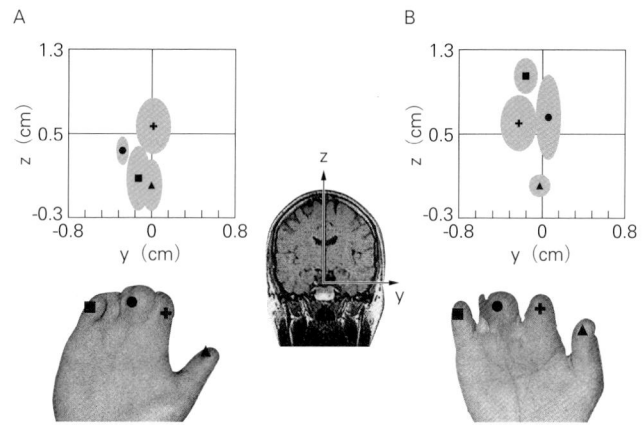

図3-28 合指症患者の手術前(A)と手術後(B)の各指の再現領域
図3-27との比較からも明らかなように，指の切離手術後にはより分離した再現領域が出現している．
(Mogilner A et al: Somatosensory cortical plasticity in adult humans revealed by magnetoencephalography. Proc Natl Acad Sci USA, 90: 3593-3597, 1993)

た後に3b野の状態を調べている（図3-26）．すると，これまで認められた2本の指を支配する細胞群間の明確な境界線が消失し，境界部分では両方の指に共通の受容野が認められるようになる（図3-26A）．つまり，両方の指からの感覚入力が時間的に同期して伝えられると，体性感覚野では，それらがあたかも1本の指からの入力信号として処理されるようになったと考えられる．また，この境界領域での共通の受容野は指を再度切り離した後も当分の間存在する（図3-26B）．ヒトに関しても類似する報告が合指症の患者の研究で明らかとなっている．Mogilnerら[7]は，2名の合指症の患者を対象に指切離手術前後の体性感覚野の変化を脳磁図で調べている．図3-27のように，健常者の場合には指間での分離が明らかである．一方，手術前の患者では指間の境界が重なりあっていることがわかる（図3-28A）．手術後5週目には顕著な分離が出現するが，その受容野の大き

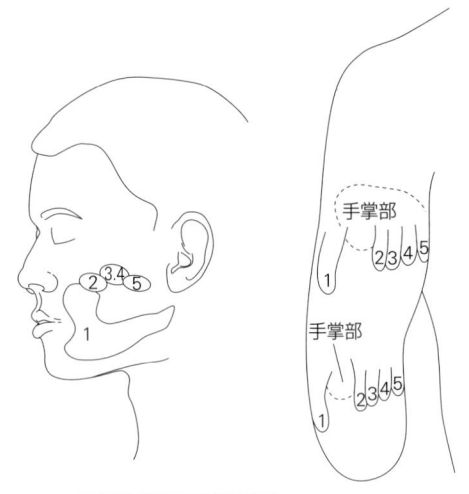

図3-29 前腕切断者の幻肢知覚
10年前に左の前腕以下を失った患者で顔と上腕部（2カ所）で手と指への接触感覚が認められた例．
(Ramachandran VS: Behavioral and magnetoencephalographic correlates of plasticity in the adult human brain. Proc Natl Acad Sci USA, 90: 10413-10420, 1993)

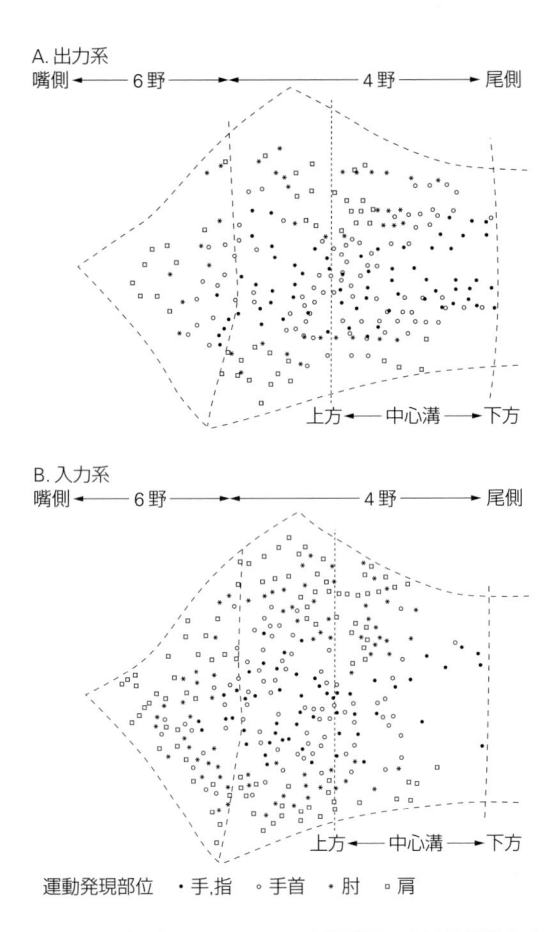

図3-30 赤毛サルにおける一次運動野における運動入出力細胞の分布
A：運動出力細胞．(Kwan HC et al: Spatial organization of precentral cortex in awake primates. II. Motor outputs. J Neurophysiol, 41: 1120-1131, 1978)
B：体性感覚入力細胞．(Wong YC et al: Spatial organization of precentral cortex in awake primates. I. Somatosensory inputs. J Neurophysiol, 41: 1107-1119, 1978)

さは健常者（10×5mm）の1/10程度である（図3-28B）．

　切断や離断手術で四肢を失った患者においても体性感覚の再現地図に変化が生じると考えられている．これらの患者では切断や手術によってすでになくなったはずの四肢がしばらくの間残っているような感覚を体験する場合があり，これを「幻肢」と呼んでいる．幻肢患者の中には感覚的には実物とまったく変わらない存在感があり，運動感さえあるという者もいる．また，存在しない部位での痛み（幻肢痛）を訴える者も多いことから，その原因が中枢神経系にあるという意見も多い[8]．前腕から先の部位を失った幻肢患者では，上腕部や顔の頬への刺激に対して指を触られた感覚が発生すると訴えることが多い（図3-29）．逆に，顔面神経の損傷症者では，指への接触によって顔面に触れられた感覚が誘発されることもある．前述の体部位局在の可塑性の観点からすると，失った手からの感覚入力を受けていた領域に，隣接する上腕部や顔を支配する領域の神経線維が入り込む，あるいはその逆の現象が生じた結果，そのような感覚が誘発されたと説明することが可能である．一方，OjemannとSilbergeld[9]は，24年前に前腕部を切断した1名の男性に対して，脳腫瘍の手術前に大脳皮質指関連領域への微量の電気刺激検査を行なったところ，幻肢側の手や指を刺激された感覚が誘発されたと報告している．さらに，MooreとSchady[10]が手指をかなり以前に切断した者で末梢神経に電極を挿入して微小電気刺激を行なったところ，存在しない指の感覚が知覚されたという報告もある．これらの結果は，体性感覚の入力源である身体器官を失うと脳内の関連領域にある受容野の細胞が他の器官からの入力によって機能的な侵略を受けるが，それらは元々の器官との連絡網が完全に消失してしまうのではなく，復帰可能な状態で保持され続けるということを示

している．

3）一次運動野の体部位局在

　図3-22に示したPenfieldらの報告がなされて以来，一次運動野にも体性感覚野のように身体部位との間に点対点の対応関係がある体部位再現の存在が信じられてきた．ところが，最近の研究からは，体性感覚野のようなhomunculusを大まかに描くことは可能であるが，各部位を詳細にみると，その分布は解剖学的な空間的配置とは一致しないことが明らかとなってきた．例えば，手や指の運動を発現する細胞については，感覚野の場合のように個々の指ごとにひとつの細胞群を形成しておらず，むしろ手と前腕を支配する幅広い領域に散在している．

　一次運動野には，出力系として脊髄の運動ニューロンプールに投射する数多くの細胞がある．図3-30Aは，Kwanら[11]がサルの一次運動野と隣接する運動前野（ブロードマンの分類による6野）の上肢への出力系の細胞について微小電極刺激によって調べた結果を示している．手や指の運動を発現する細胞が中心部に散在し，顎の周りに手首，肘，肩の運動にかかわる細胞が配列されている．しかしながら，同じ関節部の運動にかかわるいくつかの細胞は，かなり離れた場所でも発見されている．図3-31は，Huangら[12]によって調べられたサルの一次運動野における顔への出力系細胞の分布を簡略化したものである．顔と舌，そして顎の運動にかかわる細胞がかなり重複して分布していることがわかる．Huangらの観察では，刺激した969の細胞の内53％で，これらの複数の部位において同時に運動が発現することが確認されている．また，顔と手の境界領域周辺では，刺激によって顔と指の運動が同時に起こる細胞も存在していた．一次運動野には，出力系と同時に出力先の身体部位にある感覚受容器から入力を受ける細胞も数多く存在する．図3-30Bは，一次運動野への手や前腕部からの入力系の細胞の分布を表している[13]．出力系とほぼ同様に明確な部位別の分布はみられない．

　このように一次運動野での体部位局在性が体性感覚野ほど明確でないことには，いくつかの理由が考えられる．まず，感覚受容器が身体の皮膚表面に配備され，それらを平面上に表現することが容易であるのに対し，身体各部位の運動は複雑な3次元構造の筋によってなされるため，それらを脳の平面的構図で表現することは極めて困難である．次に，体性感覚は隣接する受容器からの感覚信号が時間的・空間的に対応して伝えられる特性をもつのに対して，ある身体部位で運動を行なうためには，運動野の細胞が個々の運動に関連する複数の筋に対して時間的・空間的に異なる出力信号を供給することが必要である．そのため，一次運動野においては，それらの筋活動の組み合わせを柔軟的に制御できるような配置が適していると考えられる．また，脳機能損傷の観点からも，このような配置は，同一の運動を制御する細胞を散在させることによって損傷時に特定の運動機能を完全に失ってしまう危険性が回避できるという点で好都合である．これらを踏まえると，一次運動野にみられる体部位局在表現は，運動を効率的かつ柔軟的に制御できるような機能的観点からの配置となっていることが伺える．実際に，顔，上肢，体幹，下肢のように運動が独立に制御されている身体部位に関連する細胞は，一次運動野においてもはっきりと分離した領域に分布している．一方，前腕と上腕，指と前腕，下腿と上腿，下腿と足のように同時に制御されることが多い部位への細胞については混在して配備されている．

4）一次運動野の体部位局在の可塑的変化

　一次運動野の体部位再現地図は，身体部位の損失や固定，脊髄損傷，末梢神経の損傷，さらには運動学習などによって変化することが多くの研究報告で明らかとなってきた[14]．図3-32は，Saneら[15]がラットの髭の感覚神経の切断手術を行なう前と手術後4カ月の一次運動野における前肢，髭，眼球周辺の運動を制御する細胞の分布を比較した結果である．術前に認められた髭の皮質領域を刺激すると前肢や眼球周辺の顔面での運動が発現す

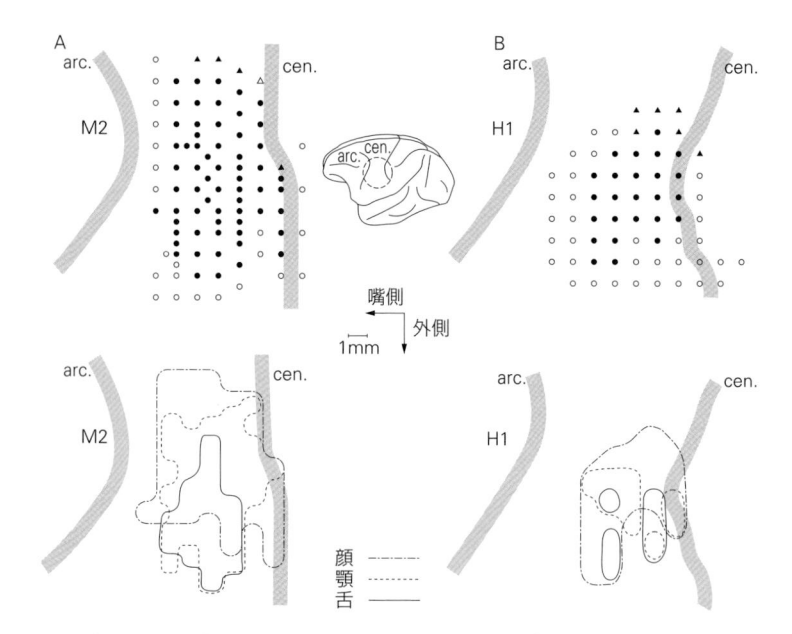

図3-31 一次運動野頭部における出力系細胞の多重再現
2匹のサル（M2とH1）で微小電気刺激により運動発現部位を調べた結果を表している．●は電極挿入で顔，顎，舌の運動が誘発された部分，○は反応がみられなかった部分，▲は，前肢と体幹の運動がみられた部分．図中のarcとcenは，それぞれ弓状溝と中心溝を示す．
(Huang CS et al.: Organization of the primate face motor cortex as revealed by intracortical microstimulation and electrophysiological identification of afferent inputs and corticobulbar projections. J Neurophysiol, 59: 796-818, 1988)

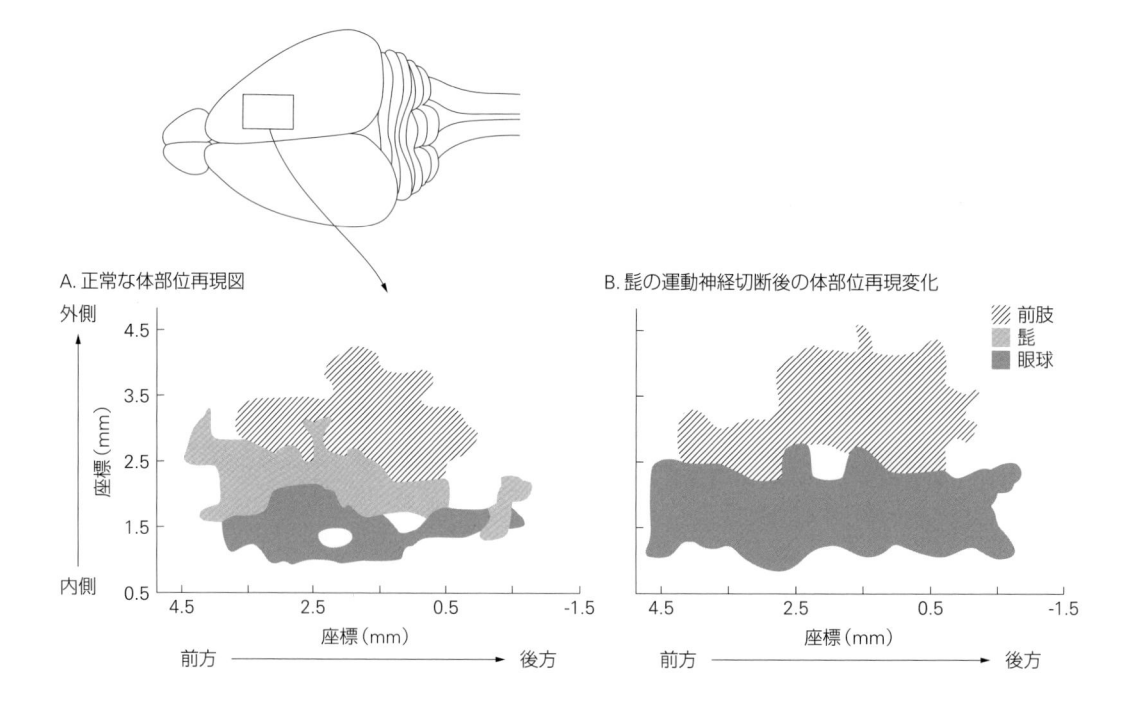

図3-32 ラットの一次運動野の体部位再現の機能的変化
A：正常な状態での顔面筋制御にかかわる細胞の体部位再現図．
B：髭の運動にかかわる筋への神経切断4カ月後の体部位再現．
(Sanes JN et al.: Dynamic organization of primary motor cortex output to target muscles in adult rats. I. Long-term patterns of reorganization following motor or mixed peripheral nerve lesions. Exp Brain Res, 79: 479-491, 1990)

ることから，髭の運動を制御する領域が隣接する身体部位の領域に侵食されたと推察できる．これとは逆の興味深い研究報告もある．Girauxら[16]は4年前に事故で両手を失ってしまった患者で，両手の移植手術前後の脳活動の変化をfMRIによって調べている．それによると，移植前には肘の運動時に活動が認められた一次運動野の領域の外側下部に，術後半年で手の運動に伴って活動する領域が出現することを確認している．また，特定の身体部位の運動訓練によってその部位の再現領域が広がるという報告もある．例えば，Nudoら[17]の研究では，サルに小さな餌を指先で摘み取るような作業を1カ月間訓練させると指に関連する領域が15%程度広がること，腕の訓練を行なったサルではその運動に関連する領域が広がること，そして訓練を休止してから4カ月後には元に戻ってしまうことが明らかとなっている．頭経蓋磁気刺激法によってヒトの一次運動野の活動を調べたPascual-Leoneら[18]の研究からは，ピアノの打鍵訓練を1日間行なうことによって指の運動にかかわる領域の活動が広がること，それを数日間続けるとさらにその領域が広がることが明らかとなっている．また，Pascual-Leoneらは別の研究において視覚障害のために点字を使用している者では，点字を読むための第2指の運動にかかわる第1背側指間屈筋の支配領域が大きいことを発見している[19]．このように一次運動野の体部位局在は，機能性の観点から日常である程度柔軟的に変化していると考えられる．

文献

1) Penfield W, Rasmussen T: The Cerebral Cortex of Man. A Clinical Study of Localization of Function. Macmillan: New York, 1950.
2) Kaas JH et al: Multiple representations of the body within the primary somatosensory cortex of primates. Science, 204: 521-523, 1979.
3) Hashimoto I et al: Are there discrete distal-proximal representations of the index finger and palm in the human somatosensory cortex? A neuromagnetic study. Clin Neurophysiol, 110: 430-437, 1999.
4) Blankenburg F et al: Evidence for a rostral-to-caudal somatotopic organization in human primary somatosensory cortex with mirror-reversal in areas 3b and 1. Cereb Cortex, 13: 987-993, 2003.
5) Jenkins WM et al: Functional reorganization of primary somatosensory cortex in adult owl monkeys after behaviorally controlled tactile stimulation. J Neurophysiol, 63: 82-104, 1990.
6) Clark SA et al: Receptive fields in the body-surface map in adult cortex defined by temporally correlated inputs. Nature, 332: 444-445, 1988.
7) Mogilner A et al: Somatosensory cortical plasticity in adult humans revealed by magnetoencephalography. Proc Natl Acad Sci U S A, 90: 3593-3597, 1993.
8) Ramachandran VS: Behavioral and magnetoencephalographic correlates of plasticity in the adult human brain. Proc Natl Acad Sci U S A, 90: 10413-10420, 1993.
9) Ojemann JG, Silbergeld DL: Cortical stimulation mapping of phantom limb rolandic cortex. J Neurosurg, 82: 641-644, 1995.
10) Moore CE, Schady W: Investigation of the functional correlates of reorganization within the human somatosensory cortex. Brain, 123: 1883-1895, 2000.
11) Kwan HC et al: Spatial organization of precentral cortex in awake primates. II. Motor outputs. J Neurophysiol, 41: 1120-1131, 1978.
12) Huang CS et al: Organization of the primate face motor cortex as revealed by intracortical microstimulation and electrophysiological identification of afferent inputs and corticobulbar projections. J Neurophysiol, 59: 796-818, 1988.
13) Wong YC et al: Spatial organization of precentral cortex in awake primates. I. Somatosensory inputs. J Neurophysiol, 41: 1107-1119, 1978.
14) Sanes JN, Donoghue JP: Plasticity and primary motor cortex. Annu Rev Neurosci, 23: 393-415, 2000.
15) Sanes JN et al: Dynamic organization of primary motor cortex output to target muscles in adult rats. I. Long-term patterns of reorganization following motor or mixed peripheral nerve lesions. Exp Brain Res, 79: 479-491, 1990.

16) Giraux P et al: Cortical reorganization in motor cortex after graft of both hands. Nature Neurosci, 4: 691−692, 2001.
17) Nudo RJ et al: Neural substrates for the effects of rehabilitative training on motor recovery after ischemic infarct. Science, 272: 1791−1794, 1996.
18) Pascual-Leone A et al: Modulation of muscle responses evoked by transcranial magnetic stimulation during the acquisition of new fine motor skills. J Neurophysiol, 74: 1037−1045, 1995.
19) Pascual-Leone A et al: Modulation of motor cortical outputs to the reading hand of braille readers. Ann Neurol, 34: 33−37, 1993.

［木下　博］

4章　随意運動に伴う反射活動の調節

はじめに

「脳は反射を制御，あるいは調節している」と書き出すと，疑問に思われるかも知れない．生体における反射には「意図や随意的活動とは無関係に生起する」という定義的な考え方が，今でも根強いからである．たしかに，この定義はある場面では正しい．何らかの感覚刺激に対して，無意識的に思わず身体が動いてしまう経験は誰にでもあり，意識的に反射が起こらないようにすることは難しい．例えば，身体の運動にかかわる反射としてよく知られているものに，不意に眼前に物体が現れると素早く瞼を閉じる瞬目反射，不用意に熱い物体に触れてしまうと思わず手を引っ込める屈曲反射，突然に筋が引き伸ばされるとその筋が素早く収縮する伸張反射などがある．これらの反射は，刺激が「不意，不用意，突然」にもたらされると強く引き起こされ，その刺激の影響を抑制する，あるいは打ち消すように働くことが多い．このような作用を負のフィードバック調節とも呼び[1]，生体の防御反応の一種と考えられている．

しかしながら，スポーツ場面では生体防御反応である反射を起こさない，あるいは反射が起きないことを経験する．例えばボクシングなどでは，目をつぶった瞬間の情報欠如を避けるため，瞬目反射を起こさないようにトレーニングすることがある．覚悟していない場面で足を蹴られると，痛くて思わず足を曲げたり抱え込んだりしてしまうが，例えばサッカーのゲームの中でボールを蹴りかけている時にその足を蹴られても，構わずボールを蹴るための伸展動作を優先してしまう．その後，改めて痛みに悶絶する．随意運動を優先するために屈曲反射を抑制した例と考えられる．

随意的に運動を遂行しようとする際には，これらの反射が起こらない方が都合のよい場合だけでなく，反射を起こしてそれを利用する方が都合のよい場合もある．近年，意図や随意運動に伴ってさまざまな反射が調節，制御，修飾，修正されるという実験的事実が多数報告されるようになった．これらの報告は，脳，高次中枢が正常に機能している場合，反射と意図や随意運動とは無関係ではなく，部分集合的にかかわり合っていることを示しており（図4-1），反射現象の解釈は一筋縄ではいかない．つまり高次中枢は，遂行しようとする運動を状況に応じてより効率的に実現できるよう反射を調節し，その作用を運動に組み込もうとしているのである．ただし，高次中枢は反射を完全にコントロールできるのではなく，ある程度しかコントロールできない．また，調節の程度には，個人差もみられるのである．

本章では，感覚入力が骨格筋の収縮に結び付く反射，特に伸張反射を中心に取り上げ，随意的な身体運動に伴って反射がどのように調節され，どのように機能しているのかを論じることにする．

また，生体の反射現象を表現するために，反射活動，反射張力，反射運動などさまざまな言葉が用いられる．刺激によって誘発される反射活動は反射張力を生む．刺激があっても，筋が弛緩状態にあるとか，筋紡錘など感覚器の感度水準が低い状態，あるいは高次中枢からの抑制状態にあると，誘発される反射活動の量が十分でなく，反射張力は生じない場合もある．反射張力が生じてもその大きさ（張力レベル）が十分ではないと，関節角度が変化するような反射運動は起こらない．一方，

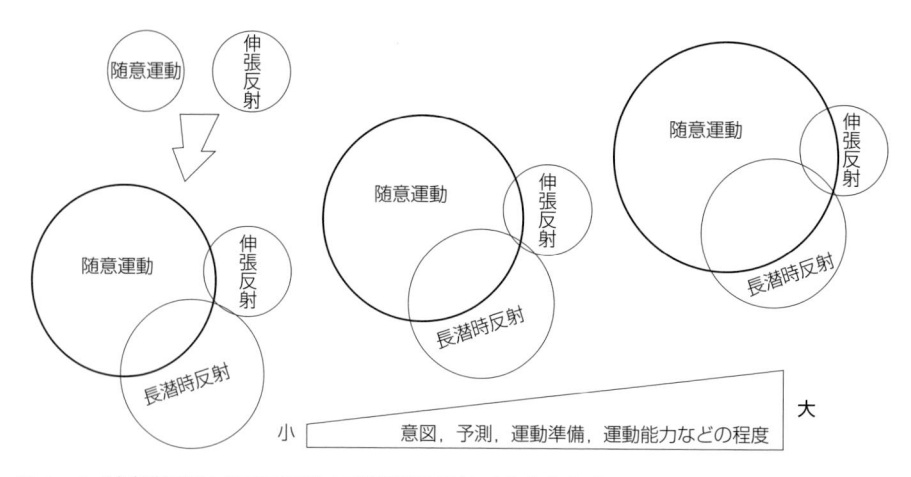

図4-1 随意的活動と伸張反射および長潜時反射とのかかわり合い

十分な量の刺激が与えられ，感覚器も適度な感度水準にあり，抑制状態でもない場合，反射活動は目に見えるはっきりとした反射運動につながる．本章では，反射活動，反射張力，反射運動の関係をこのように定めて記述を進めることにする．

1. 随意運動と伸張反射

1）伸張反射の基礎知識

(1) 反射弓

一般的には，筋の伸張に始まりその筋の収縮に終わるものを伸張反射（stretch reflex）という．伸張反射に関する基礎知識については，これまでにも数々の成書で詳しく説明されているので，ここでは必要最小限を記しておく．

伸張反射におけるもっとも単純な情報伝達経路は，筋の伸張刺激により固有受容器（筋紡錘）が興奮し，その信号（活動電位）が求心性神経（Ia群線維などの感覚ニューロン）を上向して脊髄内に入り，シナプスを介して遠心性神経（α運動ニューロン）へ伝達され，遠心性神経の興奮が神経筋接合部を介して，伸張された筋を収縮させるものである（図4-2）．この経路を反射弓と呼び，脊髄内の求心性神経と遠心性神経の間でひとつのシナプスを介するだけなので，単シナプス性反射ともいわれる．

伸張反射は，長い間この脊髄性の単シナプス性反射経路のみで説明されてきた．しかしながら，

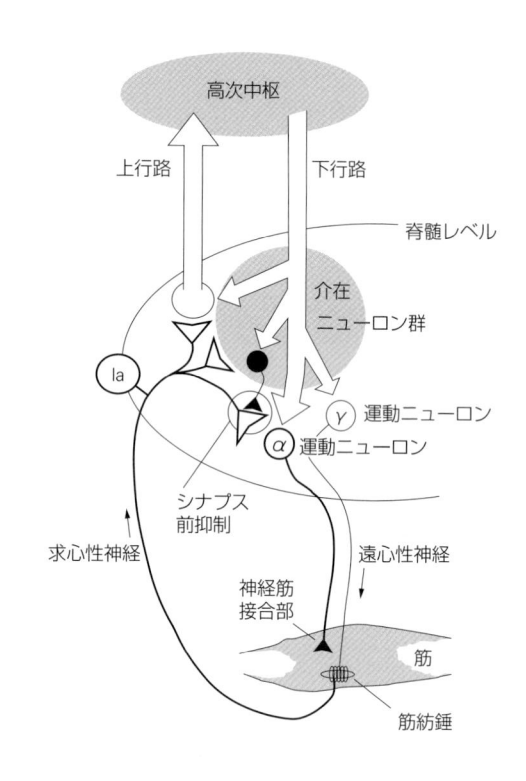

図4-2 伸張反射における脊髄レベルでの制御（模式図）

近年，高次中枢をも含めた複雑な多シナプス性の反射経路が存在するという仮説が実証されてきた．これらの事実に関しては，次節の「随意運動と長潜時伸張反射」で詳しく述べる．

(2) 反射潜時および筋収縮時間

筋伸張刺激時から反射性筋活動の開始までには

時間差があり，反射潜時と呼ばれる．反射潜時は，神経線維の伝導時間，中枢内での伝達時間の合計にほぼ等しい[2]．伸張反射の反射潜時は，肢長などの長育や筋の位置（脊髄からの距離）によって多少影響を受けるが，一般に上肢の筋では15〜20ms，下肢の筋では25〜35msである．また，素早い動きが必要な種目のアスリートでは，神経伝導速度が速く[3]，反射潜時も数ミリ秒ほど短いことが示唆されている[4]．

さらに，反射性筋活動が開始されても，それが筋張力となり，関節角度の変化など四肢の運動として現れるには時間がかかる．この筋活動開始から機械的張力立ち上がりまでは筋収縮時間（あるいは，電気力学的遅延：electro-mechanical delay, EMD）と呼ばれ，筋自体の収縮速度に依存している．筋収縮速度の速い者は，このEMDが数十ミリ秒短いといわれている．

（3）伸張反射の役割

伸張反射の役割として挙げられているひとつに，1953年にMertonによって提唱された筋長自動制御（length servo）仮説があり，伸張反射は筋の長さを一定に保つように作用するというものである[5]．例えば，肘を曲げ手首に買い物カゴをさげていたとする．不意に子どもが品物（負荷）をカゴに入れると，カゴが下がり落としそうになる場面を想定しよう．この時，上腕の屈筋群が伸張され伸張反射が起こり，屈筋群に生じる反射張力によって肘が屈曲し，素早く手首の位置を元に戻す（肘の関節角度，筋長を一定に保とうとする）現象が起こると説明される．しかしながら，この増加分の負荷（品物）が非常に軽い場合にはこの仮説が成り立つかもしれないが，重い場合には成り立つとはいえない．なぜなら，伸張反射の筋活動によって生じる反射張力は，大きな負荷を補償するほどではないのである[6]．

このように伸張反射は，強力な自動制御（servo）機能までは有していないが，ある程度筋長の保持に有効であることは否定できない．実際には，反射活動に続く随意的な筋活動による筋張力で大きな負荷を補償するのであるが，随意的筋活動が起こるには，つまり反応するには約100ms以上の時間がかかる．その前に15〜35msで生じる反射活動は，随意前に予備的な筋張力を生じさせ，随意的な筋張力をなるべく早く有効なものにするため，筋出力系の「地均し」をしていると考えられるのである[7]．

また，運動制御論的に，反射が随意運動における制御回路の一部を担うことで，高次中枢での演算が省力化されているとも考えられている[8]．これまでに，随意運動における反射の役割についてはさまざまな説が提案されており，反射の組み合わせによって随意運動が制御されているという説，反射は随意運動の補助に過ぎないという説，反射パラメータを調節することによって随意運動は制御されているという説，反射は神経回路の一部として随意運動と同時に制御されているという説などに整理されている[8]．それぞれの説に一理あって，反射の起こる状況によって反射の役割や貢献度は異なるので，その状況に応じて各説の「重き」が異なると考えるのが妥当であろう．

2）随意的活動と伸張反射の調節

意図や随意運動に伴って伸張反射が抑制されたり促通されたりする事実がいくつも報告されている．それらの調節の多くは，遂行しようとする随意運動にとって合目的的であったり，随意的筋活動に機能性を与えている．つまり，随意的筋活動の目的をよりよく達成するために反射活動を調節し，反射張力を増大あるいは低下させたりすることによって，伸張反射が利用されているのである．では，高次中枢によって調節された脊髄性の伸張反射は，どのような動態を示すのであろうか．求心性神経を電気刺激して筋電図上に現れるH波（Hoffmann反射）も伸張反射の範疇であるが，ここでは筋の伸張によって生じる反射現象に限定し，いくつかの研究を紹介する．

（1）意識と伸張反射

脊髄性の伸張反射は，意識的に調節するのは困難であると考えられていた．しかしながら，筋活動を伴わない心理的努力のみによっても，伸張反

射が変化することが知られている．SpirdusoとDuncan[9]は，上肢を水平位（肩関節外転90°）から落下させて三角筋に伸張反射を誘発し，それを意識的に抑制するように指示すると，約半数の被験者で反射活動が減弱されたことを報告した．Stamら[10]は，膝蓋腱を叩いて膝伸筋群に伸張反射を誘発し，全被験者ではないが，心理的努力によって反射活動が増強および減弱することを報告した．WolfとSegal[11]は，トルクモータを用いて上腕二頭筋に伸張反射を誘発し，筋電図を見せながら抑制するように訓練させると，反射活動が減弱することを報告した．したがって，高次中枢の意識活動は，脊髄性の反射活動に影響を与えているのである．

(2) 歩行と伸張反射

歩行と伸張反射のかかわり合いについて，ネコなどの動物を中心に研究が進められている．一方，健康な成人を対象に，周期性をもつ歩行中に刺激強度を制御して筋伸張を付加することは，特殊な刺激装置が必要なため難しかった．しかしながら，Yangら[12]は，歩行中の立脚期（足底接地時）に，足底前部に取り付けた特殊な装置内の圧縮空気を解放し，つま先の地面が突然上昇するような足関節に対する背屈外乱を付加できるようにし，下腿三頭筋に伸張刺激を与えた．その際に記録したヒラメ筋の筋電図と足関節角度を分析したところ，立脚期前半に与えられた背屈外乱を打消し，底屈方向へ張力を生むヒラメ筋の伸張反射活動が認められた．Sinkjaerら[13]は，歩行サイクルのさまざまな局面において，足関節に取り付けた特殊な装置を駆動させ，機械的に足関節を背屈させることによって下腿三頭筋に伸張刺激を与えた．誘発された伸張反射活動を筋電図で観察すると，遊脚期前半はもっとも小さく，遊脚期後半で次第に大きくなり，立脚期前半にもっとも大きくなることを明らかにした．図4-3は，立脚期前半に背屈外乱を与えた結果であり，足関節の角度変化に応じて伸張反射活動が生じる様子が示されている．

これらの結果は，伸張反射が歩行周期に対応して調節されていることを示唆している．立脚期での伸張反射活動の増強は，歩行中の外乱に対して身体の安定性を保つ役割をし，体重の支持に役立っていると考えられる．もちろん，反射張力のみで体重を支えることはできないが，反射活動は外乱を素早く修正するための「地均し」をするという意味で貢献しているのである．一方，遊脚期の前半は，つま先を地面に引っ掛けないように主に前脛骨筋の働きで足関節の背屈を行なう局面である．そのような局面では，中枢からのセットにより拮抗筋である下腿三頭筋は弛緩状態にあり，感覚入力も抑えられているので，反射活動はもっとも小さくなる．機能的にも，底屈方向の反射張力は，つま先を下げることになるので，この局面では起こらない方が合目的的なのである．

さらに最近，歩行中の皮膚刺激に対する筋電図上の反射応答の調節も注目を集めている．このトピックスについては，小宮山[14]の解説に詳しく述べられている．

(3) ジャンプと伸張反射

伸張反射と随意運動とのかかわり合いを検討する場合，ジャンプやホッピングがよく用いられてきた．ジャンプやホッピングを行なう際，伸張反射を適切なタイミングで利用できるようになるとパフォーマンスが向上する可能性がある．例えば，跳び上がる局面では，膝関節が伸展し，足関節は底屈する．この跳び上がる直前に，素早く膝関節の屈曲，足関節の背屈を強いると，大腿四頭筋や下腿三頭筋が伸張される．これは反動動作とも呼ばれ，それにより誘発された伸張反射張力を利用すると跳躍力が高まるという考え方で，特に動作制限を行なわない場合の跳躍では自然に用いている．プライオメトリックスなども，随意的な筋収縮の直前にその筋を素早く伸張し，生じた伸張反射を利用するトレーニング技術であるといわれている．

Kilaniら[15]は，反動動作を用いたジャンプを行なう際，神経ブロックによって外側広筋の筋紡錘の感度を減衰させると跳躍力が有意に低下することを報告している．この低下の背景として，筋紡錘の感度減衰によって反動動作に伴う伸張反射張

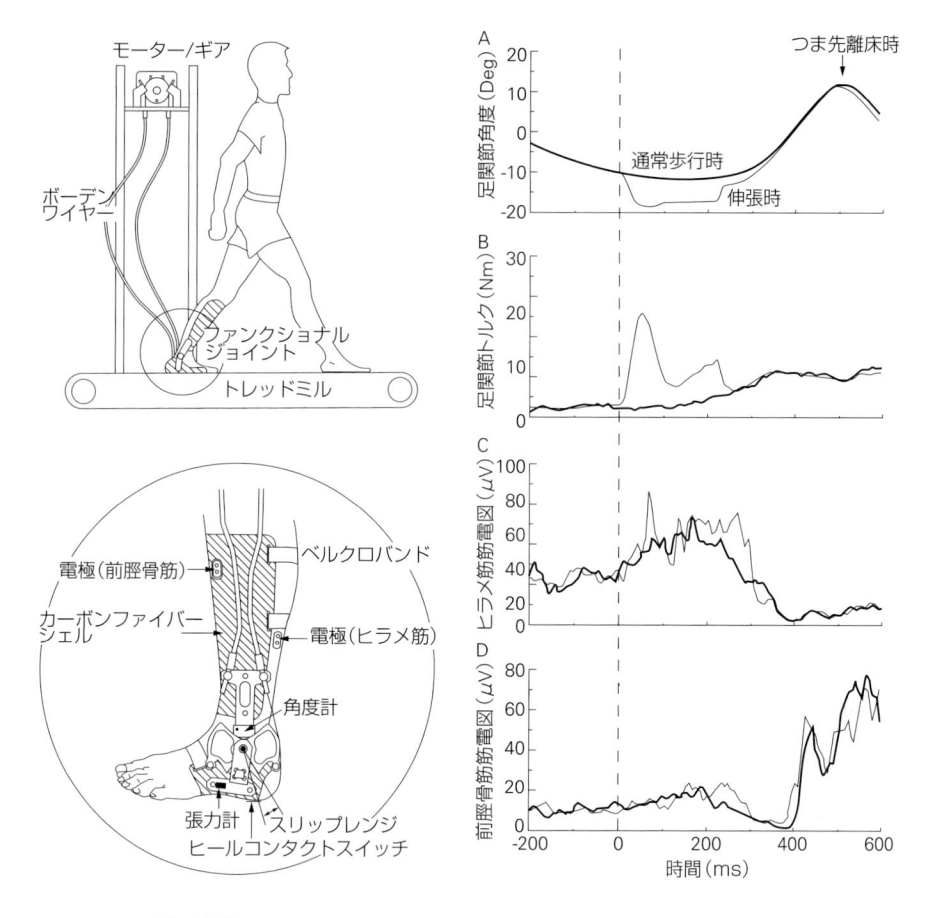

図 4-3 足関節刺激装置の概観と立脚期の加算平均データの典型例
太い線は背屈刺激を与えない場合，細い線は背屈刺激を与える場合を示している．縦の破線は足底接地の瞬間，A は足関節の角度変化（負の方向が背屈方向），B はトルク，C はヒラメ筋の整流筋電図，D は前脛骨筋の整流筋電図を示している．
(Sinkjaer T et al: Soleus stretch reflex modulation during gait in humans. J Neurophysiol, 76: 1112-1120, 1996 より引用改変)

力が得られなかったためとし，伸張反射は筋出力に重要な貢献をしていると論じている．

しかしながら，跳躍力や筋力などにおけるパフォーマンス向上への貢献は，伸張反射だけではない．筋が伸張されれば，筋自体に弾性エネルギーが蓄積される．つまり，筋をゴムのような弾性体と仮定すれば，引き伸ばされることによって縮もうとする張力が生じる．この機械的な筋張力に反射張力がタイミングよく重ね合わさると，パフォーマンスが向上するのである．この考え方は，伸張-短縮サイクル運動（stretch-shortening cycle exercise）としてよく知られており，多くの研究によって証明されている[16-18]．

図 4-4 にパフォーマンスが向上する背景を単純化した．ジャンプなどを行なう際，反動動作によって主動筋が伸張され弾性エネルギーが生じ，伸張反射活動が生起される．その際，反射活動による筋のスティフネス（stiffness，硬さ）の増大および筋伸張中の反射張力により，さらに弾性エネルギーが蓄積される．この蓄積された弾性エネルギーの解放と反射張力が随意的な筋張力を有効に発揮させるための「地均し」となり，そこに続いて起こる随意的筋張力が重ね合わさるので，反動動作を用いるとパフォーマンスが効率化あるいは向上するのである．ジャンプだけでなく，日常生活，スポーツ，トレーニングのさまざまな場面

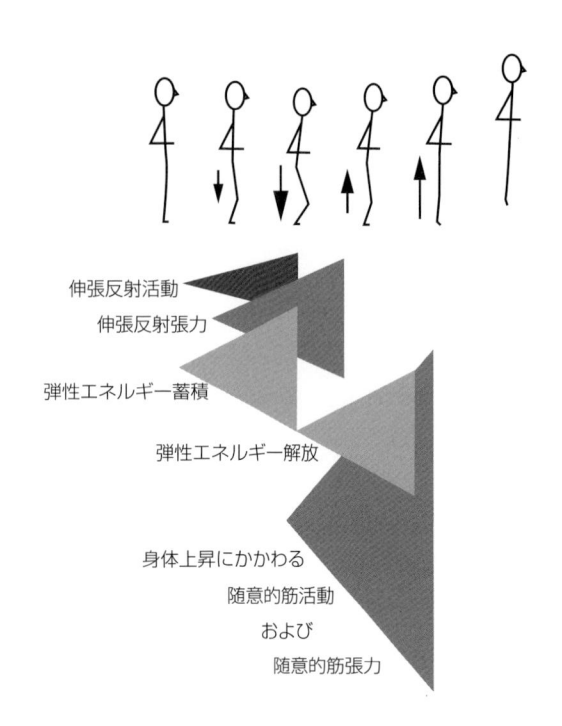

図4-4 反動を用いた跳躍における伸張反射の関与

（凡例：伸張反射活動、伸張反射張力、弾性エネルギー蓄積、弾性エネルギー解放、身体上昇にかかわる随意的筋活動および随意的筋張力）

において，ある運動を始める際，逆方向へ力をかけたり，体を振ることがある．このように反動動作を用いると運動が効率化するのも，前述のような背景によると考えられる．

また，連続ジャンプやドロップジャンプなどでは，身体が落下し足底が接地する直前に，下腿三頭筋などに筋放電が認められる．これは，動作前の予備活性（pre-activation）と呼ばれ，足底接地直前に筋スティフネスを増大させる作用をもつと考えられている[19]．筋が弛緩している状態では筋スティフネスが低いため，弾性エネルギーの生起・貯蔵に不利なだけではなく，伸張反射も生じにくい．さらに，伸張反射自体によって筋スティフネスが変化するには，もう少しの時間が必要である．したがって，pre-activation によりあらかじめ伸張反射張力が生じやすい状態，筋スティフネスを適切な状態に整えておくと，結果的にパフォーマンスが向上する場合があるのである．

(4) その他の運動と伸張反射

野球，ゴルフ，テニスなどでバット，クラブ，ラケットなどの用具を振る時には，必ずバックスイング，いわゆるテークバックが行なわれるが，この機能性のひとつに，伸張反射が絡んでいると考えられている[20]．バックスイングには，ボールなどとのインパクトへ向けて用具を振り出すために関与する筋群を，その振り出し直前において適度なタイミングで，かつ素早く伸張する局面が含まれている（図4-5）．その際に得られた伸張反射張力および筋の弾性エネルギーによって，インパクトへ向けての力と速度を増大させるのである．

また，サッカーのキック場面における脚のバックスイングからフォワードスイングへの切り換え，野球の投球場面におけるレイトコッキング期からアクセラレーション期への切換，バレーボールのスパイク場面，テニスのサーブ場面などにも，つぎに収縮する筋を直前に伸張させている局面がある．素早くかつタイミングよく伸張させると，反射張力および弾性エネルギーを随意運動へ効率的に利用でき，それほど「力が入っている」ようには見えない動きながら，力強く速いボールが飛んでいくのである．

このほかにも，さまざまな随意運動に伸張反射がかかわっているが，運動が複雑になり関与する筋や関節が増えると，伸張反射がどのタイミングで，どの程度かかわっているのかを測定し評価することは現状では難しい．具体的な研究成果については，今後に期待をしながら，ここでは以上を紹介するに止める．

さらに，主にリハビリテーションの分野で用いられる固有受容性神経筋促通法（proprioceptive neuromuscular facilitation, PNF）にも，伸張反射を利用する局面が含まれていると考えられている[21]．随意運動に先立ち，その運動に関与する筋群を徒手的にタイミングよく伸張させ，誘発された伸張反射張力を随意運動の開始を助けるために，運動学習を誘導するために利用しているのである．最近，この手法はスポーツ活動におけるウォーミングアップ時においても，筋神経系の反応性を高める目的で取り入れられている．

(5) 伸張反射のタイミング

これまで「随意運動に対して伸張反射を利用す

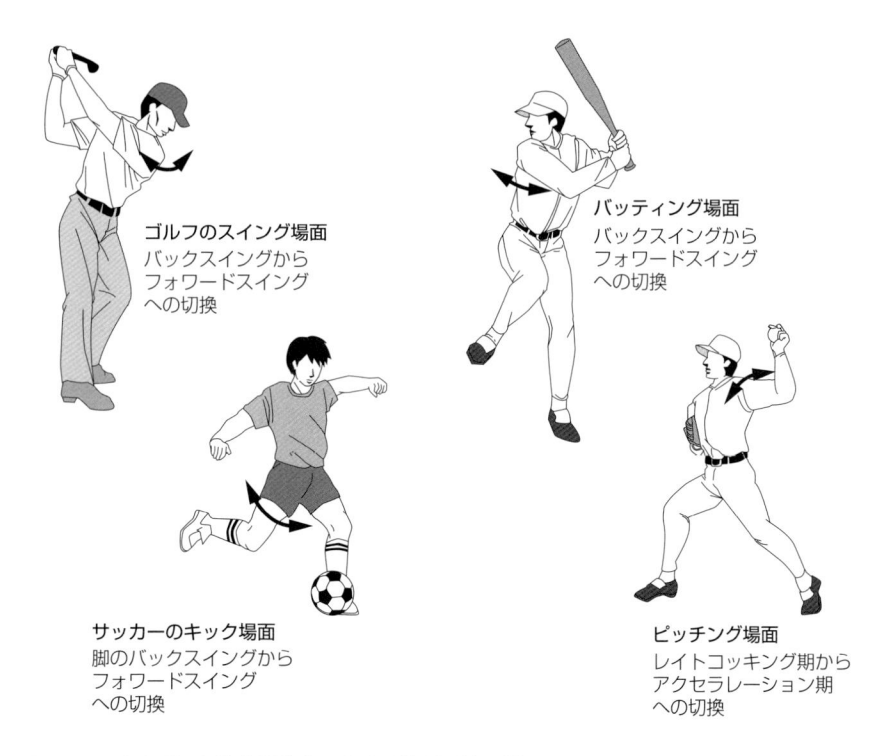

図4-5 さまざまな随意運動中における伸張反射の利用

ゴルフのスイング場面
バックスイングから
フォワードスイング
への切換

バッティング場面
バックスイングから
フォワードスイング
への切換

サッカーのキック場面
脚のバックスイングから
フォワードスイング
への切換

ピッチング場面
レイトコッキング期から
アクセラレーション期
への切換

るには，適切なタイミングで筋伸張を起こすことが重要」と述べてきた．なぜなら，筋の弾性による張力や反射活動による張力が効いている間に，随意的な筋活動による張力が重ね合わされなければ，筋伸張がない場合と同じになってしまう．つまり，伸張に対する随意的収縮への切換時間が長すぎると，弾性エネルギーや反射張力を効果的に利用できなくなるからである．この状況を，ボールを遠くに蹴る際，完全に止まっているボールを蹴るより，前方へ軽く転がしてから蹴る方が飛距離が伸びることに例えてはどうであろう．止まっているボールを蹴ることが伸張反射を利用しない力発揮，軽く転がしてから蹴ることが伸張反射を利用しての力発揮に相当する．したがって，ボールが軽く転がっているうちに，つまり，前述した「地均し」が整っている間に，随意的な筋張力が生起することが重要なのである．ただし，伸張反射張力は力発揮自体に貢献するというよりは（部分的には力発揮にも貢献しているが），随意的な筋張力を有効に生かすため，運動における初期摩擦（初期抵抗）を軽減するために貢献し，結果的にパフォーマンスが向上すると考えた方がよい．さらに，適切なタイミングだけでなく，素早く筋を伸張すると述べてきたのは，筋伸張のセンサーである筋紡錘は，速度変化に対する応答性が高いといわれているためである．

適切な伸張のタイミングや適切な伸張速度における具体的な数値を得るためには，さらなる研究が必要である．しかしながら，伸張反射張力，弾性エネルギー，随意的筋張力など各要素の貢献度とその出現タイミングなどを正確に見積もることは現在のところ難しいため，明確な説明ができる段階には至っていない．教育・指導現場と研究場面との連携の下に新たな知見が積み上げられることを期待したい．

最後に，高次中枢が脊髄性の伸張反射をどのように制御しているかという問題が残っているが，これについては次項の「随意運動と長潜時伸張反射」の中でまとめて述べることにする．

2. 随意運動と長潜時伸張反射

1) 長潜時伸張反射の基礎知識

(1) 長潜時伸張反射とは

　筋伸張刺激に対する反射活動は，筋電図上で観察すると脊髄性の成分のみではない．筋伸張により生起された信号が脊髄の後角に入力され，前角のα運動ニューロンへ伝達されると同時に，その信号が脳を中心とする高次中枢へ入力され，脊髄の前角に戻り筋活動を生じさせる成分もある．この成分は刺激から筋活動開始までの潜時が長いことから長潜時伸張反射，一般に長潜時反射（long latency reflex）と呼ばれる．ほかに，反射経路が長いことから長経路反射（long loop reflex），大脳皮質を介すと考えられていることから皮質経由反射（tarnscortical reflex）などとも呼ばれている．

　長潜時反射は，運動を司るさまざまな中枢をめぐる，あるいはその影響下にあると考えられており，高次中枢とのかかわりが深い現象である．矢部[22]は，反射の制御が運動の素早さや正確性に役立っていると述べている．大築[23]は，「巧み」と表現される運動の基礎には大脳皮質による反射の制御プログラムが存在し，そのプログラム構築には長い年月の練習が必要であると主張している．Eccles[24]も，長潜時反射は運動の熟練と関連し，進化の過程でより重要となり，効率的な運動制御に役立っていると記述している．本項では，筋伸張刺激に対する長潜時反射に絞り，随意運動との関係を論じた代表的な研究を紹介しながら，随意運動と長潜時反射とのかかわりについて概説する．

(2) 長潜時反射研究の経緯

　脊髄性の伸張反射に比較すると，長潜時反射研究の歴史は浅い．1954年に初めて潜時の長い反射現象を筋電図学的に示したのはHammond[25]であった．その後，1970年前後からの長潜時反射研究の黎明期には，皮質経由である可能性を唱えたPhillips[26]，皮質経由の可能性を支持したMarsdenら[27]，Evarts[28]，Conradら[29]，脊髄性の反射成分をM1，長潜時成分をM2，M3と，現在よく使われる呼称を用いたLeeとTatton[30]などの研究がある．

　これら以降，反射経路の解明を中心にそのメカニズムが研究され，除脳動物でも長潜時成分が出現することから長潜時反射は必ずしも皮質経由ではないという反証も含めて，数多くの基礎医学的な論文が発表されてきた．興隆期までの詳細は，松波[31]，柴崎[32]の総説にまとめられている．

　運動生理学的にも，長潜時反射という現象は刺激に対する予測，動作の方向や種類による運動準備によって調節されると多数報告されている．これらの研究では，反射活動が遂行しようとする運動に対して妨げとなる場合，運動準備に伴って長潜時反射は抑制され，その逆の場合には長潜時反射は促通される，あるいは抑制されない（脱抑制）と考えられている（図4-6右側）．したがって，長潜時反射は，運動制御，運動プログラム，運動準備を司る中枢と密接に関連しているのである．

(3) 長潜時反射の潜時と経路

　長潜時反射を観察するためには，伸張刺激に対する筋活動を記録し，コンピュータで全波整流および加算平均処理を行なう（図4-6左側）．全波整流時点での筋電位波形では，どこが長潜時成分か視認できないものがほとんどであるが，数十回から百数十回も同じ試行を繰り返し，刺激開始をトリガーにしてそれらの試行を加算していくと，同じ潜時で出現する反射成分が浮かび上がってくる．

　脊髄性の伸張反射（M1成分）の潜時が約15～35msであるのに対して，長潜時反射（M2成分およびM3成分）の潜時は約40～100msである．この反射潜時は，脳から遠位にある筋ほど長いことが報告されている[33, 34]．M3成分は，実験条件によって出現しなかったり，M2成分との区別が付きにくい場合が多い．

　これまでの研究から，長潜時反射には，視床，体性感覚野，基底核，小脳，連合野，運動野など，運動制御にかかわるほとんどすべての中枢が，何らかの形で関与していると考えられる（図4-7）．経頭蓋磁気刺激（transcranial magnetic cortical

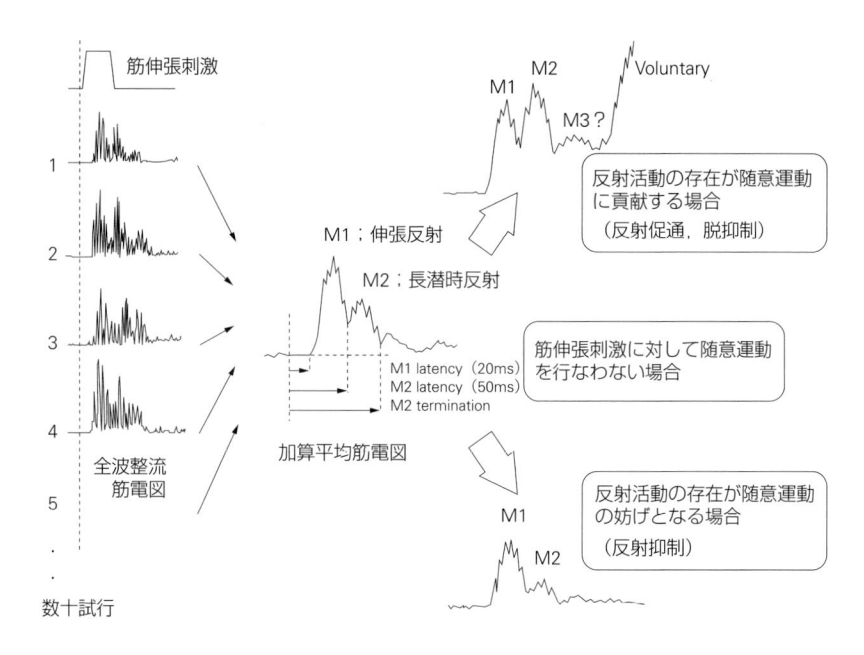

図 4-6 随意運動に伴う長潜時を含む反射活動の変化パターン（概念図）

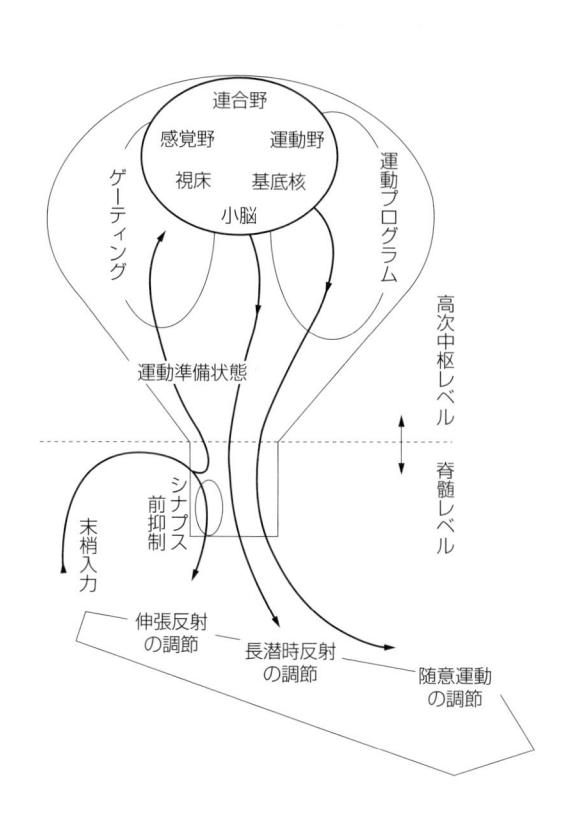

図 4-7 長潜時を含む反射活動と随意運動の調節

stimulation, TMS) を用いた最近の研究では，運動野に長潜時反射の出力にタイミングを合わせてTMS を与えると，その時のみ長潜時反射の振幅が相乗的に増大するので，少なくとも運動野は直接的に経由していると考えられている[35-37]．しかしながら，最近になっても長潜時反射経路の全体像は明らかになっていない．その求心性経路は本当に筋紡錘からの Ia 群線維中心なのか．皮膚や関節，視覚や迷路からの感覚情報などもかかわっているとすれば，各感覚情報のかかわり合いはどうなのか．また，高次中枢のどの部位を直接経由し，どの部位の影響下にあるのか，などの研究が続けられている．おそらく，筋電図上に観察される長潜時成分の波形は，脊髄性の反射波形のように単独の反射経路によって出現したものではなく，いくつかの反射経路によって出力されたものが重なり合って形成されていると考えるべきであろう．

(4) 長潜時を含む反射活動の調節メカニズム

長潜時を含めた反射活動はどのように調節されているか，まず，主な制御機構を挙げながら整理しよう．運動出力系では，高次中枢のさまざまな部位の興奮性，脊髄のα運動ニューロンおよびγ運動ニューロンの興奮性が運動プログラム，運動

準備状態に基づいて調節されている．それらの興奮性が高いと反射活動は増強し，それらの興奮性が低いと同一の刺激量でも反射活動は減弱する．また，γ運動ニューロンは筋紡錘の初期感度を調節しており，錘内筋を緊張状態にしておくと，弱い刺激でも求心性のインパルスを発するが，弛緩状態では直ちには応答しないと一般的にはいわれている．

　感覚入力系における主な制御機構は，シナプス前抑制（presynaptic inhibition）の程度，脊髄内の介在ニューロンの賦活性，高次中枢への入力に対するゲーティング（gating）などがある．シナプス前抑制の程度が高次中枢によって制御されていることは古くから知られている．筋紡錘からIa群線維を上行する信号は，シナプスで運動ニューロンへと伝達される（図4-2）．この時，Ia群線維のシナプス前終末に介在ニューロンが働きかけ，シナプス前終末から放出される神経伝達物質の量を抑え，Ia群線維から運動ニューロンへ伝達される信号量を低減する機構がシナプス前抑制である．反射活動を抑制したい場合，高次中枢は下行路を介してシナプス前終末に作用する介在ニューロンを賦活させ，伝達される信号量を低減させるのである．つまり，多数の求心性（主にIa群）線維から伝達される信号の総量を調節することで，反射の促通現象，あるいは抑制現象がみられると考えられている．

　Ia群線維などによって脊髄の後角に入ってきた感覚信号は，上行路を介して高次中枢へも伝達される．この際，高次中枢内（神経回路上）にゲート（門）が複数あって，必要に応じてそれらのゲートが開閉され，信号の入力量を調節するgating機構があると提案されている[38]．この機構には，視床など皮質下の部位が関与していると考えられている[39]．例えば，ゲートを閉め，高次中枢へ入力される筋紡錘発の信号量を低減させると，結果的に長潜時反射の出力量も低下する．逆に，長潜時反射活動を増強させ，生じた反射張力が遂行しようとする運動に必要な場合は，ゲートを開けておくような運動準備をすればよい．この考え方によると，筋伸張刺激による体性感覚野の活動量と長潜時反射の活動量は対応しているはずである．これまでにも，筋伸張刺激に伴う体性感覚誘発電位（somatosensory evoked potentials, SEP）と長潜時反射を同時に捉え，SEP振幅の大きさと長潜時反射振幅の大きさが対応していることが報告されている[40-42]．したがって，長潜時反射が皮質経由であること，長潜時反射の調節にgating機構がかかわっていることが強く示唆されているのである．

　以上のように，反射調節にはさまざまな制御レベルおよび制御機構が関与し，運動の種類，筋出力レベル，個人の運動能力などによって制御が異なると反射動態も異なる．一般的には，長潜時反射の調節の程度は脊髄性の伸張反射の調節の程度より大きい．この背景として，伸張反射では，主にシナプス前抑制，介在ニューロンなど脊髄レベルのみで制御されるが，長潜時反射の調節には脊髄レベルに加え，高次中枢レベルにおける複数の中枢部位が関与するからであると考えられる（図4-7）．

（5）長潜時反射の役割

　長潜時反射の役割としてさまざまな考え方が提案されている．もっともよく取り上げられるのは，伸張反射の役割でも述べた自動制御（servo）機能や負荷補償（load compensation）であろう．しかしながら，長潜時反射活動によって生じる反射張力も，脊髄性の反射張力と同様に，小さな負荷は補償するが[43]，大きな負荷全体を補償するほどで強力ではない[31, 44]．ただし，長潜時反射活動の大きさと反射張力や筋スティフネスの大きさとは対応関係にあることが，多くの研究により報告されているのも事実である[42, 45-50]．また，長潜時反射は運動遂行に機能的な貢献をしているとして，機能的伸張反射（functional stretch reflex）と呼ばれたこともある[51]．

　長潜時反射の神経生理学的な役割として[31]，伸張外乱に対する随意性の補正運動を効率的に行うために，関与する神経回路をいったんリセットする信号，いわば「露払い信号」的な働きがある

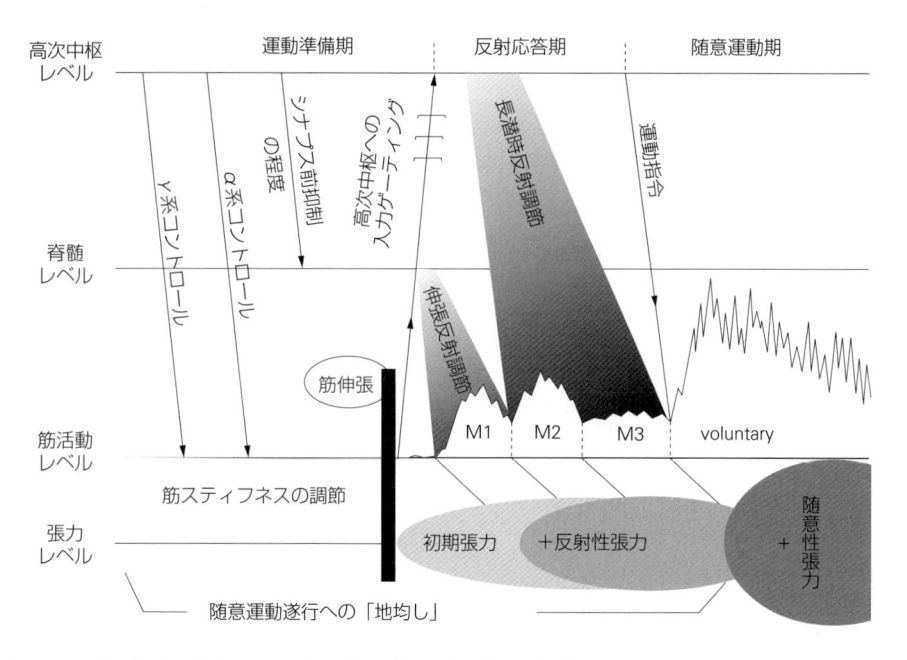

図4-8 随意運動直前における長潜時を含む反射活動の機能性
(木塚朝博:長潜時伸張反射を用いた運動評価の可能性. バイオメカニズム学会誌, 23: 166-171, 1999より引用改変)

ともいわれている．また，伸張外乱の大きさを検知し，随意性の補正運動の大きさを判断する「テスト信号」としての働きがあるともいわれている．

これまで提案された長潜時反射のいろいろな役割は，すべて状況に応じて一理あるが，現在のところ以下のようにまとめるのが妥当であろう（図4-8）．高次中枢レベルでの運動準備に伴い，主動筋，共同筋，拮抗筋を含め，筋を支配するα運動ニューロン，筋紡錘を支配するγ運動ニューロンなどの興奮性が調節され，筋伸張刺激が入る前の筋系の初期緊張度，あるいはスティフネスが制御されている．そこへ伸張刺激が入ると，まず筋の初期スティフネスに対応した張力が生ずる．その後，高次中枢により調節された脊髄性の伸張反射活動と，続く長潜時反射活動が現れ，反射張力が生ずる．この反射張力は，外乱として与えられた負荷の変化が大きい場合には負荷全体ではないが，ある程度を補償する．さらに続いて随意的な筋活動による大きな張力が反射張力に相乗し，筋伸張あるいは負荷の変化に素早く対応していくのである．逆に，随意運動の遂行に反射張力が必要ない場合は，刺激が入る前の筋系の緊張度を抑え，反射活動も抑制して張力を生じさせないようにし，随意的な筋活動による張力発揮を妨げない制御をするのである．

このように随意運動開始直前において，随意的筋活動をスムーズに無駄なく運動につなげるための過程，いわば「地均し」が行なわれている．伸張反射および長潜時反射は，一連の「地均し」の過程において機能的に貢献していると考えられる．

2) 随意運動と長潜時反射の調節

長潜時反射は，刺激に対する予測，動作の方向や種類，その運動準備によって調節されることが多数報告されるようになった．その中から，いくつかの研究を例に，随意的な活動に伴う長潜時反射の調節について述べることにする．

(1) 予測と長潜時反射の変化

筋伸張刺激に対する予測が長潜時反射の動態に与える影響を主題にした研究がある．YamamotoとOhtsuki[52]は，肘関節90°の状態を保っている際，突然手首を牽引するようにして上腕二頭筋に伸張刺激を与える実験を行なった．手首の牽引は，重りを止めている紐をはさみで切り，その重りが

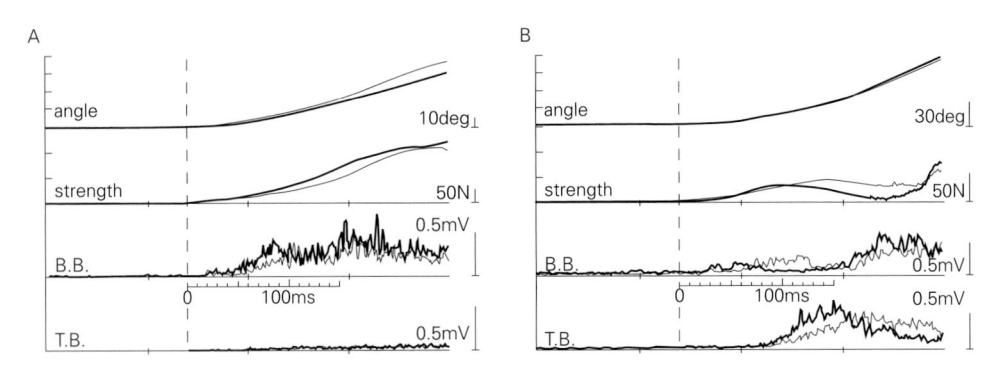

図4-9 上腕二頭筋への伸張刺激に対して肘関節を屈曲する課題(A)と伸展する課題(B)の典型的な応答パターン
太い線は刺激開始の瞬間が見える場合．細い線は見えない場合．縦の破線は刺激開始時．angle（肘関節角度），strength（肘屈曲力），B.B.（上腕二頭筋の筋電図），T.B.（上腕三頭筋の筋電図）．50〜80msが長潜時M2成分に相当．
（Yamamoto C, Ohtsuki T: Modulation of stretch reflex by anticipation of the stimulus through visual information. Exp Brain Res, 77: 12-22, 1989）

自由落下することによって施された．伸張刺激に対して素早く肘関節を屈曲させ，落下する重りを支える課題では，刺激開始の瞬間（紐をはさみで切る時）を見せない場合より見せた場合の方が，長潜時反射（M2成分；50〜80ms）はより促通された（図4-9A）．また，落下する重りを追うように肘関節を伸展させる課題では，刺激開始の瞬間を見せない場合より見せた場合の方が，長潜時反射はより抑制された（図4-9B）．一方，両課題とも，脊髄性の伸張反射（M1成分）は顕著に変化しなかったことを報告している．

この研究は，「もうすぐ刺激がくる」という予測の有無で，高次中枢での運動準備状態が異なり，それによって長潜時反射の調節のされ方が異なることを示している．さらに，長潜時反射の変化は，随意運動に対して合目的的である．肘を屈曲させて重りの落下を支える課題では，主動筋である上腕二頭筋の長潜時反射活動を増強させ，後に続く随意的な筋活動を補助している．肘を伸展させて重りを追いかける課題では，拮抗筋となる上腕二頭筋の長潜時反射活動を減弱させ，主動筋となる上腕三頭筋の随意的筋活動を妨げないようにしているのである．

例えば，上方からくるドッチボールをキャッチする際，両手でボールを迎えに行かずに引き付けながら捕るとボールの勢いを殺すことができる．しかし，ボールがよく見えず突然手に触れると，屈筋系の反射活動によって，思わずボールを押し返してしまう．ボールが手に触れるタイミングを予測できれば，屈筋系の反射活動を減弱させ，スムーズにキャッチできる．視覚情報を，無駄な反射を抑える運動制御につなげることができないと，キャッチした際に腕の中でボールが暴れてしまうことにも，反射調節が絡んでいると考えられる．逆に，重そうな物体を強い力発揮でキャッチしなければならない時は，予測できていれば反射活動をより増強させて随意的活動を補助し，落とさないですむかも知れないのである．

(2) 運動準備期と長潜時反射の変化

反応動作課題を用いて運動準備期における長潜時反射の動態を検討した研究も多い．Hallettら[53]は，長母指屈筋に伸張刺激を与え，完全にリラックスしている状態では反射活動はみられないが，屈曲反応動作前の運動準備期間では反応動作の随意的な筋収縮開始が近づくに連れ，屈筋の長潜時反射が促通されることを報告した．BonnetとRequin[54]は，スプリングを利用して手関節の屈筋群に伸張刺激を与え，運動準備期間中（予告合図と反応合図の間隔は1秒間）における屈筋の反射活動動態を検討した．長潜時反射（M2成分）の振幅は反応合図まで増大し続けるのに対して，脊髄性の伸張反射（M1成分）の振幅は予告合図後600msまで増大するが，その後低下し元に戻ることが報告されている．MackayとBonnet[55]は，

肘関節の反応動作において，動作の方向（屈曲伸展），動作の強さ（強弱）を組み合わせた情報を運動準備期に与える場合，事前に与える情報量が多いと反応時間は短縮し，その際，主動筋のM2成分は増大することを報告した．木塚ら[56]は，トルクモータを用いて手関節の屈筋群に伸張刺激を与え，その刺激に素早く反応して手関節の屈曲動作を行なう際の反射活動動態を検討した．屈曲反応動作を行なう際のM2成分の振幅は，「構え」ているだけで反応動作を行なわない時の振幅に比較して有意に増大した．さらに，増大の程度には個人差がみられた．一方，M1成分はほとんど変化しなかったことを報告している．

これらの研究結果に共通しているのは，脊髄性の伸張反射（M1成分）と長潜時反射（M2成分）の変化パターンが異なるということである．つまり，随意運動開始に近づくと主動筋の長潜時反射は促通されるが，脊髄性の伸張反射は変化しない，あるいはいったん促通されるが元に戻る．運動準備期における脊髄レベルでの運動ニューロンの興奮性は，高次中枢により高まっているはずである．それなのに脊髄性の反射成分が増大しないのは，前述したシナプス前抑制のためであると考えられている．その機能的意義として，高次中枢からの運動指令を優先させるため，末梢からの感覚入力が運動ニューロンへ直接的に伝達されることを高次中枢が抑えているからではないかと考えられている．それで，主動筋の長潜時反射は選択的に促通されるのである．

(3) 動作方向と長潜時反射の変化

運動方向が逆になると長潜時反射の変化も逆転することを報告した研究もある．Gielenら[46]は，肘関節90°において屈曲方向および伸展方向への外乱に対し，その位置を保つように抵抗する運動課題を用い，上腕筋の長潜時反射は伸展方向の外乱では興奮性を示し，屈曲方向では抑制性を示すことを報告している．前述のYamamotoとOhtsuki[52]の研究，次節の「随意運動と姿勢反射」で詳述するWoollacottら[57]の研究でも，動作方向が逆になると長潜時反射の変化が逆転している．

これらの結果から，長潜時反射活動は，反射活動によって生じる張力方向と随意的筋活動によって生じる張力方向が同じ場合に促通され，2つの方向の張力が相殺される場合に抑制されると考えられた．

さらに，長潜時反射の変化に程度があるとすると，その程度の差が動作の差に結び付いているのかどうかが気にかかる．木塚ら[58]は，被験者が握るハンドルをトルクモータで手関節の伸展方向へ他動的かつ急激に回転させ，手関節の屈筋群に伸張刺激を与え，その刺激に素早く反応して手関節の屈曲動作および伸展動作を行なう課題を用い，長潜時反射の変化の程度と動作成績の関係を検討した．「構え」ているだけで伸展刺激に対して反応動作を行なわない場合（無反応課題）は，筋伸張に対する屈筋の弾性および長潜時を含む反射活動により，伸展方向へ振られたハンドルは自然と屈曲方向へある程度戻って停止する（図4-10A）．屈曲反応課題では，屈筋の長潜時反射成分（M2）は無反応課題に比較して増大し，その増大の程度が大きいほど伸展方向へハンドルが振られてしまう角度が小さくてすむ（図4-10B：相関係数 $r=-0.919$, $n=17$）．さらに，増大の程度が大きいほど屈曲動作完了までの時間（掌屈30°位通過時間）も短くなっていた（$r=-0.797$, $n=17$）．一方，伸展反応課題では，屈筋の長潜時反射成分は無反応課題に比較して低下し，その低下の程度が大きいほど屈曲方向へハンドルが戻らなくてすむので，伸展方向へのハンドルスピードは落ちなかった（図4-10C：$r=-0.963$, $n=17$）．さらに，伸展動作完了までの時間（背屈60°位通過時間）も短くなっていた（$r=0.709$, $n=17$）．屈曲・伸展反応の両課題で，長潜時反射の変化の程度と動作完了までの時間との相関係数が低くなるのは，この関係には反射の調節能力に加えて，随意的な筋力発揮能力，すなわち筋収縮速度の遅速なども絡むからであろう．

これらの研究の結果は，長潜時反射の変化が目的の運動に対して機能的に役立っていることを示し，さらに変化の程度が動きの良否に結び付いて

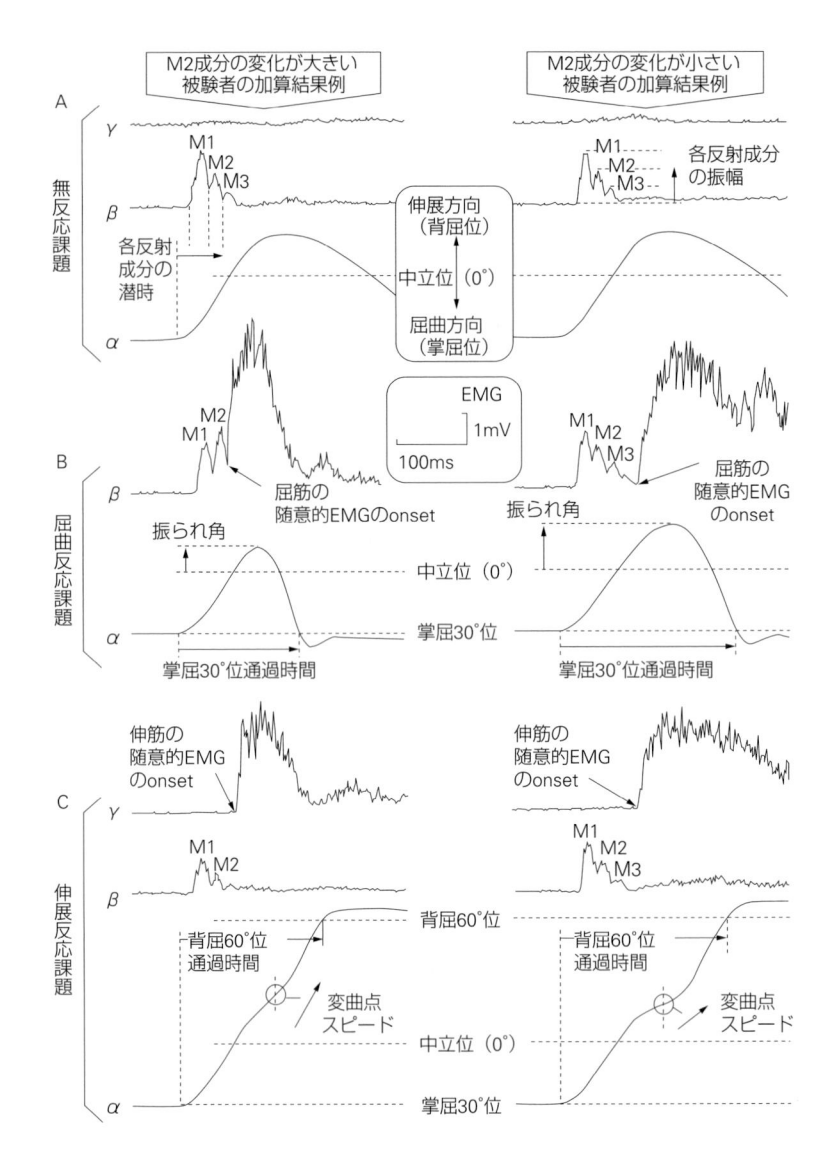

図4-10 手関節の伸展外乱に対する無反応課題(A), 屈曲反応課題(B), 伸展反応課題(C)の筋活動応答とハンドルポジションの典型例

αはハンドルポジション, βは屈筋の加算筋電図, γは伸筋の加算筋電図. 左側は長潜時成分(M2)の変化が大きい被験者の例. 右側は長潜時成分の変化が小さい被験者の例.
(木塚朝博ほか：長潜時反射活動の変化が動作のパフォーマンスに与える影響. バイオメカニズム, 13: 65-74, 1996)

いることを示している. つまり, 長潜時反射活動のより大きな変化をもたらす運動準備は, より素早い反応動作を可能にする初期状態をセットし, 結果的に調節された長潜時反射活動自体も目的の運動に多少なりとも貢献すると考えられる (図4-8).

(4) 調節動作と長潜時反射の変化

小さな力 (最大随意収縮力の10～20%程度) の変化に対して関節位置 (角度) を一定に維持する場合 (位置調節課題) と, 同等の力を関節角度が少し変わる中で一定に維持する場合 (力調節課題) で, 長潜時反射の変化を比較した研究がある. Akazawaら[45]は, 親指がモータで動かされる際に一定の屈曲力を維持する課題と, 親指にかかる力が変化する際に親指の位置を維持する課題で, 伸張刺激により誘発される長母指屈筋の反射活動

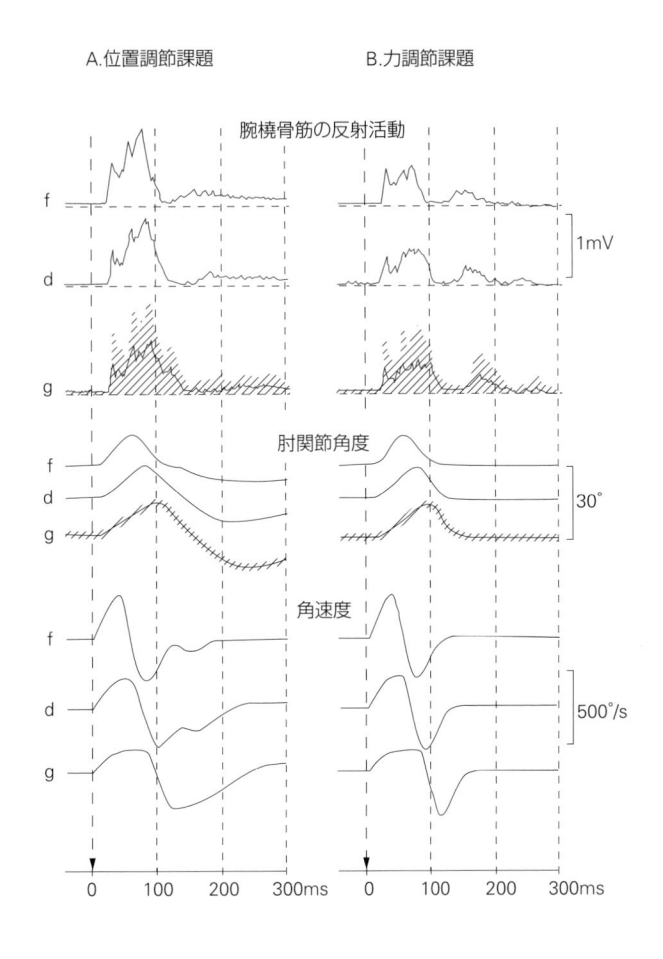

図 4-11 肘関節における位置調節課題(A)と力調節課題(B)の反射活動の比較

ライン f, d, g は，それぞれ伸展外乱の角速度 300, 200, 150deg/s の場合で，ライン g の網かけは標準偏差．上段は腕橈骨筋の反射活動，中段は肘関節角度，下段は角速度．
(Dietz V et al: Task-dependent modulation of short- and long-latency electromyographic responses in upper limb muscles. Electromyogr Clin Neurophysiol, 93: 49-56, 1994)

を比較した．Doemges と Rack[59] は，レバーを親指と人差し指で摘んだ状態で，レバーが動く際に摘む力を維持する課題と，指にかかる力が変化する際に指関節の位置（角度）を維持する課題で，伸張刺激により誘発される第一背側骨間筋の反射活動を比較した．同じく Doemges と Rack[60] は，手関節がモータで伸展・屈曲される際に屈曲方向への力を一定に維持する課題と，手にかかる力が変化する際に手関節の位置を一定に維持する課題で，伸張刺激により誘発される屈筋群の反射活動

を比較した．Dietz ら[61] は，肘関節において力調節動作および位置調節動作中に，肘伸展および屈曲外乱を与え，腕橈骨筋，上腕二頭筋，上腕三頭筋の反射活動を比較した（図 4-11）．

これらの研究に共通している結果は，力調節課題より位置調節課題の方で長潜時反射活動の増強率が大きいことである．この結果の解釈については，位置調節課題では主動筋と拮抗筋の同時活性が必要なので運動系の興奮性が高くなるため，あるいは位置調節課題では感覚系の情報がより重要

で高次中枢の感覚系の制御が力調節課題と異なるため，などのいくつかの観点がある．位置を気にせず力だけを出し抜きして調節する場合と，位置を合わせるために関与する筋の出力を調整する場合では，後者の方が難しいと思われる．これが運動制御に影響を与え，結果として反射活動の動態が異なるのであろう．

Nakazawaら[62]は，等尺性，短縮性，伸張性の異なる筋活動様式で肘関節屈曲方向へ力発揮する運動課題を用い，上腕屈筋群の長潜時を含む反射活動を比較・検討した．各筋活動様式において運動系の出力レベル（筋放電量）と筋伸張速度が等しくなるようにしても，筋活動様式によって長潜時反射の出現様相が異なり，伸張性収縮での長潜時成分は，等尺，短縮性収縮に比べ有意に低下していたと報告している．伸張性収縮で長潜時を含めた反射活動が減弱されたのは，主動筋である屈筋群が徐々に引き伸ばされながら力を発揮するので，その際に屈筋群に長潜時反射が生じるとスムーズな伸展運動を妨げるからであると考えられている．また，運動系の出力レベルが同じでも反射活動の大きさが異なるのは，高次中枢へ入力される感覚情報の制御方法が筋活動様式によって異なることを示唆している．

(5) 運動能力と長潜時反射の調節

長潜時反射の動態と運動経験，運動能力あるいはパフォーマンスレベルとの関係を検討した研究は数が少ない．Bonnet[63]は，速く反応できる被験者群では，速く反応できない被験者群より，長潜時反射活動（M3成分）の変化が大きかったことに触れている．Woollacottら[57]も，運動準備期における長潜時反射活動の変化は，反応時間が短い被験者群で顕著な傾向にあると考察している．これらの研究は，高次中枢において，より速く反応できる運動準備を構築できる者は，随意運動に対して長潜時反射活動がより合目的的に調節されている可能性を示唆している．

この仮説を実証するためKizukaら[64]は，トルクモータを用いて手関節の屈筋群に伸張刺激を与え，その刺激に素早く反応して手関節の伸展反応動作を行なう際，長潜時を含めた反射活動の変化と反応時間の長短の関係を検討した．全被験者において，伸展反応動作を行なう際の長潜時成分（M2成分）の積分値は，「構え」ているだけで反応動作を行なわない時の積分値に比較して低下した．さらに，M2成分の低下率が大きい被験者ほど反応時間が短かった（相関係数 $r=0.813$, $n=25$）．また，脊髄性の反射成分（M1成分）も低下し，反応時間の長短との関係も低いながら認められた（$r=0.652$, $n=25$）．この研究の実験設定では，動作方向に対して反射張力が妨げとなるので，長潜時を含めた反射活動をより抑制できることは，随意的な筋活動をより有効な力発揮へとつなげられるのである．逆に，動作方向と反射活動によって生じる張力方向が一致している屈曲反応動作を用いた研究[56]では，反応時間が短い被験者ほどM2成分が増大した（$r=-0.811$, $n=15$）．これらの結果からだけでは，長潜時反射に関与する経路，部位の特定はできない．しかし，高次中枢が中心となって構築する運動準備状態が反応時間の長短を生じさせ，同時に反射活動の動態に影響を与えることは疑いないであろう．

また，Kizukaら[65]は，手関節の屈筋群への伸張外乱に対して，ただ素早いだけでなく正確に手でもつハンドルの角度位置を伸展位でのターゲット上に停止させる位置調節課題を用い，長潜時を含めた反射活動の動態と調節能力との関係を検討した（図4-12）．この実験設定では，トルクモータにより手関節の伸展位方向へ振られたハンドルは，屈筋群の弾性と反射張力により屈曲方向へ戻ろうとする．「構え」ているだけで随意的応答をしない場合は，ターゲットポジションを越えて停止する（図4-12中のラインa）．それより伸展位でターゲット上に停止させたいので，長潜時を含めた反射活動を減弱した方が運動遂行に有利である．事実，M2成分の低下率が大きい被験者ほど調節に要した時間（adjustment time）が短かった（$r=0.850$, $n=26$）．また，M2成分の低下率と調節の再現性（adjustment time-SD）にも低いながら関係が認められた（$r=0.577$, $n=26$）．

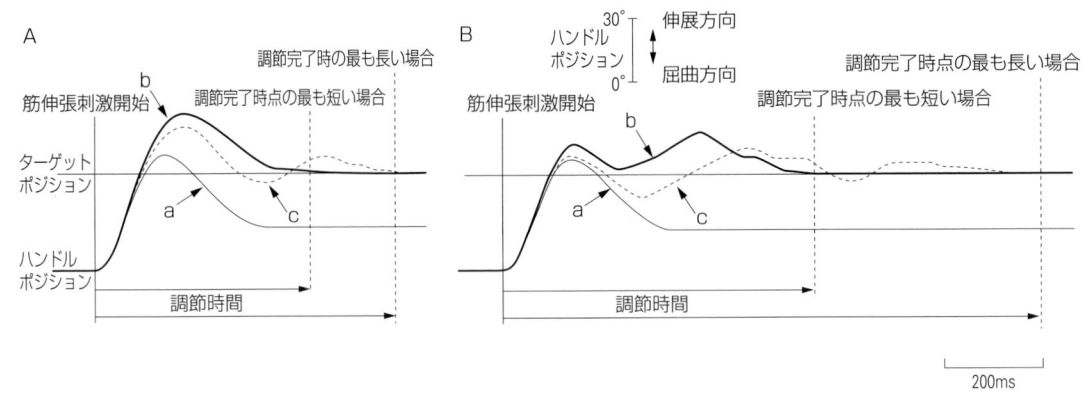

図4−12 位置調節課題，無反応課題におけるハンドルポジションの典型例
Aは調節時間（adjustment time）が短い被験者の例，Bは調節時間が長い被験者の例．a（細線）は無反応課題のハンドルポジション，b（太線）は位置調節課題においてその被験者が示したもっとも短い調節時間のハンドルポジション，c（破線）はもっとも長い調節時間のハンドルポジション．
（Kizuka T et al: Influence of long latency reflex modulation on performance of quick adjustment movements. Eur J Appl Physiol, 76: 328−334, 1997より引用改変）

さらに，M1成分も低下し，調節に要した時間および再現性に低いながら関係が認められた．つまり，脊髄レベル，高次中枢レベルを含めた位置調節にかかわる運動制御の良否と長潜時を含めた反射活動の調節の程度は確かに結び付いているのである．

さらに，前記の研究と同様の実験設定を用いて木塚ら[66]は，剣道の技能レベルと長潜時を含む反射活動の調節能力に関連性がみられるかを検討した．技能上位群として段位3段以上経験年数10年以上の者（全国大会での優勝および優勝に準ずる成績を残している者を含む），技能中位群として段位2段以下経験年数5年以下の者，技能下位群として部活動等で剣道を行なったことがない者を被験者にした．結果は，3群間それぞれに有意な差があり，技能上位群の反射調節能力はもっとも優れていた．竹刀を操る手部や前腕には，相手の竹刀の動きを探るセンサーとしての役割も求められる．その意味でも，力を入れ過ぎず卵を握る気持ちで「いわゆる柔らかい手の内」を維持しなければならないと古来より表現される．つまり，時々刻々と変化する状況を感覚系で感じ取り，それに応じて竹刀を的確に操作する場面に，前腕の筋群は深くかかわっている．しかしながら，そのような前腕の運動制御は一朝一夕にできるのではなく，長年の稽古の積み重ねが必要である．この研究では，前腕の反射調節能力をみているので，剣道の技術レベル間に差異が認められたと考えられる．

また，技能上位群の被験者は，小学校の低学年から剣道を始めた者がほとんどであった．一方，技能中位群の被験者は，高校，大学から剣道を始めた者であった．長潜時を含めた反射機能は，5〜10歳頃にかけて成人の値に近づいていくといわれる[67−69]．両群の差は，始める時期とその際の反射機能の発達度に関係があると推測される．運動能力の発達とともに，長潜時反射の動態がどのように変化して行くのかについてはまだこれからの課題であるが，興味は尽きない．

以上の知見のように，長潜時反射の動態と運動能力，パフォーマンスレベルは結び付いているので，長潜時反射は運動準備状態を見積もる指標として，運動能力を評価する指標として用いることが可能であるかも知れない．しかしながら，長潜時反射を抽出するために，現状では数十回の同一タスクの繰り返しと筋電位の加算平均処理をしなければならないし，被験者には同一タスクを同じストラテジーで行ない続ける根気と集中力の持続が要求される．また，反射成分の定量的な計測精度を上げるためには，伸張速度の速い，立ち上が

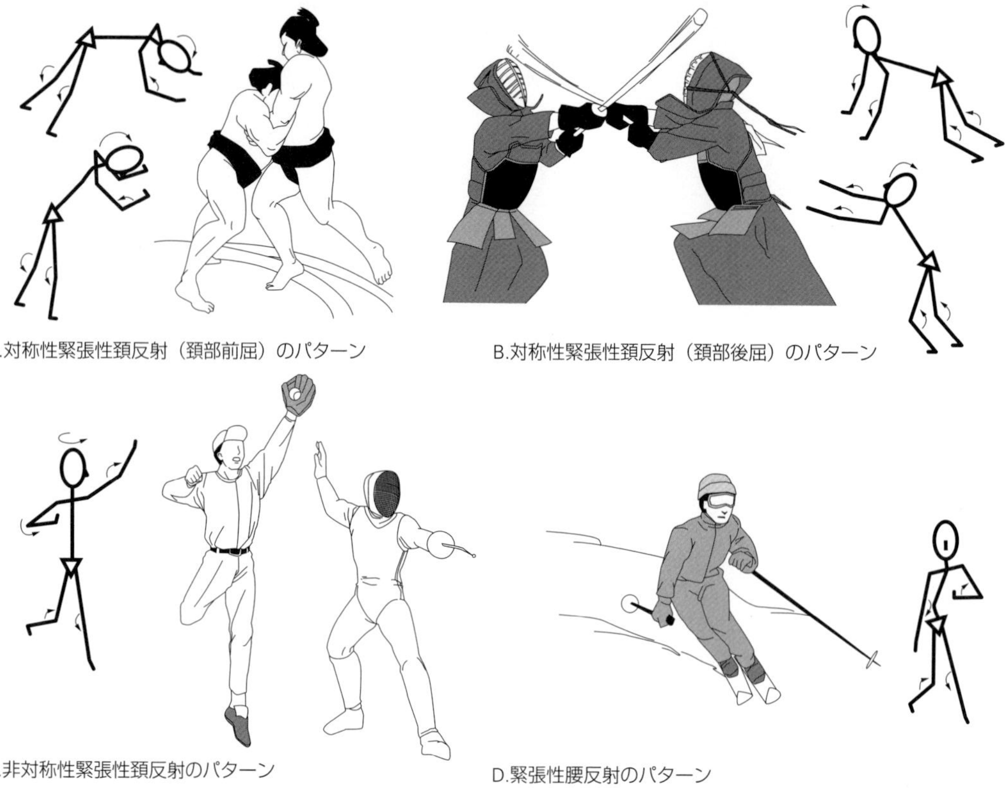

A.対称性緊張性頚反射（頚部前屈）のパターン　　B.対称性緊張性頚反射（頚部後屈）のパターン

C.非対称性緊張性頚反射のパターン　　D.緊張性腰反射のパターン

図4-13　随意動作中に発現している姿勢反射のパターン
（C, Dは福田　精：運動と平衡の反射生理．医学書院, pp.1-113, 1957の写真よりイラスト化）

り特性の鋭い特殊で高価な筋伸張刺激装置が必要である．計測手法が進歩し簡便化されることによって，これらの難点が少しでも軽減されることも期待したい．

3．随意運動と姿勢反射

1）姿勢反射の基礎知識

姿勢の制御は，発育発達とともに巧妙になり，少年期以降はほとんど無意識に自動的に行なわれている．そのおかげで立ったまま高度な意識的活動に没頭できるのであり，その際の高次中枢の負担を軽減するためにさまざまな反射が協調して働いている．それらの反射は総称して姿勢反射（postural reflex）と呼ばれ，主な中枢は脳幹部にあって，単純な伸張反射や屈曲反射とは異なり複雑な機構になっている．さらに姿勢反射は，小脳や基底核などの脳幹より高次の中枢からも制御を受け，身体全体における協調した運動の調節にも極めて重要な役割を果たしている[70]．

姿勢反射としてよく知られているのは，交叉性伸展反射，緊張性頚反射，緊張性迷路反射などである[71]．交叉性伸展反射とは，下肢の皮膚へ強い侵害刺激が与えられ屈曲反射が起こる時，対側の下肢が伸展する反射で，体重支持に役立っていると考えられている．緊張性頚反射には，頭部を体幹に対して他動的に回転させると，頚部筋群の筋紡錘の情報を基に，顔面側の上下肢は伸展，後頭部側の上下肢は屈曲する非対称性緊張性頚反射（図4-13C），および他動的に頚部を後屈（前屈）すると上肢は伸展（屈曲），下肢は屈曲（伸展）する対称性緊張性頚反射がある（図4-13A, B）．緊張性迷路反射は，迷路の情報を基に空間での頭部位置変化に対して四肢や頚部に応答が現れ，頭部の安定性にかかわる．これらの反射は，把握反射

（新生児で手掌に棒などを接触させるとそれを握る反射）などと同じ原始反射にも分類され，発育発達，特に随意運動の発達に伴って次第に統合され消失する．しかし，これらの反射は，高次中枢における障害によって抑制機能が働かなくなると発現する．また，努力を伴うスポーツ場面などで運動遂行に反射張力を利用するために，あるいは運動セットが反射の抑制を解除（脱抑制）したために発現する場合もある．この現象については，次項で詳述する．

一方，立ち直り反射は，高次中枢の発達とともに発現するようになり，永続する姿勢反射である．この反射は，感覚の種類と反射が発現する部位の組み合わせで，複数の要素に分けられる．体性感覚，迷路，視覚からの情報を単独で，あるいは統合して，基本的には頭部や身体の重力方向からのズレ（傾き）を補正するように頚部，四肢，体幹に作用する[71]．例えば，何かに躓いたとする．体性感覚，迷路，視覚からの情報で前のめりになった頭部と体幹を引き起こそうとする作用，手を着こうと上肢を伸展させる作用，伸張反射で膝がロックしそうになるのを抑えて膝の力を抜く作用などがとっさに連鎖的に起こり，最終的に一歩を踏み出して体勢を立て直すのである．ただし成長後では，その個人の対応戦略により，さまざまな姿勢反射における各要素のかかわり方は異なるかもしれない．

2）随意運動と姿勢反射の調節
（1）随意運動の中に発現する姿勢反射

このテーマについては，福田の研究[72]が今も輝きを放っている．ここでは，発達とともに普段は抑制されている姿勢反射が随意運動中に発現した代表的な例を取り上げる．

まず，野球で野手が左斜め上空を抜けて行く打球をジャンピングキャッチしようとしている瞬間に，非対称性緊張性頚反射パターンが現れている例を図4-13Cに示した．グラブをもつ側の上下肢は伸展，対側の上下肢は屈曲し，日常的には抑制されているこの反射パターンが発現している．

ボールを見るために左に顔を向け，極限的に手を伸ばしたので，その随意運動を最大限に遂行しやすいよう運動準備が対側に反射パターンを顕在化させたと考えられている．フェンシングにおいて「構えから突く」場面にも，同じような背景があると考えられる．

図4-13Aは，相撲において対称性緊張性頚反射パターンが発現した例で，横綱が寄り切りで勝った瞬間をイラスト化した．寄り切っている側に頚部前屈，上肢屈曲，下肢伸展が観察される．顎を引くことによって，上肢で相手を引き付けやすく，下肢で力強く踏ん張りやすくしていると考えられる．顎を上げると力が出ないので，相手の胸に頭を付けることを指導されるのは，体勢を低くしながら反射を利用することを背景としているのである．

図4-13Bは，全日本剣道選手権大会決勝戦で勝敗が決した瞬間をイラスト化したものであるが，両者の正面打突動作（合い面）の中に，対称性緊張性頚反射パターンが発現している．この場合，頚部の後屈に対して上肢の伸展，下肢の屈曲（ただし，床を蹴っている左足は反射パターンに合致してはいない）が観察される．初心者の面打ち動作にもこの頚反射パターンがよく観察され，顔が仰向けになると視線が切れる，姿勢や身体のバランスが悪くなるなどの理由で，顎を引いて打突するように指導され，熟練すると顎を引いたまま面が打てるようになる．しかし，大事な勝負がかかった場面では，またこの頚反射パターンが発現している．ただし，能動的に頚部を後屈させて，発現させた頚反射を上肢の伸展に利用しているのではない．素早く力強く上肢を伸展させるため，頚部を前屈させないように関与する筋をリラックスさせた状態において，勢いよく体が前方へ跳び出すので，頭部が残るように後屈する．結果的に，反射パターンは上肢の伸展を妨げず，効率のよい随意運動が可能になるという意味で頚反射が利用されていると考えるべきであろう．

さらに，緊張性腰反射パターンがスキー動作の中に現れている例を図4-13Dに示した．この場

合，下肢に対して体幹が腰椎部から左へ屈曲することによって，傾いた側である左上肢は屈曲，反対側の右上肢は伸展している．逆に下肢は，傾いた左側で伸展，右側で軽く屈曲するのが緊張性腰反射の発現パターンである．福田[72]は，これは見事な回転姿勢で，反射の発現により最大の筋力を発揮できると述べている．たしかに，谷スキーで力強く踏ん張るという意味では緊張性腰反射を利用していると考えられるが，過剰な外傾姿勢による腰椎の強い屈曲は，反対側の上肢伸展をも強調してしまう．スキーの用具，滑降技術が当時と異なるので一概にはいえないが，現在のスキー技術において上肢の強い伸展は，重心の後傾化，つぎの回転動作への導入を遅らせるなど，必ずしもよいとはいえない．求める技術，求める動きが変われば，反射の利用あるいは抑制の方略も変えなければならないと考えられる．

これらの姿勢反射を利用することがどの程度運動遂行に効果的なのか，利用しないとどれだけ不利なのか，反射の形から動きを指導するのがよいか，結果的に反射の形が出るよう指導するのがよいか，おそらくケース・バイ・ケースであろうが，今後さらに運動生理学的な視点での実践研究が待たれるところである．

(2) **姿勢制御にかかわる長潜時反射**

姿勢反射は突然の姿勢の乱れを素早く検知して対応する機構のひとつであるが，運動の速度が大きい場合，運動が単純ではない場合，姿勢反射とそれに続く随意運動だけでは，時間がかかりすぎて姿勢の回復に間に合わないこともある[23]．もし，姿勢を乱すような身体にかかる力の方向や大きさをあらかじめ予想していれば，姿勢保持に関与する筋の活動パターンを適切にプログラムしておき，高次中枢性に反射活動をも合目的に調節できる．これは，反射性姿勢調節に対して予測性姿勢調節と呼ばれ，最終的な随意的筋活動を効果的に発揮させる「地均し」の一環とも考えられる．

予測性姿勢調節によって長潜時反射が合目的的に調節されることを示唆した歴史的研究が，1976年にNashnerによって発表された[73]．被験者が立っている台を突然水平に後方へ引くと，相対的に身体は前に倒れるので，体性感覚，迷路，視覚からの情報を基に姿勢回復が図られる．この際，腓腹筋は引き伸ばされ，筋電図上に長潜時を含めた反射活動が出現し，前方への身体移動を支える足関節の底屈に寄与する．その後，今度は台の前部を突然上方に回転させると，やはり腓腹筋に反射活動が出現する．しかし，この種の外乱の場合，台の前部が上がっているので，腓腹筋の反射活動は身体を後方に引くことになり，台から落ちてしまうことになる．つまり，反射活動が起こっては不都合なのである．そこで，台上から落ちないように指示して，この回転外乱を続けると，数回のうちに長潜時成分が低下していく．この結果は，外乱に対する身の処し方を学習し，刺激が予測できるようになると，長潜時反射活動は調節されることを示しているのである．さらに同様の実験設定において，姿勢調節の発達が反射活動の変化から検討され[68]，発育発達とともに反射活動の調節能力も向上するが，6歳前後にその能力が一時的に低下することも明らかになっている．この時期は，姿勢調節に体性感覚，迷路，視覚などの各感覚情報を用いる際，それらの優位性が変化し，情報統合過程の再編が行なわれていると考えられている．

Woollacottら[57]は，予測，運動準備，姿勢調節，長潜時を含めた反射活動，制御の個人差の検討を絡めた有名な研究を行なっている．例えば，立位でドアを開けるためにノブを手で持って引く，あるいは押すことを想定してみよう．引く場合，相対的に体も前方へ引き寄せられるので，立位姿勢を保持するため足関節では，下腿三頭筋などの活動により底屈方向への力も同時に出さなければならない．逆に押す場合は，体も後方へ押されるので，前脛骨筋などの活動により下腿を前へ引き戻さなくてはならない．この研究では，「引け」あるいは「押せ」という遂行課題内容の教示を兼ねた予告合図から反応合図を呈示する間の運動準備期に，突然に足関節を背屈させて下腿三頭筋に誘発した長潜時を含めた反射活動を計測した（図

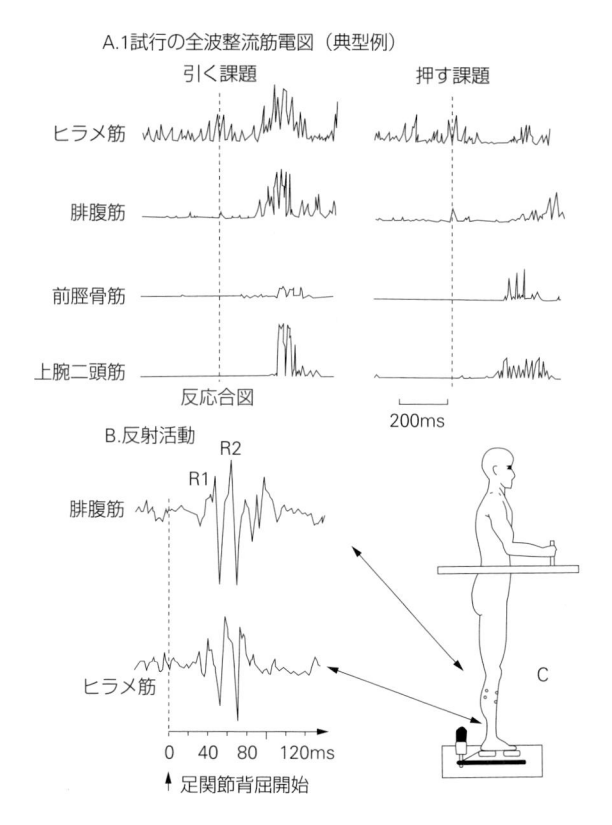

図 4-14 立位時の上肢における「押し」「引き」反応動作に伴う下腿三頭筋の長潜時を含む反射活動の典型例

A は 1 試行の全波整流筋電図の典型例.
B は足関節背屈装置(C)によって誘発された腓腹筋とヒラメ筋の反射活動（10回の平均）. 縦の破線は足関節背屈刺激開始時. R1（脊髄性の反射成分），R2（長潜時成分）.
(Woollacott MH et al: Preparatory process for anticipatory postural adjustments; modulation of leg muscles reflex pathways during preparation for arm movements in standing man. Exp Brain Res, 55: 263-271, 1984)

4-14）．もし引く場合には，足関節底屈にかかわる筋の反射活動が増強していた方が姿勢保持には有利であり，逆に押す場合には，それらの反射活動が減弱されていた方が有利であろう．この仮説に合致した変化を示したのは腓腹筋の長潜時成分（R2）のみで，引く課題では反応合図呈示に近くなるほど漸増し，押す課題では漸減した．さらに長潜時成分の変化は，反応時間が短い被験者群で顕著であった．一方，ヒラメ筋の反射活動動態は，腓腹筋と異なっていた．これは，立位保持に対する両筋の機能性が異なるため，ヒラメ筋は主に持続的な体重支持に関与し，腓腹筋は急な乱れに対する安定化に関与していると考えられている．

このような予測性姿勢調節においても，高次中枢における長潜時伸張反射の調節がひとつの役割を果たしている．そして，運動準備がセットされているところに伸張刺激が駆けめぐると，随意運動の遂行に反射が妨げとなる時は抑制され，反射が有効であるときは促通（脱抑制）されるのである．

4. 反射再考

本章では，高次中枢は反射を完全にではないがある程度コントロールしていること，反射活動の変化は遂行しようとする運動に役立っていること，反射調節に長けている者ほどパフォーマンスがよ

い可能性があることなどを述べてきた．では，高次中枢によって調節され得る現象を反射といってよいのであろうか．反射とは元来，光学的用語であり，17〜18世紀の生理学者により，ヒトの刺激・応答現象のうち意図と無関係に，つまり不随意にかつ同じ潜時で出現し，刺激強度が強くなると応答も強くなる現象を，光学現象に似ているとして「反射」と呼ぶようになったようである．したがって，伸張反射，特に長潜時反射は意図によって調節されるのだから，反射として分類するには問題があるという考え方もある[74]．長潜時反射は，たとえ意図が介在しなくても同じ潜時で出現し，大脳皮質から遠位の筋ほど潜時が延長し，刺激強度に対する依存性もあるので，生理学的な「反射」としての性質も有している．しかしながら，意図が介在すると調節される事実が，純粋に「反射」とはいえないとして定義的問題を引き起こしているのである．この問題は，ヒトにおける反射と随意の境界が明確でないために生じているが，そもそもヒトの生理現象は「反射」ではなく「反射的」なのであって，反射と随意運動には重なり合う部分が存在する（図4-1）．この部分は，いわゆる「運動の反射化」，つまり運動の自動化にかかわる大変に重要な研究課題でもある．しかるに，現状のまま生理学的な反射の定義に柔軟性をもたせることを許すか，厳密な意味での反射ではなく完全な随意でもない「重なり合う部分」に新しい名称を与えるか，再考する必要があるのかも知れない．

文献

1) 佐藤昭夫：反射とは．Clinical Neuroscience, 10: 12-15, 1986.
2) 本郷利憲ほか：標準生理学第4版．医学書院，pp.159-180, pp.290-309, 1996.
3) 八田有洋ほか：スポーツ競技者の尺骨神経伝導速度．日本運動生理学会雑誌, 2: 177-184, 1995.
4) Ryushi T et al: The influence of motor unit composition and stature on fractionated patellar reflex times in untrained men. Eur J Appl Physiol Occup Physiol, 60: 44-48, 1990.
5) Merton PA: Speculations on the servo-control of movements. In: Malcolm JL et al. eds, The spinal cord, Little Brown: Boston, pp.183-198, 1953.
6) Mattews PBC: Mammalian muscle receptors and their central actions. Edward Arnold Ltd, 1972.
7) 木塚朝博：長潜時伸張反射を用いた運動評価の可能性．バイオメカニズム学会誌, 23: 166-171, 1999.
8) 道免和久：運動反射と運動制御理論．バイオメカニズム学会誌, 23: 140-145, 1999.
9) Spirduso WW, Duncan AM: Voluntary inhibition of the myotatic reflex and premotor response to joint angle displacement. Am J Phys Med, 55: 165-176, 1976.
10) Stam J et al: Tendon reflex asymmetry by voluntary mental effort in healthy subjects. Arch Neurol, 46: 70-73, 1989.
11) Wolf SL, Segal RL: Reducing human biceps brachii spinal stretch reflex magnitude. J Neurophysiol, 75: 1637-1646, 1996.
12) Yang JF et al: Contribution of peripheral afferents to the activation of the soleus muscle during walking in humans. Exp Brain Res, 87: 679-687, 1991.
13) Sinkjaer T et al: Soleus stretch reflex modulation during gait in humans. J Neurophysiol, 76: 1112-1120, 1996.
14) 小宮山伴与志：運動評価と筋及び皮膚感覚受容器を介した反射について．バイオメカニズム学会誌, 23: 157-165, 1999.
15) Kilani HA et al: Block of the stretch reflex of vastus lateralis during vertical jumps. Hu Move Sci, 8: 247-269, 1989.
16) Bosco C, Komi PV: Influence of countermovement amplitude in potentiation of muscular performance. Biomechanics, VII-A: 129-135, 1981.
17) Bosco C et al: Effect of elastic energy and myoelectrical potentiation of triceps surae during stretch-shortening cycle exercise. Int J Sports Med, 3: 137-140, 1982.
18) Bosco C, Viitasalo JT: Potentiation of myoelectrical activity of human muscles in vertical jumps. Electromyogr Clin Neurophysiol, 22: 549-562, 1982.
19) Moritani T et al: Activation patterns of the soleus and gastrocnemius muscles during different motor tasks. J Electoromyogr Kinesiol, 1: 81-88, 1991.

20) 宮下充正, 大築立志：スポーツとスキル. 大修館書店, pp.170−196, 1978.
21) Voss DE ほか著, 福屋靖子監訳：神経筋促通手技 第3版. 協同医書出版社, pp.319−347, 1989.
22) 矢部京之介：脊髄レベルの働きと巧みな動き. J J Sports Sci, 4: 229−234, 1985.
23) 大築立志：たくみの科学. 朝倉書店, pp.89−121, pp.145−178, 1988.
24) Eccles JC: Evolution of the Brain. Routledge: London and NewYork, 1989.
25) Hammond PH: Involuntary activity in biceps following the sudden application of velocity to the abducted forearm. J Physiol, 127: 23−25, 1954.
26) Phillips CG: Motor apparatus of the baboon's hand. Proc Roy Soc B, 173: 141−174, 1969.
27) Marsden CD et al: Latency measurements compatible with a cortical pathway for the stretch reflex in man. J Physiol, 230: 58−59, 1973.
28) Evarts EV: Motor cortex reflexes associated with learned movement. Science, 197: 501−503, 1973.
29) Conrad B et al: Cortical load compensation during voluntary elbow movements. Brain Res, 71: 507−514, 1974.
30) Lee RG, Tatton WG: Motor responses to sudden limb displacements in primates with specific CNS lesions and in human patients with motor system disorders. Can J Neurol Sci, 2: 285−293, 1975.
31) 松波謙一：皮質経由の反射と随意運動. 神経進歩, 28: 47−57, 1984.
32) 柴崎 浩：長ループ反射と体性感覚誘発電位. 神経進歩, 32: 45−57, 1988.
33) Chan CWY et al: The 'late' electromyographic response to limb displacement in man. I. Evidence for supraspinal contribution. Electroenceph Clin Neurophysiol, 46: 173−181, 1979.
34) Marsden CD et al: Stretch reflex and servo action in a variety of human muscles. J Physiol, 259: 531−560, 1976.
35) Day BL et al: Changes in the response to magnetic and electrical stimulation of the motor cortex following muscle stretch in man. J Physiol, 433: 41−57, 1991.
36) Palmer E, Ashby P: Evidence that a long latency stretch reflex in humans is transcortical. J Physiol, 449: 429−440, 1992.
37) Petersen N et al: Evidence that a transcortical pathway contributes to stretch reflexes in the tibialis anterior muscle in man. J Physiol, 512: 267−276, 1998.
38) Evarts EV, Tanji J: Gating of motor cortex reflexes by prior instruction. Brain Res, 71: 479−494, 1974.
39) Nishihira Y et al: Attenuation of somatosensory evoked potentials immediately following rapid reaction movement. Electromyogr Clin Neurophysiol, 31: 15−20, 1991.
40) Abbruzzese G et al: Cerebral potentials and electromyographic responses evoked by stretch of wrist muscles in man. Exp Brain Res, 58: 544−551, 1985.
41) Goodin DS et al: Evidence that the long-latency stretch responses of the human wrist extensor muscle involve a transcerebral pathway. Brain, 113: 1075−1091, 1990.
42) Goodin DS, Aminoff MJ: The basis and functional role of the late EMG activity in human forearm muscles following wrist displacement. Brain Res, 589: 39−47, 1992.
43) 久保田競：前頭葉と運動・行動. J J Sports Sci, 1: 4−19, 1982.
44) 林 良一：長潜時反射. バイオメカニズム学会誌, 13: 184−190, 1989.
45) Akazawa K et al: Modulation of reflex EMG and stiffness in response to stretch of human finger muscle. J Neurohysiol, 49: 16−27, 1983.
46) Gielen CCAM et al: Long-latency stretch reflexes as co-ordinated functional responses in man. J Physiol, 407: 275−292, 1988.
47) Ibrahim IK et al: Stretch-induced electromyographic activity and torque in spastic elbow muscles; Differential modulation of reflex activity in passive and active motor tasks. Brain, 116: 971−989, 1993.
48) Johnson MTV et al: Modulation of the stretch reflex during volitional sinusoidal tracking in Parkinson's disease. Brain, 114: 443−460, 1991.
49) Sinkjaer T, Hayashi R: Regulation of wrist stiffness by the stretch reflex. J Biomechanics, 22: 1133−1140, 1989.
50) Smeets JBJ, Erkelens CJ: Dependence of autogenic and heterogenic stretch reflexes on pre-load activity in the human arm. J Physiol, 440: 455−465, 1991.
51) Melvill-Jones G, Watt DGD: Observations on

the control of stepping and hopping movements in man. J Physiol, 219: 709−727, 1971.
52) Yamamoto C, Ohtsuki T: Modulation of stretch reflex by anticipation of the stimulus through visual information. Exp Brain Res, 77: 12−22, 1989.
53) Hallett M et al: Behavior of the long-latency stretch reflex prior to voluntary movement. Brain Res, 219: 178−185, 1981.
54) Bonnet M, Requin J: Long loop and spinal reflexes in man during preparation for intended directional hand movements. J Neurosci, 2: 90−96, 1982.
55) MacKay WA, Bonnet M: CNV, stretch reflex and reaction time correlates of preparation for movement direction and force. Electroenceph Clin Neurophysiol, 76: 47−62, 1990.
56) 木塚朝博ほか：前腕屈筋群における長潜時反射と premotor time との関係. 体力科学, 43: 201−214, 1994.
57) Woollacott MH et al: Preparatory process for anticipatory postural adjustments; modulation of leg muscles reflex pathways during preparation for arm movements in standing man. Exp Brain Res, 55: 263−271, 1984.
58) 木塚朝博ほか：長潜時反射活動の変化が動作のパフォーマンスに与える影響. バイオメカニズム, 13: 65−74, 1996.
59) Doemges F, Rack PMH: Changes in the stretch reflex of the human first dorsal interosseous muscle during different tasks. J Physiol, 447: 563−573, 1992.
60) Doemges F, Rack PMH: Task-dependent changes in the response of the human wrist joints to mechanical disturbance. J Physiol, 447: 575−585, 1992.
61) Dietz V et al: Task-dependent modulation of short- and long-latency electromyographic responses in upper limb muscles. Electromyogr Clin Neurophysiol, 93: 49−56, 1994.
62) Nakazawa K et al: Short and long latency reflex responses during different motor tasks in elbow flexor muscles. Exp Brain Res, 116: 20−28, 1997.
63) Bonnet M: Anticipatory changes of long-latency stretch responses during preparation for directional hand movements. Brain Res, 280: 51−62, 1983.
64) Kizuka T et al: Relationship between the degree of inhibited stretch reflex activities of the wrist flexor and reaction time during quick extension movements. Electroenceph Clin Neurophysiol, 105: 302−308, 1997.
65) Kizuka T et al: Influence of long latency reflex modulation on performance of quick adjustment movements. Eur J Appl Physiol, 76: 328−334, 1997.
66) 木塚朝博ほか：剣道の上達に伴う伸張反射活動の調節能力. 武道学研究, 35: 1−9, 2002.
67) Bawa P: Neural development in children: a neurophysiological study. Electroenceph Clin Neurophysiol, 52: 249−256, 1981.
68) Forssberg H, Nashner LM: Ontogenetic development of postural control in man: adaptation to altered support and visual conditions during stance. J Neurosci, 2: 545−552, 1982.
69) Haas G et al: Development of postural control in children: short-, medium-, and long latency EMG responses of leg muscles after perturbation of stance. Exp Brain Res, 64: 127−132, 1986.
70) 伊藤正男：脳の設計図. 中央公論社, pp.97−113, 1980.
71) 中村隆一, 齋藤 宏：基礎運動学第5版. 医歯薬出版, pp.113−123, 2001.
72) 福田 精：運動と平衡の反射生理. 医学書院, pp.1−113, 1957.
73) Nashner LM: Adapting reflexes controlling the human posture. Exp Brain Res, 26: 59−72, 1976.
74) Brooks VB: The neural basis of motor control, Oxford University Press: New York, pp.82−128, 1986.

［木塚　朝博］

5章　身体運動と脊髄運動神経機構

1．運動と脊髄反射機構における可塑性

1）神経系と可塑性

「可塑性」という言葉を辞書で引くと「固体に力を加えて弾性限界を越える変形を与えたとき，力を取り去っても歪みがそのまま残る性質」とある．脳の可塑性ということになると，その意味するところは多少異なり，脳の示す著しい柔軟性，融通性などの性質を一括して「可塑性」と呼んでいる．例えば，脳の可塑性によって営まれている記憶には，短期記憶もあれば長期記憶，さらには永続的な記憶もある．一度生じた変化は永続的なものではなく，場合によっては消し去られることもある．脳に限らず，およそ身体の構造や機能は，内外界からの働きかけによって，ポジティブにもネガティブにも変化し続けるものである．その意味において「力を取り去っても歪みがそのまま残る性質」ではなく，極めて柔軟なものであるといえよう．

故塚原仲晃教授がその著書[1]でも述べているように，人間にとって脳の可塑性の所産である記憶は人生の拠り所であり，その人生は学習の連続でもある．動物にとっても変化する環境に対応し生きていくためには，記憶や学習の能力は必要不可欠なものである．記憶や学習の研究では，古くからシナプスにおける伝達効率の変化が，その基礎過程として捉えられてきた．軟体動物アメフラシの神経系での異シナプス性促通，脊髄運動ニューロンへのIaシナプスで観察される反復刺激後増強，末梢筋神経切断後のIaシナプス伝達効率の変化，小脳プルキンエ細胞での長期抑圧（long-term depression, LTD），さらには海馬での長期増強（long-term potentiation, LTP）に関する研究が進むにつれ，数分から数時間におよぶ短期記憶のメカニズムとして，シナプスでの伝達効率の変化が生じていることが示されてきた．また，ネコ前肢での屈曲反射を利用した学習実験の結果から赤核におけるシナプスの発芽現象も報告され，この現象が数日から数週間におよぶ長期記憶のメカニズムとして考えられている．さらに長期にわたる永続記憶については新しいタンパク質の合成が必要であるとされている．

さて，本項の主題である「運動と脊髄反射機構における可塑性」に入る前に，脊髄反射の研究史を大まかに振り返ってみることにする．脊髄反射に関する研究は，当初，除脳脊髄標本での研究が主体であった．脳からの下行性信号が遮断された状態での筋反応は明らかに反射性応答である．20世紀当初，Sherringtonらが行なった一連の脊髄標本の実験から，脊髄反射は随意運動を実行する際に筋緊張状態を維持するため必要な基盤となると考えられていた．その後，EcclesやLundbergらによって脊髄反射の詳細な回路網解析が行なわれた．一方，随意運動中のサルの運動野錐体ニューロン活動がEvartsらによって報告され，皮質での随意運動制御研究が進展した．ところが，この方法には筋に至る前段階での脊髄運動ニューロンや介在ニューロンの関与は検知できないという問題点がある．その後，脳からの下行性信号と末梢からの感覚信号との統合点として，脊髄運動ニューロン活動を捉えるという観点から，随意運動中の脊髄反射の動態に関する研究も行なわれるようになった．近年では，「随意運動は，ある特定の反射パラメータが中枢性に修飾を受けた結果

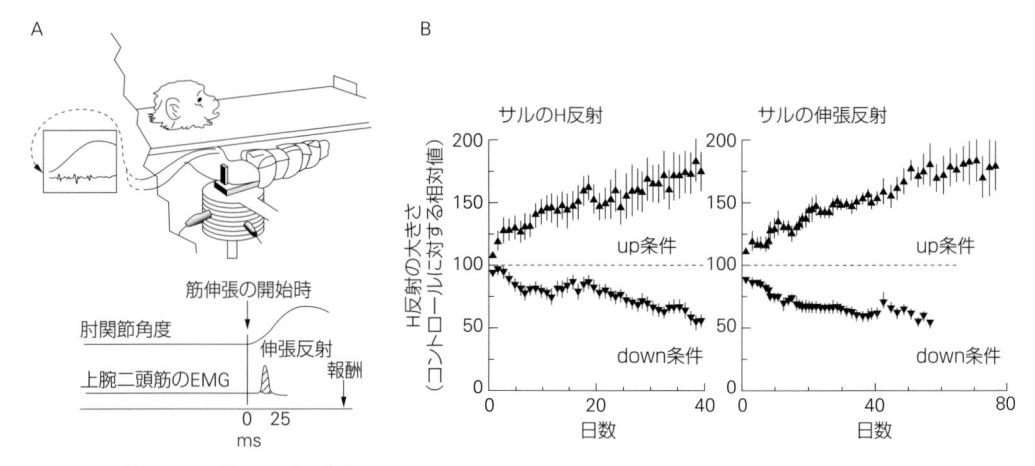

図5-1 学習による伸張反射の変化
A: サルの実験の様子（上段）と肘関節角度の変化とEMGの記録例（下段）.
B: H反射と伸張反射の変化.
(Wolpaw JR, Carp JS: Memory trace in spinal cord. Trends Neurosci, 13: 137-142, 1990 および, Wolpaw JR: The complex structure of a simple memory. Trends Neurosci, 20: 588-594, 1997 より引用改変)

である」と考える仮説によって，再び研究対象として注目されるに至っている．例えば，伸張反射は脳からの下行性信号によって，運動課題や姿勢条件の違いに応じて利得調節されていることが報告されている．つまり，脊髄反射も状況に応じた柔軟な可塑性を有することが示されるようになっている．

2) 脊髄における可塑性研究

脊髄における可塑性は，小脳半球の破壊によって生じる単シナプス性反射の非対称性現象において観察される[2]．小脳半球の破壊後による下行性信号の非対称性はH反射に非対称性を生じさせる．この非対称性を観察した上で，上部胸椎レベルでの脊髄完全切断などの新たな外科的処置を行なう．この処置によって，H反射の非対称性をもたらす下行性信号は除去されるはずであるが，脊髄の完全切断後においてもH反射の非対称性は消失せず残存したのである．この事実は，小脳半球の破壊によってH反射回路を構成する脊髄運動ニューロンやIa線維のシナプス終末，あるいは介在ニューロンなどにおける可塑性によって生じる，脊髄記憶（spinal memory）とも呼ばれる記憶痕跡の可能性を示している．

Wolpawら[3-5]は，脊髄における可塑性モデルとして，伸張反射の利得調節機構に注目し，報酬訓練による学習によって，サル上肢の伸張反射振幅が変化することを報告している（図5-1）．サルに軽いトルクのかかったハンドルを握らせ，そのハンドル位置を画面に表示しておく．この状態でサルの肘関節をトルクモータによって他動的に伸展させ，与えられた肘の伸展に対して保持しているハンドル位置を画面上に設定された範囲にとどまるようにさせる．この状態で上腕二頭筋から伸張反射を導出する（コントロール条件）．反射サイズがコントロール条件のサイズより大きい（up条件），あるいは小さい（down条件）時にのみ報酬としてジュースを与える．これらの条件を1日に3,000～4,000回繰り返すと，伸張反射サイズはup条件では大きくなり，down条件では小さくなっていく．同様の結果は，同筋のH反射についても観察される．このような現象は，反射誘発の刺激強度に変化がなく，しかも刺激タイミングが予測できない状況下では，伸張反射回路の構成から考えて上位中枢からの影響によるものであると考えられる．

Wolpawらは，伸張反射の可塑的変化に対する上位中枢からの影響を実験的に証明するために，胸椎レベルでの外側（赤核脊髄路・前庭脊髄路・網様体脊髄路），および背側（皮質脊髄路）を切

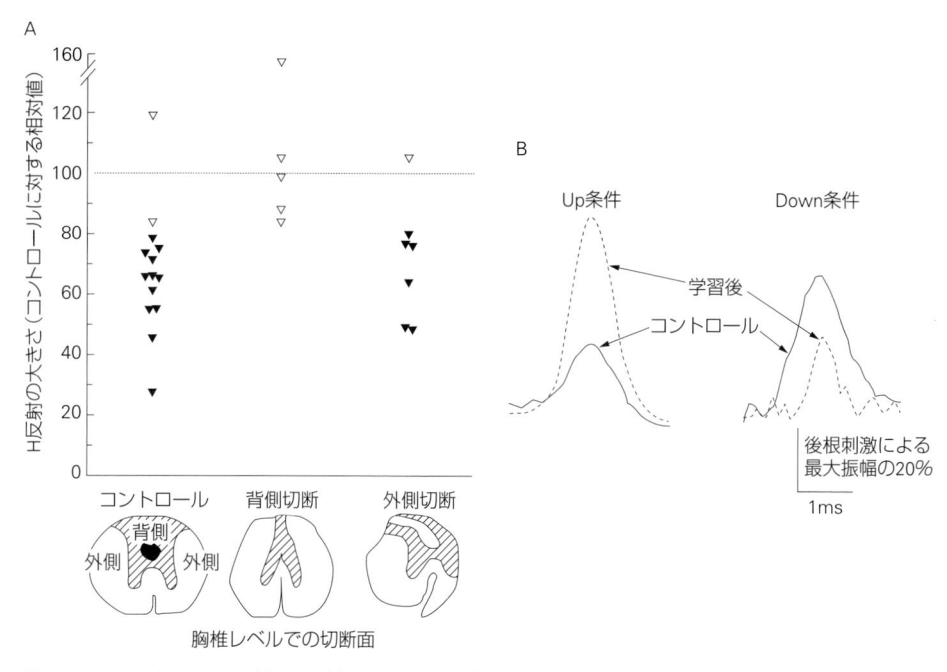

図5-2 ラットのヒラメ筋H反射における学習効果（down条件）に対する胸椎レベルでの切断効果(A)とラットのヒラメ筋H反射における学習効果（up条件・down条件）獲得後の胸椎レベル切断効果(B)

A: ▼はdown条件付けの成立を示し，▽は不成立を示す．外側（赤核脊髄路・前庭脊髄路・網様体脊髄路）切断では学習効果がみられるが，背側（皮質脊髄路）切断では学習効果がみられない．斜線部は切断部分を，暗部は皮質脊髄路を示す．
B: H反射は切断2～3日後に麻酔下で導出・記録．学習効果の残存に注目．
(Wolpaw JR, Carp JS: Memory trace in spinal cord. Trends Neurosci, 13: 137-142, 1990 および，Wolpaw JR: The complex structure of a simple memory. Trends Neurosci, 20: 588-594, 1997 より引用改変)

断したラットのヒラメ筋からH反射を導出し，同様の学習付けを行なった[3]．図5-2Aに示すように，外側切断では学習は成立してH反射は減少したが，背側切断では学習効果はみられなかった．この結果から，皮質脊髄路を介した下行性信号の存在が，学習によるH反射の振幅変化に必要であることが示唆される．また，図5-2Bに示すように，学習によって獲得されたup条件やdown条件での伸張反射の変化は，上位中枢からの影響を除くために胸椎レベルで脊髄切断した後の標本においても，数日間は維持されること報告している[4]．つまり，学習による脊髄での可塑的変化が記憶として残存していることになる．

このような脊髄反射の可塑性は，さらに長期にわたる観察においても見受けられる．図5-3Aに示すように，健常者では幼児期には拮抗関係にある筋間に相反抑制は観察されないが，発達に伴い相反抑制が観察されるようになる．ところが，脳性麻痺患者では正常な相反抑制はみられない[6]．また，Meyer-Lohmannら[7]は，サルの肘関節伸展を生じさせる外乱に対して，上腕二頭筋に生じる短潜時伸張反射とそれに続く長潜時伸張反射を，数年にわたり観察した結果，長潜時伸張反射は減弱し，短潜時伸張反射は増強され，結果として外乱に対する肘関節の動きは小さくスムーズになると報告している（図5-3B）．長期にわたる運動トレーニングによっても伸張反射の利得は変化する．図5-3Cに示すように，ランニングや水泳，サイクリングなどの運動ではヒラメ筋のH反射は増大するが，クラシックバレエのように，正確な動作を求められるようなタイプの運動では逆にヒラメ筋H反射は減少するという報告がある[8]．おそらく正確な動作を実現するために伸張反射の利得を下げ，皮質制御を強く受けた結果であろうと

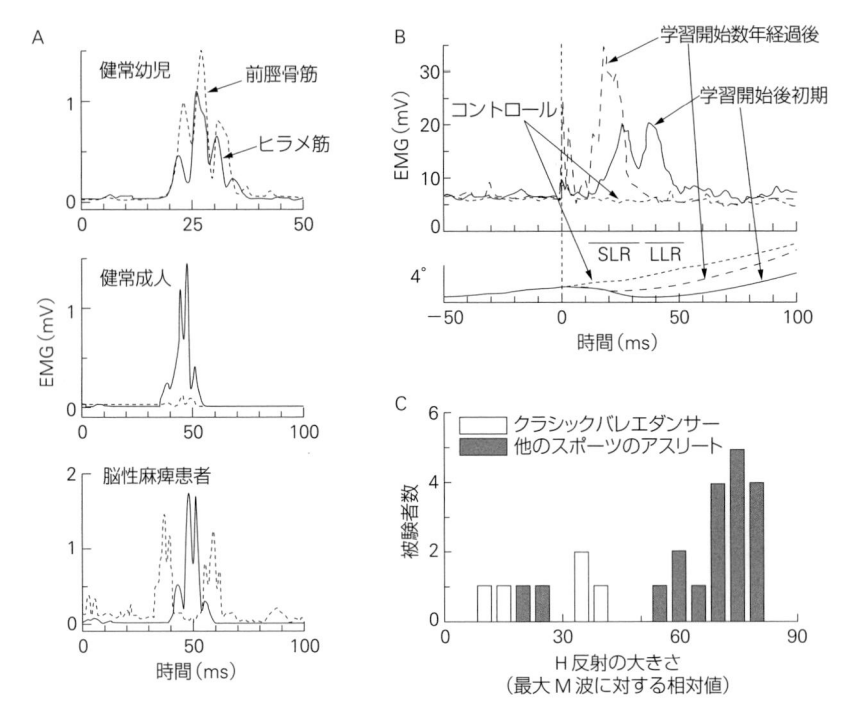

図5-3 長期にわたるヒトの伸張反射の可塑的変化
A: 足関節背屈によるヒラメ筋（実線）と前脛骨筋（破線）の筋電図応答．上段：健常幼児，中段：健常成人，下段：脳性麻痺患者．
B: 長期学習（学習開始後初期および数年経過後）によるサル上腕二頭筋での短潜時伸張反射（SLR）と長潜時伸張反射（LLR）の変化．下段は筋伸張刺激に対する上肢肘関節屈曲応答を示す．
C: クラシックバレエダンサーと他のスポーツアスリート（陸上，水泳，自転車の選手）の最大H反射振幅の比較．
（Wolpaw JR: The complex structure of a simple memory. Trends Neurosci, 20: 588-594, 1997より引用改変）

推測される．

3) 脊髄伸張反射の可塑的変化をもたらす神経機構

このような伸張反射の可塑的変化を生じさせる背景としては，中枢神経系のさまざまなレベルで生じている複数のメカニズムが絡み合った結果であることが考えられる．伸張反射機構自体が上位脳からの下行性制御を受けていることは明らかであるので，上位脳の可塑性を含めてしまうと，そのメカニズムは膨大なものになってしまう．ここでは，伸張反射回路における可塑性に焦点を当てることにする．

図5-4に示すように，伸張反射回路を構成する細胞は3種類である．すなわち，筋細胞（筋線維）とIa群感覚細胞，そして運動ニューロンからなる．感覚細胞の中枢端は運動ニューロンと単シナプス（Iaシナプス）結合し，運動ニューロンは筋線維とシナプス（神経筋接合部）結合する．理論的には，これらすべての要素において何らかの可塑的変化が生じる可能性がある．また，筋紡錘感度を調節するγ運動ニューロンの活動によって運動ニューロンへのIaシナプスからの入力は増加する．さらにIaシナプスでは，シナプス前抑制がIa入力量を調節している．その他，運動ニューロンには，脳からの下行性入力や脊髄介在ニューロンからの入力があり，その興奮性を変化させている．また，運動ニューロン自体の膜特性も興奮性に影響している．つまり，単シナプス反射とはいえ，その調節機構は決して単純なものではないことが伺える．要約すると，運動ニューロンの興奮性はシナプス前抑制やIaシナプスにお

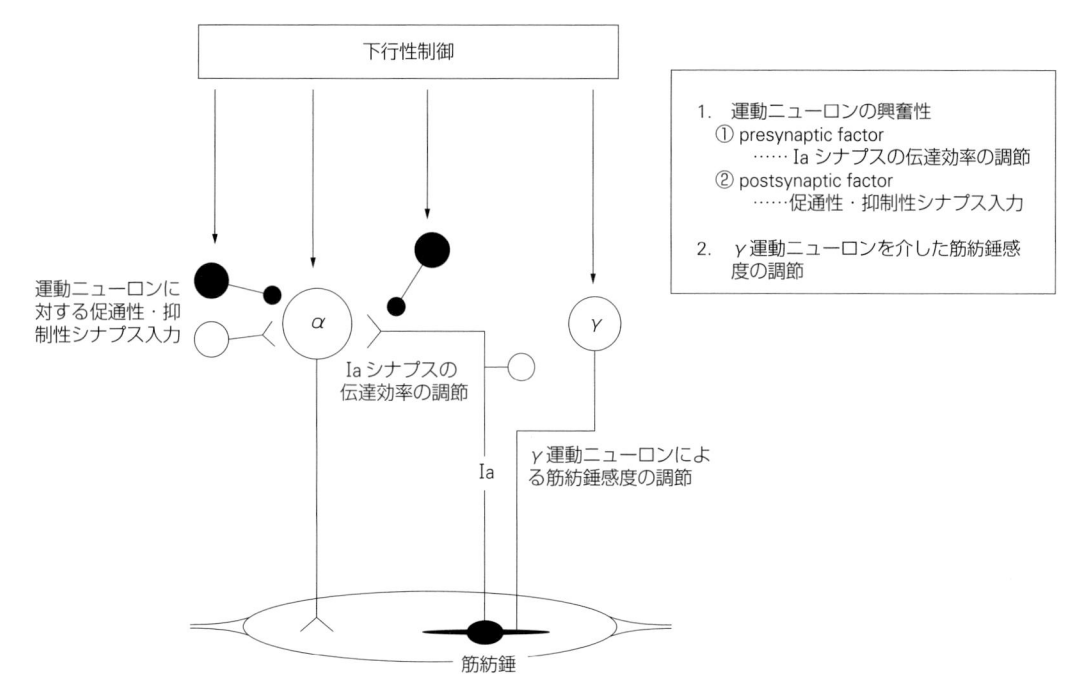

図5-4 伸張反射の利得調節における"dual control"機構

ける伝達効率の変化などのpresynaptic factorと運動ニューロンに対する促通あるいは抑制性シナプス入力などのpostsynaptic factorによって調節されている．同時にγ運動ニューロン活動で支配される筋紡錘感度(fusimotor system)の影響も受けており，α運動ニューロンとγ運動ニューロンによる"dual control"機構によって，状況に応じた柔軟な伸張反射の利得制御が行なわれている[9,10]．

伸張反射回路のもつ可塑性によって生じると思われるH反射の変化は，学習やトレーニングなどの長期的な適応によるものだけでなく，姿勢条件[11-14]や運動課題[9,15-19]にも依存している．例えば，ヒラメ筋H反射は座位や伏臥位条件に比べて立位条件では抑制される．同じ立位条件でも，サポートのある場合とない場合では，ない場合の方がさらにH反射は抑制される．Katzら[20]は座位と立位時（肩をサポートした立位とサポートなしの立位）に異名筋Ia促通やperi-stimulus time histogram(PSTH)法を用いて，シナプス前抑制の動態を検査したところ，座位条件に比べ立位条件において，また同じ立位条件でもサポートあり条件よりサ

ポートなし条件において，ヒラメ筋ではシナプス前抑制が増強していることを報告している（図5-5）．自発的な運動単位発火が必要なPSTHの実験を除いて，立位条件においては非被験側に重心を移動させ，H反射誘発側には背景筋電図が生じていない状態で実験を行なっている．この措置によって，座位と立位条件，ともにH反射誘発時に背景筋電図は生じていないことになる．筋がリラックスし筋電位が生じていないということはα－γ連関による筋紡錘活動も低下していることになり，この状態でのIa終末部でのシナプス前抑制の増強は，介在ニューロンへの下行性制御によることが示唆される．つまり，立位条件下では下行性制御によって足関節伸筋の伸張反射利得を減弱させ，関節可動性を増大して随意運動を行ないやすくしていることが伺われる．

また，同じ立位姿勢でも，通常の歩行時より走行時[15,17,18]，あるいは課題としてはより難しいと思われる，指示された線上の歩行(beam walking)時ではヒラメ筋背景筋電図とH反射の関係を示す回帰直線の傾きが低くなることが報告されている[9]（図5-6）．この回帰直線の傾きの違いは，随意運

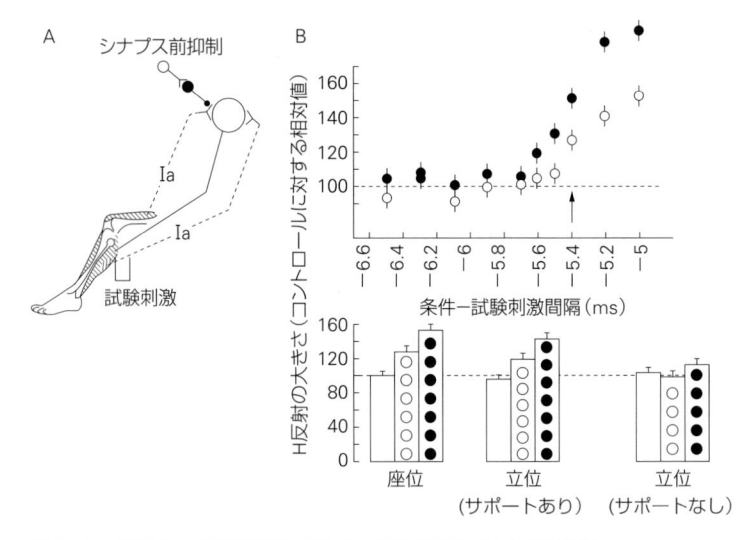

図5-5 座位と立位条件におけるIa終末部のシナプス前抑制
A: 異名筋Ia促通法の脊髄回路図.
B (上段): 異名筋Ia促通のタイムコース. ○は条件刺激がM波の閾値の1.2倍強度, ●は最大M波強度. 矢印は単シナプス性Ia促通時点を示す.
B (下段): 座位・サポートありの立位・サポートなしの立位各条件における促通量. ○と●の棒グラフはB (上段) に示された条件刺激強度の違いを示す. 白棒は試験刺激のみのH反射の大きさを示す.
(Katz R et al: Changes in presynaptic inihibition of Ia fibres in man while standing. Brain, 111: 417-437, 1988 より引用改変)

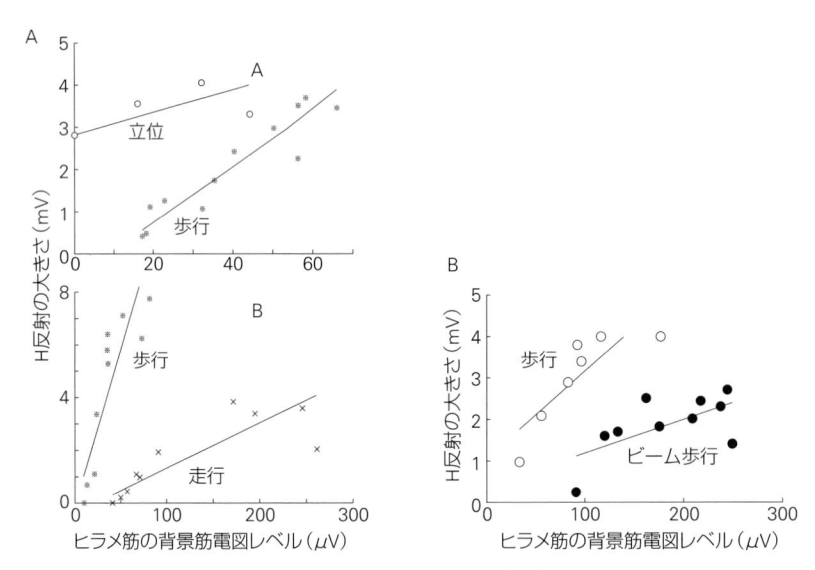

図5-6 異なる運動課題におけるヒラメ筋H反射と背景筋電図レベルの関係
A (上段): 立位条件と歩行条件.
 (下段): 歩行と走行条件.
B: 歩行とビーム歩行条件.
(Llewellyn M et al: Human H-reflexes are smaller in difficult beam walking than in normal treadmil walking. Exp Brain Res, 83: 22-28, 1990, および Stein RB, Capaday C: The modulation of human reflexes during functional motor task. Trends Neurosci, 11: 328-332, 1988 より引用改変)

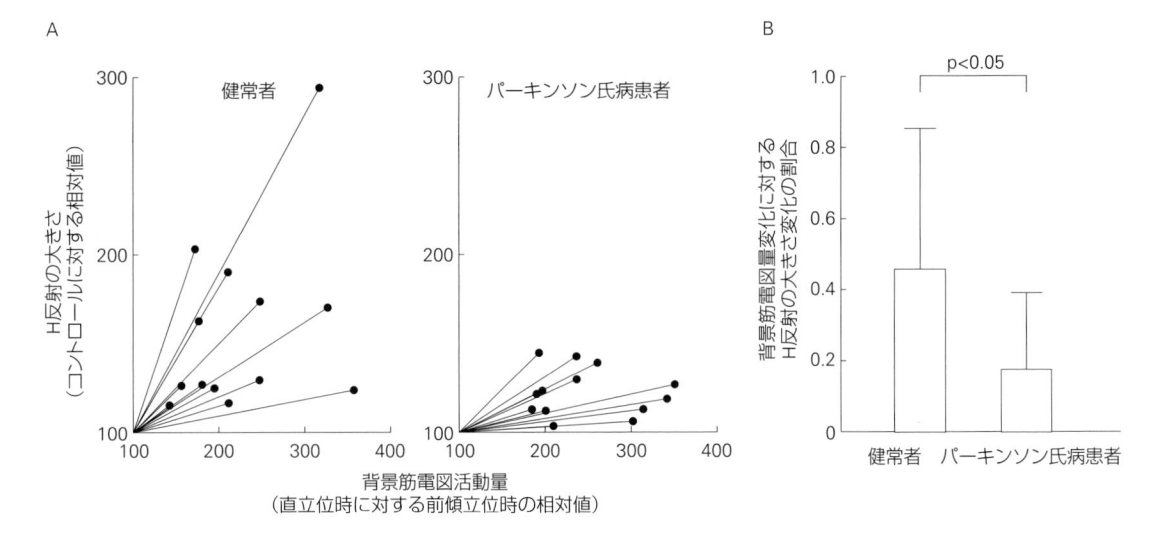

図5-7 直立位から前傾立位への重心移動によるヒラメ筋H反射と背景筋電図量の変化
A: 健常者（左）とパーキンソン氏病患者（右）の比較．
B: 健常者とパーキンソン氏病患者，それぞれ13名における背景筋電図量変化に対するH反射の大きさ変化の割合の平均値と標準偏差の比較．
(Hayashi R et al: Impaired modulation of tonic muscle activities and H-reflexes in the soleus muscle during standing in patients with Parkinson's disease. J Neurol Sci, 153: 61-67, 1997 より引用改変)

動によって発射している運動ニューロン数が同程度であっても，Iaシナプスを介したH反射誘発時に発射する運動ニューロン数は異なっていることを示すことになる．運動ニューロンへのpostsynapticな入力が変化しているのなら，H反射の変化も同じ割合で生じることになり回帰直線の傾きは変化しないことになる．つまり回帰直線の傾きの変化はIa終末部のシナプス前抑制による効果であると考えられ，この傾きが低いということはシナプス前抑制が増強していることを示唆している．

このような，Ia終末部のシナプス前抑制による伸張反射の利得調節については健常者だけでなく，脊髄小脳変性症患者[21]やパーキンソン氏病患者[22]での立位姿勢の保持障害という観点からも検討されている（図5-7）．立位条件下で直立位から前傾立位へ移動させた場合の背景筋電図量とH反射振幅の回帰直線の傾きは，パーキンソン氏病患者では健常者に比べて低下し，脊髄小脳変性症患者では逆に増加するとされ，これらの結果は，脊髄小脳変性症患者では伸張反射の利得は増大し，パーキンソン氏病患者では伸張反射の利得は減少することを示している．これは，立位姿勢保持において外乱を与えた場合，脊髄小脳変性症患者では身体動揺が大きく，パーキンソン氏病患者では逆に身体動揺が少なく「棒のように」倒れやすいという臨床症状と対応しており，伸張反射の利得調節の障害がこれらの患者の立位姿勢保持障害に関与している可能性が示唆される．

以上のように，かつてはステレオタイプな反射と考えられていた単シナプス性伸張反射においても，運動課題や姿勢の違いによって柔軟な利得調節を示す可塑性を有することが明らかになってきている．そして，このような伸張反射の利得調節は，上位脳からの下行性制御によるものと考えられる．また，負荷された条件が長期にわたる場合には，脊髄記憶としてその痕跡が残ることも示されている．

経頭蓋磁気刺激による皮質運動野の可塑性に関するClassenら[23]の研究によれば，磁気刺激によって誘発される母指の運動に対して，反対方向の母指の運動を30分程度反復練習すると，磁気刺激によって誘発される母指運動の方向が，反復練習をした方向に変化するとしている（図5-8）．

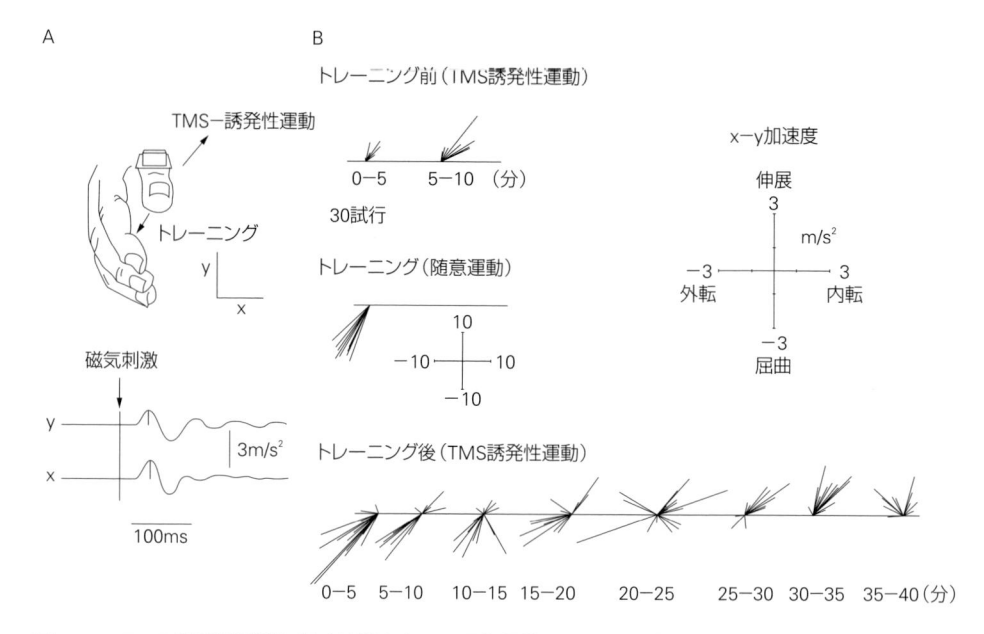

図5-8 TMS誘発性運動に対する逆方向への反復運動トレーニング後にTMSによって誘発される母指の運動方向の変化
A: 母指の内転方向をx軸の正方向,伸展方向をy軸の正方向として,母指の運動の加速度(最初のピーク値)を計測する.
B: トレーニングする前のTMS誘発性運動の方向と逆方向への反復トレーニングを行なう.トレーニング後,TMS誘発性運動の方向はトレーニングした方向に変化し,時間経過とともに元の運動方向にもどる.
(Classen J et al: Rapid plasticity of human cortical movement representation induced by practice. J Neurophysiol, 79: 1117-1123, 1998より引用改変)

この運動方向の変化は15〜20分間続いたあと反復練習前の状態にもどる.大脳皮質運動野には運動方向も機能地図として表現されていることが知られており[24],反復練習によって,この運動方向の機能地図に可塑的な変化が生じたことを示している.このように,皮質運動野では比較的短時間で可塑的な変化が生じていることが判明しつつある.興味深いことに,同じ皮質運動野への刺激でも電気刺激ではその刺激誘発性運動の方向性に変化はみられない.皮質への電気刺激では運動野錐体細胞の軸索が直接刺激されることが知られており[25],運動野錐体路細胞へのシナプスを有する皮質間線維を刺激する磁気刺激とはその効果が異なる.したがって,逆方向への反復練習によって生じた磁気刺激誘発性の母指運動方向の変化は,母指運動を司る錐体細胞間をめぐるシナプス回路網で生じていることになる.前述したように,中枢神経系にみられるLTDやLTPなどのシナプス伝達効率の変化が運動野においても生じていることが示唆される.Walpowらの研究成果や伸張反射の運動課題依存性を考慮すると,シナプス前抑制機構を介したIaシナプスの伝達効率の制御による伸張反射の利得調節作用もまた,運動野における可塑性と同様に,脊髄における柔軟な可塑性を示すものと考えられる.

一昔前の成書には「脊髄反射は,感覚受容器への刺激によって無意識に生じる反応である」と記載されている.しかし実際には,上位中枢によって駆動される随意運動時に,その運動が円滑に遂行されるよう,中枢神経系の階層性の中でシステムの一部として機能していると捉えた方が妥当である.

文献

1) 塚原仲晃:脳の可塑性と記憶.紀伊國屋書店,1987.

2) Latash ML: Neurophysiological Basis of Movement. Human Kinetics: Champaign, p.158-159, 1998.
3) Chen XY, Wolpaw JR: Probable corticospinal tract control of spinal cord plasticity in the rat. J Neurophysiol, 87: 645-652, 2001.
4) Wolpaw JR, Carp JS: Memory trace in spinal cord. Trends Neurosci, 13: 137-142, 1990.
5) Wolpaw JR: The complex structure of a simple memory. Trends Neurosci, 20: 588-594, 1997.
6) Myklebust BM et al: Stretch reflexes of the normal infant. Dev Med Child Neurol, 28: 440-449, 1986.
7) Meyer-Lohmann J et al: Dominance of the short-latency component in perturbation induced electromyographic responses of longtrained monkeys. Exp Brain Res, 64: 393-399, 1986.
8) Nielsen J et al: H-reflex are smaller in dancers from The Royal Danish Ballet than well-trained athletes. Eur J Appl Physiol, 66: 116-121, 1993.
9) Llewellyn M et al: Human H-reflexes are smaller in difficult beam walking than in normal treadmill walking. Exp Brain Res, 83: 22-28, 1990.
10) Prochazka A: Sensory motor gain control: A basic strategy of motor system? Prog Neurobiol, 33: 281-307, 1989.
11) Al-Jawayed IA et al: The H-reflex modulation in lying and a semi-reclining (sitting) position. Clinical Neurophysiol, 110: 2044-2048, 1999.
12) Goulart F et al: Posture-related changes of soleus H-reflex excitability. Muscle Nerve, 23: 925-932, 2000.
13) Hayashi R et al: Comparison of amplitude of human soleus H-reflex during sitting and standing. Neurosci Res, 13: 227-233, 1992.
14) Koceja DM et al: Inhibition of the soleus H-reflex in standing man. Brain Res, 629: 153-158, 1993.
15) Capady C, Stein RB: Difference in the amplitude of the human soleus H reflex during walking and running. J Physiol, 392: 513-522, 1987.
16) Goulart F, Valls-Sole J: Reciprocal changes of excitability between tibialis anterior and soleus during the sit-to-sit and movment. Exp Brain Res, 139: 391-397, 2001.
17) Stein RB, Capaday C: The modulation of human reflexes during functional motor task. Trends Neurosci, 11: 328-332, 1988.
18) Stein RB: Presynaptic inhibition in humans. Progress Neurobiol, 47: 533-544, 1995.
19) Yamg JF, Whelan PJ: Neural mechanisms that contribute to cyclical modulation of the soleus H-reflex in walking in humans. Exp Brain Res, 95: 547-556, 1993.
20) Katz R et al: Changes in presynaptic inihibition of Ⅰa fibres in man while standing. Brain, 111: 417-437, 1988.
21) Tokuda T et al: Distributed modulation of the stretch reflex gain during standing in cerebellar ataxia. Electroencephalogr Clin Neurophysiol, 81: 421-426, 1991.
22) Hayashi R et al: Impaired modulation of tonic muscle activities and H-reflexes in the soleus muscle during standing in patients with Parkinson's disease. J Neurol Sci, 153: 61-67, 1997.
23) Classen J et al: Rapid plasticity of human cortical movement representation induced by practice. J Neurophysiol, 79: 1117-1123, 1998.
24) Georgopoulos AP et al: Spatial coding of movement direction by motor cortical populations. J Neurosci, 2: 1527-1537, 1982.
25) Rothwell JC: Techniques and mechanisms of action of transcranial stimulation of the human motor cortex. J Neurosci Meth, 74: 189-199, 1997.

［船瀬　広三］

2. 長期身体運動が運動神経伝導速度に及ぼす影響

運動を長期的に継続することによって呼吸循環系や心血管系，骨格筋系の機能が改善することが知られている．一方，骨格筋のみならず，呼吸循環系などの身体諸機能を調節しているのは神経系であるため，その中心的役割を担う脳・脊髄運動神経系と運動との関連について研究することは人間の行動を理解する上でも重要である．

神経系は大脳と脊髄からなる中枢神経系と末梢神経系に大別される．末梢神経系はさらに体性神経系と自律神経系に分類される．本項では特に，

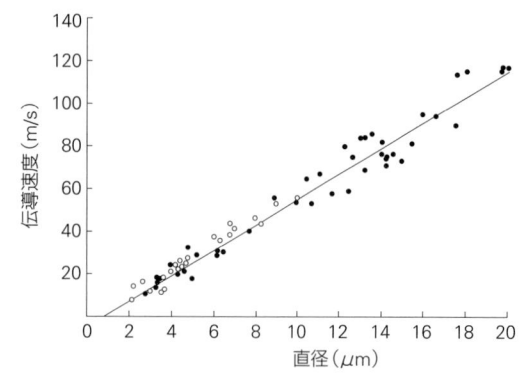

図5-9 神経線維の伝導速度と直径（ネコの有髄神経）
（真島英信：生理学．文光堂，p.84，1978）

体性神経系に着目し，長期身体運動が末梢運動神経伝導速度（motor nerve conduction velocity, MCV）に及ぼす影響について検討する．体性神経系には興奮を中枢神経から末梢の骨格筋に伝える遠心性神経（運動神経）と末梢の感覚受容器から中枢神経へ伝える求心性神経（感覚神経）とがある．運動神経は脊髄の前角細胞からでた神経線維が前根をとおり，末梢神経をとおって筋を支配する．通常，臨床応用される神経伝導速度検査は有髄で直径の大きいA群のα線維とβ線維を対象に測定される．有髄線維の伝導速度は神経線維の直径に比例する（図5-9）[1]．

末梢神経伝導速度検査の目的は，末梢神経障害の有無，あるいは程度を非侵襲的に検査することにある．MCVは神経線維の中でも直径の太いα運動神経線維の機能を反映しており，筋紡錘からのgroup Ia線維，γ運動神経線維，自律神経線維などについては，MCVの検査からは評価することはできない．このように，MCVは被験神経束を構成する個々の神経線維の伝導速度を測定することができないという限界はあるが，末梢神経機能を客観的かつ定量的に示しており，その有用性は高い．

近年，このMCVの計測を応用した衝突（Collision）法[2-4]が考案され，神経・筋疾患以外にも運動単位活動の評価[5]や疲労耐性評価[6]などにも用いられている．Collision法は，同一神経線維の異なる2点での刺激が衝突して打ち消しあう現象を利用し，2点間の刺激間隔を変化させることによって同一神経束内に含まれる最小伝導速度から最大伝導速度までの相対神経線維数を推定する方法（神経伝導速度分布，distribution of motor nerve conduction velocity, DMCV）である．本項では，長期的に運動トレーニングを継続しているスポーツ競技者と高齢者のデータをもとにMCVに関する最新の知見を述べることにする．

1) 測定原理

(1) 末梢運動神経伝導速度

末梢神経を電気刺激することによってα運動線維が興奮することで生じる活動電位をM波という．M波の立ち上がりまでの時間（潜時）は，①刺激時点から筋までの末梢神経線維を興奮が伝導するのにかかる時間と，②神経筋接合部で神経伝達物質のアセチルコリンが放出され，筋線維の受容体を経て興奮が伝わり終板電位を発生するのに要する時間（伝達時間），さらに，③終板電位発生から活動電位が発生して筋線維に沿って興奮が伝播し，記録電極部位で電位変化として記録されるまでの時間が合計されたものである．したがって，MCVは同一神経を末梢側と中枢側の2カ所で電気刺激を行ない，末梢側刺激による誘発筋電図（M1）と中枢側刺激による誘発筋電図（M2）の立ち上がり潜時の差を求めて刺激の2点間距離（中枢側刺激部位：肘—末梢側刺激部位：手首）で割ることによって求めることができる（図5-10）[7]．被験神経に対する電気刺激は持続時間0.3ms，刺激強度はM波の振幅が最大になる強度を用い，刺激効果を安定させるためにM波振幅が最大になる刺激強度の約20％増の最大上刺激（supramaximal stimulation）にて行なう．図5-11[8]は，神経伝導速度検査で用いられる被験神経の刺激部位と誘発筋電図の導出部位の例を示している．

(2) 神経伝導速度分布

測定法にはコンピュータシミュレーションによるものとCollision法がある．ここでは，Hopf法[1]を例に基本原理を説明する（図5-12）[9]．

伝導速度を測定しようとする末梢神経上の2点

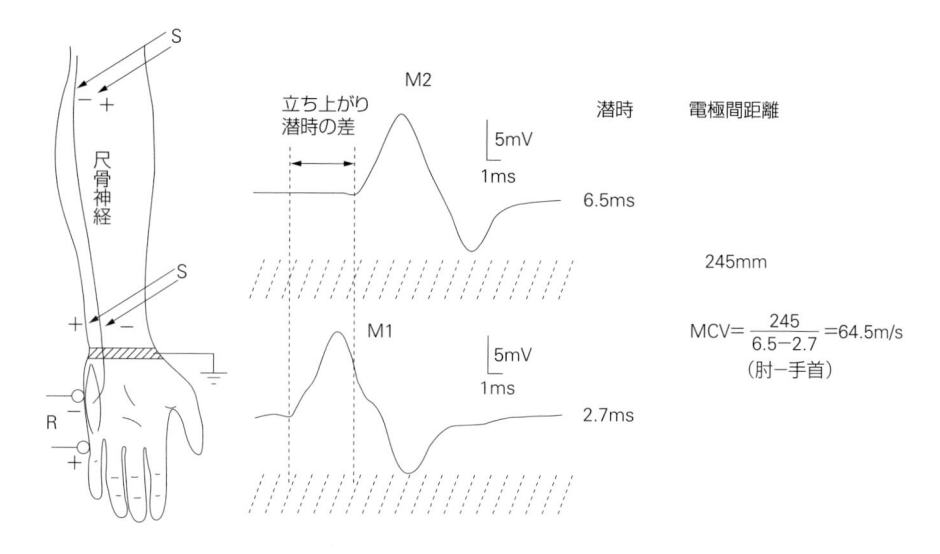

図5-10 MCVの測定
S(刺激), R(記録, 小指外転筋), －(探査電極), ＋(基準電極), M1(末梢側刺激による誘発筋電図), M2(中枢側刺激による誘発筋電図)
(柳澤信夫:末梢神経伝導速度.柳澤信夫,柴崎 浩,神経生理を学ぶ人のために 第2版,医学書院,p.61, 1997)

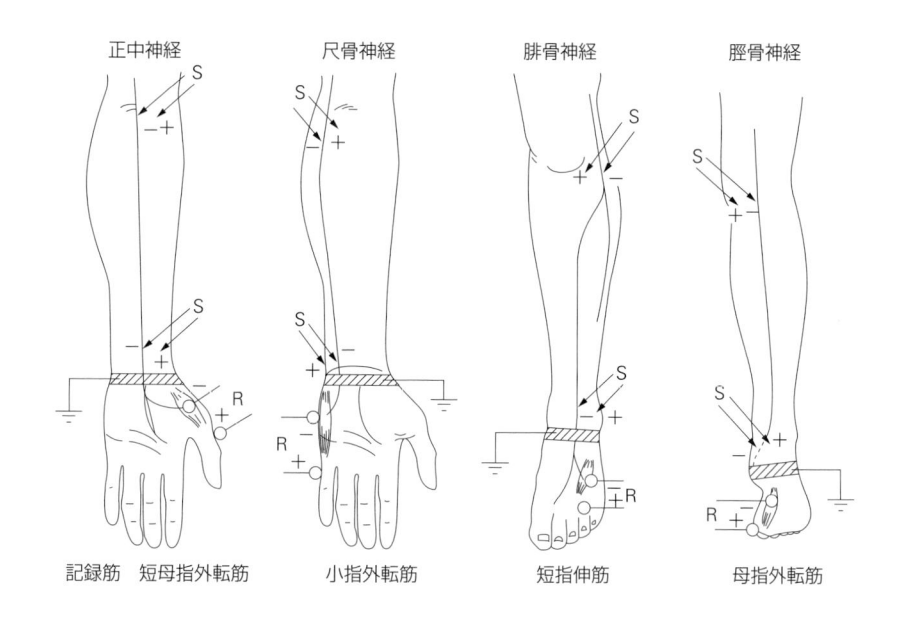

$$MCV = \frac{245}{6.5-2.7} = 64.5 \text{m/s}$$
(肘－手首)

図5-11 上肢と下肢のMCV刺激部位と誘発筋電図記録部位
S(刺激), R(記録), －(探査電極), ＋(基準電極)
(進藤政臣,柳澤信夫:末梢神経伝導速度.臨床検査, 25: 269-280, 1981)

で電気刺激を行なう場合，末梢側と中枢側を同時に刺激すると末梢側刺激による下行性インパルスは支配筋に伝達されて筋電図(M1)が誘発される．しかし，中枢側刺激による下行性インパルスは末梢側の上行性インパルスと衝突するため支配筋には伝達されない(図5-12A)．そこで，中枢側刺激の開始を少しずつ遅らせてもっとも速い伝導速度を有する神経線維の上行性インパルスが中枢側刺激点を通過する時点で中枢側刺激を行なうとそれに対応した誘発筋電図(M2)が出現する

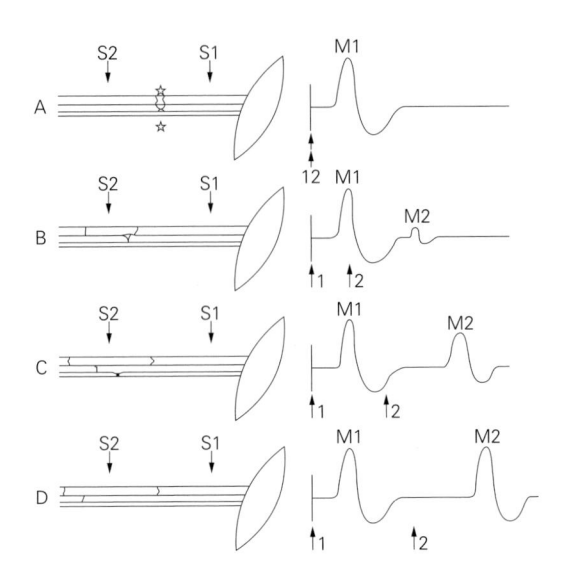

図5-12 Collision法によるDMCV測定原理
S1（末梢側刺激），S2（中枢側刺激），M1（末梢側刺激による誘発筋電図），M2（中枢側刺激による誘発筋電図）
（朴 峻賢，藤田紀盛：スポーツトレーニングが末梢運動神経伝導速度分布に及ぼす影響．Jpn J Sports Sci, 10: 155-161, 1991）

（図5-12B）．さらに中枢側刺激を遅らせると，末梢側刺激による上行性インパルスのうち中枢側刺激点を通過したものが増加するに伴いM2の振幅は大きくなり（図5-12C），もっとも遅い伝導速度を有する神経線維の上行性インパルスが中枢側刺激点を通過した時点でM2は最大になる（図5-12D）．

2）末梢運動神経系の運動適応能

ErlangerとGasser[10]の研究以来，MCVに関する研究が数多く報告されている．特に，ヒトにおける発育・発達に応じたMCVの推移や男女間の差，利き側，非利き側間の差や測定部位の差などが報告されている．MCVは中枢の情報がいかに速く末梢の骨格筋に伝えられるかという点で運動調節に重要な意味をもっている．

これまで長期的な運動トレーニングを行なってきたスポーツ競技者と特定の運動経験をもたない一般健康成人のMCVには差がなく，両者の神経系における相違は筋の性質や運動単位レベルの差，あるいは脊髄運動ニューロンを統制している中枢神経レベルの差によるものと考えられている[11]．しかし，近年，長期のトレーニングを積んだスポーツ競技者のMCVが一般健康成人よりも速いとする研究[9,12-14]が数多く報告されるようになった．

Lastovka[14]は5～8年間のスポーツトレーニングを行なった16名と一般健康成人16名を対象に下肢の後脛骨神経と上肢の尺骨神経のMCVを測定した．その結果，後脛骨神経においてスポーツ競技者が一般健康成人よりも有意に速い値を示したことから，MCVはトレーニングによって変化すると報告している．一方，尺骨神経において差が得られなかった理由として，どちらのグループも日常生活で上肢を頻繁に用いていることに起因するものであると推察している．また，Kamenら[13]も82名のスポーツ競技者と一般健康成人9名を対象に尺骨神経と後脛骨神経のMCVを測定し，パワーリフティングの選手群が他のスポーツ競技者よりも両神経において有意に速い結果を示したことを報告した．そして，Kamenら[13]は，MCVは遺伝的要因とスポーツトレーニングなどの環境的要因の両方に影響を受けると結論づけている．さらに，SinghとMaini[15]は，人力車を引く車夫と一般健康成人を対象に下肢の腓骨神経と後脛骨神経のMCVを比較し，車夫の腓骨神経のMCVが一般健康成人よりも有意に速い値を示したと報告している．そして，著者ら[12]も剣道，バドミントン，ソフトテニスの各スポーツ競技者と一般健康成人を対象に尺骨神経のMCVを測定した．その結果，利き側尺骨神経のMCVについては，剣道競技者（66.5±6.1m/s）とバドミントン競技者（63.6±5.5m/s）が，一般健康成人（53.8±3.9m/s）よりも有意に速い値を示した（表5-1）[12]．また，非利き側（左手）については，剣道競技者（63.5±7.2m/s）が一般健康成人（54.6±4.3m/s）よりも有意に速い値を示した（表5-1）．

これらの結果には，剣道の両手を用いる競技特性が深く関与していることが考えられる．バドミ

表5-1 各被験者グループの年齢，競技歴と尺骨神経伝導速度

被験者グループ	年齢(年)	競技歴(年)	利き側(m/s)	非利き側(m/s)
一般健康成人 (n=7)	19.0±0.8		53.8±3.9	54.6±4.3
剣道 (n=6)	20.5±1.4	12.5±2.4	66.5±6.1**	63.5±7.2*
バドミントン (n=6)	20.2±1.5	9.2±1.9	63.6±5.5*	59.9±6.8
ソフトテニス (n=8)	20.5±1.4	8.8±1.0	60.8±9.4	54.0±6.4

*p<0.05，**p<0.01：一般健康成人との比較
(八田有洋ほか：スポーツ競技者の尺骨神経伝導速度．日本運動生理学雑誌, 2: 177-184, 1995より引用改変)

表5-2 各被験者グループの年齢，正中神経と脛骨神経伝導速度

被験者グループ	年齢(年)	正中神経(m/s)	脛骨神経(m/s)
男性運動群(n=11)	72.0±4.9*	57.1±3.1	46.3±3.7*
男性非運動群(n=11)	66.3±5.4	57.9±3.2	42.8±2.3
女性運動群(n=10)	66.5±4.7	57.3±2.6	
女性非運動群(n=13)	66.5±4.1	56.6±2.7	

*p<0.05：男性非運動群との比較
(八田ほか，未発表データ)

ントンとソフトテニスは，主として利き側一側性による運動であるのに対して，剣道は両手で竹刀をもつため，利き側だけでなく非利き側も重要な役割を果たすと考えられる．剣道の指導書[16]にも，「竹刀を左手で打つくらいの気持ちが必要であり，すなわち，右手は添え手であってごく軽く握り，左手は右よりもややしっかりと握る」と記されている．したがって，長期剣道鍛錬者は幼少の頃より左手の使い方を強く意識しながら頻繁に左手を用いてきたことが考えられる．剣道競技者においてのみ非利き側尺骨神経のMCVに差が得られたことは，競技特性も含めた長期のトレーニングがMCVの遅速に何らかの影響を及ぼしていることを示唆するものである．

MCVが後天的に変化するとすれば，神経線維に形態的な変化が生じる可能性が考えられる．神経線維の軸索の直径はMCVと非常に密接な関係にあり，Arbuthnottら[17]やWaxman[18]は，軸索の直径に生じる形態的な変化がMCVを同時に変化させていることを報告している．一方，Gerchmanら[19]は，長期的なトレーニングによって脊髄腹側の運動ニューロンに組織科学的な変化が観察され，運動ニューロンに動的な代謝活動を生じさせていると報告している．このように，先天的な遺伝的要因以外にも長期運動トレーニングのような後天的・環境要因も神経線維の直径に形態的な変化を生じさせている可能性が考えられる．

一方，加齢に伴いMCVが低下することが人や動物の実験結果から知られており[20,21]，高齢になると成人値の10～15％低下するという[22]．その原因として加齢に伴う軸索の萎縮や脱髄などが考えられている．高齢者では動作が遅くなることが知られており，動作が複雑になるに従いそのスピードの低下も著しい[23]．そして，刺激から動作を開始するまでの反応時間も老化に伴い遅延するが，この遅れの大部分は中枢神経系における信号処理にかかる時間が延長することによるものと考えられている[22]．つまり，末梢感覚器が興奮するのに要する時間や感覚神経，運動神経を信号が伝わる時間，それに筋の電気的活動によって筋が収縮するまでに要する時間などの延長は，遅れ全体からするとほとんど大きなものではないと考えられている[18,24]．

また，運動を長期的に継続している人と特に何も行なっていない人との間では，反応時間に差がみられ，運動を行なっている人の方が有意に速いこと[24]もわかっている．また，長期的運動トレーニングによって，MCVが変化する可能性も考えられるため，長期運動経験を有する高齢者と特定の運動経験をもたない高齢者の末梢神経機能についても詳細に調べる必要がある．

そこで著者らは，「適度な運動の継続が高齢者の末梢運動神経系に及ぼす影響」についてMCVを用いて検討した．被験者は，長期運動経験を有する高齢者（運動群：男性11名，女性10名）と特定の運動経験をもたない非運動群（男性11名，女性13名）であった．運動群は，A市高齢者体操教室に3年以上継続している参加者で構成され

ている（表5-2）．被験神経として利き側（右手）の正中神経と男性のみ利き側脛骨神経のMCVも測定した．正中神経のMCVについては，運動群と非運動群の間で差は得られなかった．しかし，脛骨神経のMCVについては，運動群（46.3±3.7m/s）が非運動群（42.8±2.3m/s）よりも有意に速い値を示した（表5-2）．

SamorajskiとRolsten[25]は，運動習慣を有する老齢ラットの軸索の直径が，運動を行なっていない老齢ラットよりも有意に大きいことを報告している．つまり，本研究の結果と先行研究より，適度な運動を継続することは，加齢に伴う軸索の萎縮や脱髄などによるMCVの低下進度を緩やかにする効果があることが示唆された．

これらのことから，長期的な運動トレーニングや適度な運動の継続によってMCVを規定する神経線維の軸索の直径や髄鞘に機能的あるいは形態的な変化が生じる可能性が考えられる．そして，これまでの研究報告にみられるMCVに関する変化は，先天的・遺伝的要因によってのみ生じているのではなく，幼少時からの長期にわたる後天的な身体トレーニングや環境との相互作用によって獲得した末梢神経系の運動適応能であると推察される．

文献

1) 真島英信：生理学．文光堂，p.84, 1978.
2) Hopf HC: Electromyographic study on so-called mononeuritis. Arch Neurol, 30: 307−312, 1963.
3) 飯島昌一，荒崎圭介：新しいCollision法を用いた神経伝導速度．臨床脳波，33: 79−83, 1991.
4) 橘 滋国：運動神経伝導速度分布の測定．臨床脳波，29: 710−720, 1987.
5) Kimura J: Electrical activity in voluntarily contracting muscle. Arch Neurol, 34: 85−88, 1977.
6) 山田 洋ほか：Collision法による第一背側骨間筋運動単位の疲労耐性評価．体力科学，52: 381−390, 2003.
7) 柳澤信夫：末梢神経伝導速度．柳澤信夫，柴崎浩，神経生理を学ぶ人のために 第2版，医学書院，p.61, 1997.
8) 進藤政臣，柳澤信夫：末梢神経伝導速度．臨床検査，25: 269−280, 1981.
9) 朴 峻賢，藤田紀盛：スポーツトレーニングが末梢運動神経伝導速度分布に及ぼす影響．Jpn J Sports Sci, 10: 155−161, 1991.
10) Erlanger J, Gasser HS: The compound of nature of the action current of nerves as disclosed by the cathode ray oscillograph. Am J Physiol, 70: 624−666, 1924.
11) 西平賀昭：神経系の運動調節適応能．竹宮 隆，石河利寛編，運動適応の科学，杏林書院，pp.135−139, 1998.
12) 八田有洋ほか：スポーツ競技者の尺骨神経伝導速度．日本運動生理学雑誌，2: 177−184, 1995.
13) Kamen G et al: Ulnar and posterior tibial nerve conduction velocity in athletes. Int J Sports Med, 5: 26−30, 1984.
14) Lastovka M: The conduction velocity of the peripheral motor nerve fibres and physical training. Act Nerv Super (Praha), 11: 308, 1969.
15) Singh PI, Maini BK: The influence of muscle use on conduction velocity of motor nerve fibres. Indian J Physiol Pharmacol, 24: 65−67, 1980.
16) 野間 恒：剣道読本．講談社，pp.50−51, 1985.
17) Arbuthnott ER et al: Ultrastructural dimensions of myelinated peripheral nerve fibres in the cat and their relation to conduction velocity. J Physiol, 308: 125−157, 1980.
18) Waxman SG: Determinants of conduction velocity in myelinated nerve fibers. Muscle Nerve, 3: 141−150, 1980.
19) Gerchman LB et al: Effects of physical training on the histochemistry and morphology of ventral motor neurons. Exp Neurol, 49: 790−801, 1975.
20) Norris AH et al: Age changes in the maximum conduction velocity of motor fibers of human ulnar nerves. J Appl Physiol, 5: 589−593, 1953.
21) Sato A et al: Aging effects on conduction velocities of myelinated and unmyelinated fibers of peripheral nerves. Neurosci Lett, 53: 15−20, 1985.
22) 朝長正徳，佐藤昭夫：脳・神経系のエイジング．朝倉書店，pp.107−123, 1989.
23) Welford AF: Motor skills and aging. In: Mortimer JA et al. eds, Advances in Neurogerontology, Vol.3, The Aging System, Praeger, pp.152−187, 1982.

24) Spirduso WW: Reaction and movement time as a function of age and physical activity level. J Gerontol, 30: 435−440, 1975.
25) Samorajski T, Rolsten C: Nerve fiber hypertrophy in posterior tibial nerves of mice in response to voluntary running activity during aging. J Comp Neurol, 159: 553−558, 1975.

[八田　有洋]

3．筋疲労と中枢性疲労

　筋疲労はあらゆる筋活動に必然的に随伴するパワーや筋力の低下と定義することが可能である．さまざまなスポーツ競技や体力トレーニングでは，筋疲労をいかに低減させるかがより高い競技成績やトレーニング効果と直結する．したがって，スポーツや体育活動の目標をより効果的に達成するためには筋疲労の機序を明らかにするとともに，客観的な筋疲労の判断基準を得ることは体育科学，運動生理学の重要な研究課題のひとつである[1]．本項では，ヒトにおける随意運動中の筋疲労，特にその中枢機構に焦点をあて運動神経生理学的知見を概観し，今後の筋疲労研究の展望を探ろうとするものである．

1）中枢性疲労と末梢性疲労

　筋疲労の発現に関する初発的な対立仮説は，筋力やパワーの低下が中枢由来（中枢性疲労）か，末梢由来（末梢性疲労）かという2元論的なものである．中枢性疲労説では筋疲労の進行に伴い脊髄より上位の機序により筋を最適に活動させることが不可能になると考える（図5-13）．一方，梢性疲労説では，筋疲労の発現中に上位運動中枢は筋を最適に活動させる運動指令を送っているにもかかわらず，神経筋接合部や興奮・収縮連関の機能不全，エネルギー供給の不足等により発揮張力が低下すると考える．

　筋疲労の本格的な研究は19世紀初頭にさかのぼり，Mossoが指エルゴメータを用いて力発揮能力の低下現象を記録し，中枢性疲労に初めて言及した[2]．その後，ReidはMosso型エルゴメータを用いて張力曲線，神経刺激，筋への経皮的電気刺激および血流遮断を駆使して筋疲労の神経生理学的機序の解析を行なった[3,4]．そして，随意的最大筋収縮（MVC）力と電気的に誘発した収縮張力に差がないこと，間断的な運動遂行時には開始から2分程度までは神経筋接合部の伝達不全は生じないこと等を報告している．これらは，現在の筋疲労に関する基本的な論点と実験手段の基礎を確立したものとして特筆できる．1954年，Mertonは実験に工夫を加え，母指内転運動によるMVC発揮中に尺骨神経に対して最大上の電気刺激を加え，筋の動員度を評価する方法を開発した（Interpolated twitch, IT法）[5]．Mertonの報告では電気刺激による単収縮張力の加算とM波に変化が認められないことから，中枢性疲労は生じておらず，筋力の低下は神経筋接合部以後の機構で生じていると結論された．一方，StephensとTaylorは2発刺激法を用い，持続的なMVC発揮時のM波の変化を第一背側骨間筋で検討し，筋疲労に2つの相が存在することを示唆している[6]．第1相（～1分）は筋電図量と張力の比（E／T比）の上昇とM波の低下から，神経筋接合部の伝達不全によるもの，第2相（1分～）はE／T比の上昇継続とM波の安定性から収縮要素の機能不全によると示唆された．この結果に対し，Bigland-Ritchieらのグループは異議を唱え，神経刺激に工夫を加え，筋疲労発現時のM波の変化は少ないこと，十分な練習によりMVC発揮時の最大上電気刺激による力の増大はほとんどみられないことを報告している（しかし，実際には力の増大が認められる）（図5-14）[7,8]．これらの結果から，筋疲労に伴う発揮筋力の低下は疲労筋から運動ニューロンに対する求心性抑制効果によると結論した[9-12]．

　一方，IkaiとSteinhausは1961年に中枢疲労説を支持する結果を提出している[13]．Grimbyら[14]も最大上刺激（50Hz，500ms幅）を用い，随意発揮張力に力が加算されるが，トレーニングに

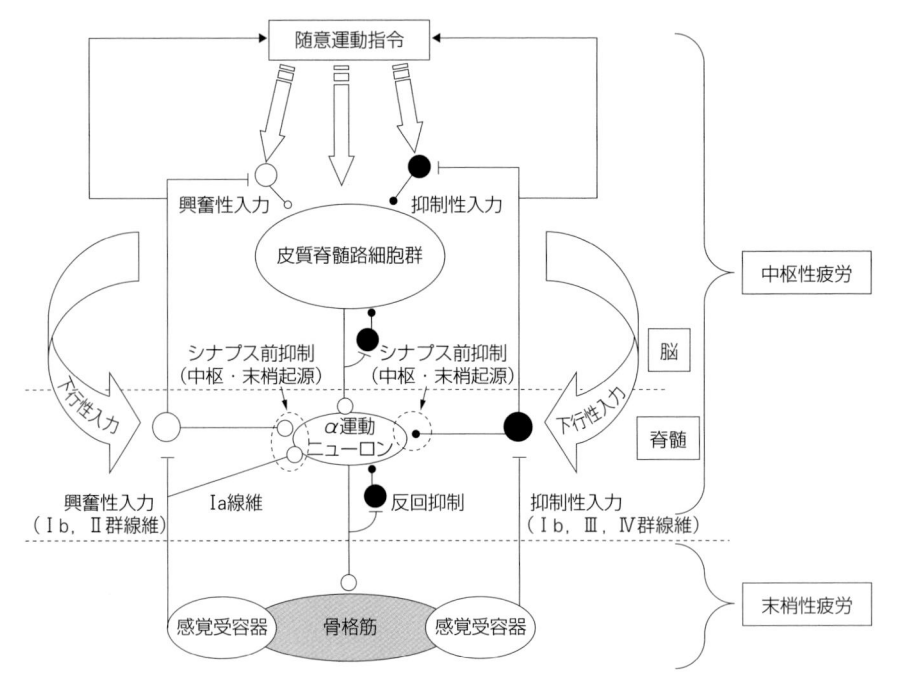

図 5-13 運動の発現と筋疲労に伴う中枢性疲労の発現に関する概念図

よって減弱することを報告している．興味深いことに，Bigland-Ritchie らのグループも，1970 年代の論文では中枢性疲労を支持している[15, 16]．前述のように，1980 年代までは末梢神経刺激を用いて中枢性疲労の検討がなされてきたがあいまいさを残したままであった．その後，運動ニューロンの膜特性，脊髄や長潜時反射等の筋疲労の脊髄機序が徐々に明らかにされてきた．

2）筋疲労に伴う運動単位発火頻度の低下

図 5-14（下段）に示したように，筋疲労時には運動ニューロンの発火頻度の低下とともに単収縮力の低下や弛緩率の延長が起こる[8, 9, 17, 18]．結果的に，張力-周波数曲線は全体的に左方へ移行し，融合周波数も低下する（図 5-14C, D）．筋疲労時に観察される運動単位の発火頻度低下は筋の融合周波数の低下に適応し，末梢における伝達不全を避け，筋出力を最適化するための制御機構であると考えられる．これは"muscle wisdom"と呼ばれる概念である[17, 19]．実際に，電気刺激の周波数を時間経過とともに減衰させると，MVCの低下とほぼ同様の曲線を再現できる[16, 17]．

ヒトにおける最大下力発揮時の筋疲労中の運動ニューロン発火頻度の低下は筋内挿入電極による単一運動単位記録により証明されている[8, 20, 21]．注目すべき点は，筋疲労発現時の運動単位の活動変化は発火頻度の減衰だけではなく，高閾値運動単位の動員停止や新たな運動単位の活動参加が観察される点である[12, 22-24]．これらの結果は，通常の生理学的条件下では成立していたサイズの原理が筋疲労により修飾を受け，運動単位の活動参加のローテーションや活動参加閾値の変化が生じたものと理解される．

3）筋疲労と運動ニューロンの膜特性，脊髄反射の関連

（1）運動ニューロンの膜特性

速型運動ニューロンに微小ガラス管電極を介して微小電流を注入すると，直後より発火頻度は急速に減衰し，60 秒後には発火頻度は約 50％まで低下する（遅発性適応）[25, 26]．Binder らのグループは電流量の増大により運動ニューロンの発火頻度は上昇するが利得（発火頻度／電流量，Hz/nA）は時間経過とともに減少すること，持続的な電流

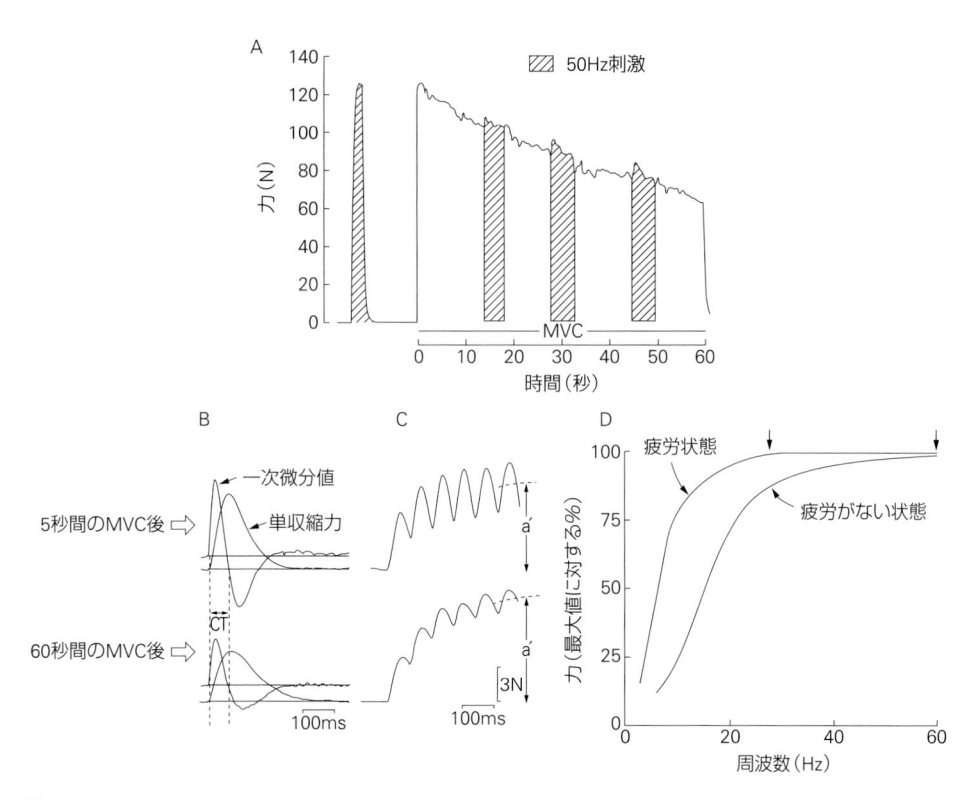

図 5-14
A: 母指内転筋群による 60 秒間の MVC 発揮中の張力変化．斜線部は尺骨神経に対する最大上刺激（50Hz）によって誘発された母指屈曲力による変化．左端は，筋疲労がない状態での電気刺激による母指屈曲力．
B: 尺骨神経刺激による単収縮張力の筋疲労前後の変化．上段は 5 秒間の MVC 発揮後，下段は 60 秒間の MVC 発揮後の単収縮とその一次微分値．
C: 7Hz の電気刺激による不完全強縮．7Hz の電気刺激による不完全強縮．筋疲労後には 7Hz 電気刺激による加重張力が増加している．
D: 理論的な張力-周波数曲線．強縮周波数は 1 分間の MVC 後には 2 つの矢印で示すように左方へ移行する．
(Bigland-Ritchie B et al: Contractile speed and EMG changes during fatigue of sustained maximal voluntary contractions. J Neurophysiol, 50: 313-324, 1983, およびBigland-Ritchie B et al.: Changes in motoneurone firing rates during sustained maximal voluntary contractions. J Physiol, 340: 335-346, 1983)

流入は運動ニューロンの発火頻度の不安定化と停止を引き起こすことを明らかにしている[27]．これらの結果は，運動ニューロンが持続的に興奮性入力が加えられると発火頻度を自原的に減少させる特性を有することを意味する．この運動ニューロンの遅発性適応は，持続的な MVC 発揮時に観察される運動単位の発火頻度低下の一因と考えられる．一方，運動ニューロンの興奮性は内因性の履歴特性にも依存する．近年 Gorassini ら[28]や Kiehn と Eken[29]は緩徐な足関節屈伸運動時の前脛骨筋運動単位記録から，運動の繰り返しによる運動単位の参加閾値張力の減少を報告している．また，筋や腱に対する持続的な振動刺激によって随意筋活動がないにもかかわらず新たな運動単位の活動参加が生じることも報告されている[30]．これらの現象の機序として，求心性線維活動の増大によるシナプス入力の増大，筋線維自身の履歴特性による閾値張力の低下，ならびに運動ニューロン自身の履歴特性によるプラトー電位 (plateau potential, PP) 閾値の変化等が考えられる．もし，筋疲労により PP 閾値が低下した場合，上位中枢からの下行性入力に変化がなくとも脊髄運動ニューロンの出力は亢進する．現時点では，PP 電位と筋疲労との相互作用に関しては不明な点が多い．

(2) 多シナプス性脊髄反射

脊髄において，運動ニューロンの発火頻度を調

節する系として，反回抑制，Ib群抑制，Ⅲ，Ⅳ群線維等の伝導時間の遅い求心性線維による多シナプス性抑制が想定される[18]．KukulkaらはMVC発揮中にはRenshaw細胞の活動亢進と運動ニューロン自身の興奮後過分極電位の増大が生じることを示している[31]．

随意運動中に非相反性Ia-Ib抑制が機能していることがヒトにおいて証明されている[32]．この抑制を中継する介在ニューロンは皮質脊髄路，赤核脊髄路等の上位中枢からも豊富な入力を受けるとともに，IaおよびIb群線維，皮膚感覚神経から興奮性入力を受ける[33]．特に，皮膚感覚入力とIb線維の活動が重畳された場合，非常に大きな抑制効果を運動ニューロンに対して与えることが知られている．この抑制経路が筋疲労中にどのような振る舞いをするのかは現時点では不明である．

Ⅲ，Ⅳ群線維を介した求心性入力は脊髄の後根，脳幹網様体，視床，体性感覚野でシナプスを形成する[34]．それゆえ，疲労筋由来もしくは血流遮断用の圧力カフによるⅢ，Ⅳ群からの侵害求心性入力は，脊髄もしくは上位中枢を介した長潜時反射経路により，α運動ニューロンに対して抑制効果を及ぼしている可能性がある．しかし，運動ニューロンに対する効果には抑制性と興奮性効果が混在する[18]．また，γ運動ニューロンに対する直接的，間接的抑制効果は可能性が少ない[35]．一方，筋疲労時にⅢ，Ⅳ群線維活動はIa線維終末に対してシナプス前抑制効果をもち，筋紡錘からの入力を低減し，運動ニューロンの発火調節に関与している可能性がある（図5-13）[36]．今後，筋疲労時の運動ニューロン発火頻度低下に関与するⅢ，Ⅳ群由来の反射性効果をより詳細に検討する必要があろう．

(3) 伸張反射

随意運動の遂行中，αおよびγ運動ニューロンは並行的に活動を強め，筋紡錘の応答性が低下するのを防ぐと同時に筋長変化に対する感度を高め，随意運動の円滑な遂行を支援する（α-γ協同活動）[37]．持続的なMVC発揮時には，伸張反射経路を介した筋紡錘から運動ニューロンに対する興奮性入力が発揮筋力の低下を防ぐために有利に働くと考えられる[38]．しかしながら，Hagbarthら[39]は，麻酔剤を総腓骨神経に注射し，麻酔作用からの回復期に前脛骨筋に対して振動刺激を与えつつ最大筋力を発揮させる実験から，持続的な最大筋力発揮中には筋紡錘からの発射活動が減衰していることを示した．また，図5-15Aに示したように，筋疲労により発揮筋力が低下している筋に短時間の振動刺激を与えた場合，間断的および持続的筋収縮ともに張力が増大すること，閾値の高い運動単位に対する促通効果が大きいことを明らかにした[23]．一方，振動刺激を持続的にかけた場合には，効果は逆転し，発揮張力の低下と高閾値の運動単位に対する抑制効果が観察された[22]．前者の結果は，持続的なMVC発揮中には筋紡錘発火活動が漸減し，γ経路を介した支援効果が減弱することを示している．この機序として，γ運動ニューロンの興奮性低下もしくは抑制，錘内筋線維の疲労，Ia終末での伝達物質の枯渇，多シナプス性Ia興奮経路の減衰等が考えられる．Macefieldら[35]はさらに詳細な検討を進め，微小タングステン電極により直接的に筋紡錘活動を記録し，持続的な筋収縮中には筋紡錘からの求心性発射活動は時間とともに減衰し，初期の発火頻度が大きいものほど低下率が大きいことと報告している（図5-15B～E）．また，皮膚受容器からの求心性発射活動も同様に，時間経過とともに低下する．

近年，低閾値神経刺激により誘発された脊髄単シナプス反射（H反射）と長潜時反射は間断的な25%MVC発揮時には変化しないが，持続的な50%MVC発揮時には低下し，長潜時反射に比してH反射の低下が大きいことが報告されている（図5-16）[40]．このことは，長潜時反射の低下が運動ニューロンの興奮性低下の原因ではないことを示唆する．これらIa線維を介した多重経路による運動ニューロンへの興奮性入力は持続的な筋収縮中に低下し，運動ニューロンの発火頻度の低下に関与すると考えられる．

持続的な筋収縮中の運動ニューロンに対するIa

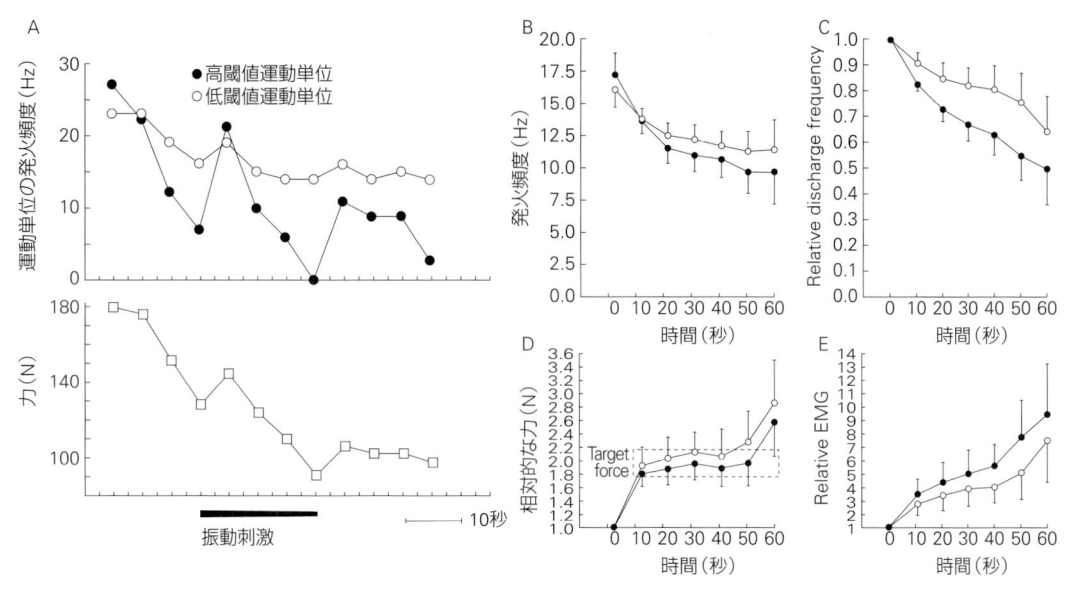

図 5-15
A: 前脛骨筋の MVC 発揮中の高閾値（●）および低閾値（○）運動単位の発火頻度（上段）と発揮張力（下段）に及ぼす振動刺激の影響．振動刺激が発火頻度に与える影響は高閾値運動単位で大きいが，発火頻度はその後急速に低下し，刺激を停止した直後に再び上昇する．
(Bongiovanni LG, Hagbarth K-E: Tonic vibration reflexes elicited during fatigue from in maximal voluntary contractions in man. J Physiol, 423: 1－14, 1990)
B: 30%MVC 以下の持続的な足背屈運動時の筋紡錘発火活動．○は記録された 16 個の平均値（標準誤差），●は 11 個の漸減傾向を示した筋紡錘終末の平均値．
C: B に示した 2 種類の筋紡錘活動を初期の発火頻度で標準化した結果．
D, E: 相対的な発揮張力と筋電図量の変化．
(Macefield G et al: Decline in spindle support to α-motoneurones during sustained voluntary contractions. J Physiol, 440: 497－512, 1991)

入力の効率に影響を与えるもうひとつの重要な要因として，シナプス前抑制が上げられる．ヒトでは，異名筋単シナプス性促通の増減により Ia 終末に対するシナプス前抑制を試験する方法により随意運動時の Ia 終末に対するシナプス前抑制の動態が調べられている[30]．シナプス前抑制は膜電位を変化させずに運動ニューロンに対するシナプス入力の効率を変化させる．今後，筋疲労の進行に伴いさまざまなシナプス終末に対するシナプス前抑制がどのような動態を示すのか検討することは重要な研究課題であろう．

4）筋疲労と大脳皮質運動野の関連

最近まで，脳内で運動プログラムの最終出力を担う皮質運動野の興奮性変化と中枢性疲労との関連に関しては不明な点も多かったが，経頭蓋的磁気刺激（transcranial magnetic stimulation, TMS）の開発と応用により，筋疲労発現時の大脳皮質運動野の興奮性変化に関する知見が集約されつつある[41-43]．TMS は，頭蓋骨上に置かれた導電コイルに大容量の電気を瞬時に流すことによりパルス磁場を作り，その磁場に沿って発生する渦電流（誘導電流）によって頭蓋骨下にある脳神経細胞を興奮・活動させる方法である．TMS は被験者に痛みを与えず，非侵襲的に皮質運動野の興奮性を調べることが可能である．随意運動時に皮質運動野に対して TMS を与えると筋電図上に短潜時の興奮性および抑制性の反応が観察される（後出図 5-19）．短潜時で出現する筋電図反応は運動誘発電位（motor evoked potential, MEP）と呼ばれ，直接的または経シナプス的に皮質運動野の錐体細胞が興奮し，その興奮が脊髄 α 運動ニューロンそして神経筋接合部を介して骨格筋を活動させた結果生じたものである．したがって，

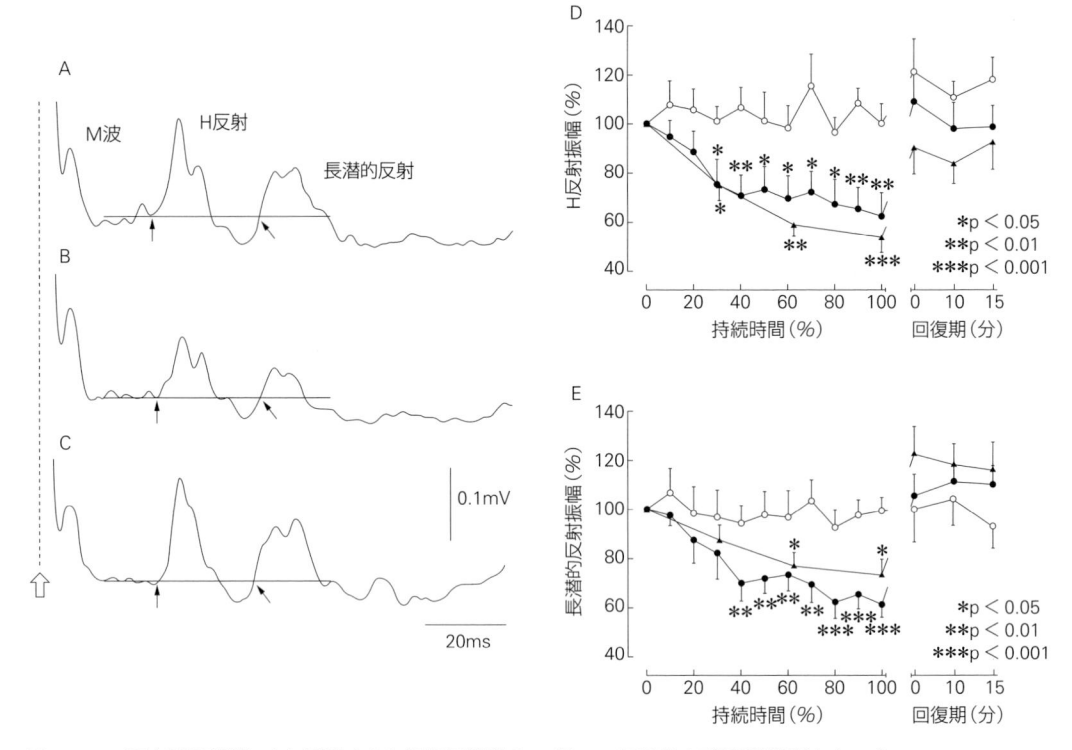

図5-16 正中神経刺激により誘発された拇指屈筋群のM波, H反射および長潜時反射 (LLR)
A~C: それぞれ持続的な25%MVC発揮前, 後および回復期5分後に得られた記録.
D: 持続的な25%MVC (●), 50%MVC (▲) および間断的な25%MVC発揮時 (○) のH反射の変化. 横軸は各運動課題における持続時間を基準とした相対的な時間経過.
E: 長潜時反射の結果. 表記はCと同様.
(Duchateau J et al: Reflex regulation during sustained and intermittent submaximal contractions in humans. J Physiol, 541: 959-967, 2002)

MEPは皮質運動野から骨格筋に至る経路の興奮性を間接的に評価する手段として用いられている. MEPの大きさを決定する因子として, 閾下縁の皮質脊髄路細胞の数, 皮質脊髄路細胞に対する興奮性入力と抑制性シナプス入力の総和 (皮質運動野の興奮性), 運動ニューロンと皮質脊髄路細胞との単シナプス性もしくは多シナプス性結合の強さ, 運動ニューロンの興奮性, 筋細胞膜の特性などが考えられる (図5-13)[18, 42, 43].

(1) 経頭蓋的磁気刺激による随意的動員度の評価

図5-17[44]に示したように, IT法 (前出, p.163参照) による加算的な単収縮力は随意筋レベルの増大とともに漸減する. しかし, 筋疲労の進行に伴い単収縮力が漸増することから, 中枢性疲労の発現を評価することが可能となる. 近年, Gandeviaのグループは随意筋力発揮時の運動ニューロンと筋線維の動員度を随意的動員度 (voluntary activation, VA) と定義し, さまざまな形態の筋疲労の定量的評価に利用している[18, 42]. VAは一般的に式(1)で求められる.

$(1 - T_i / T_c) \times 100 \cdots (1)$

ここで, T_iはIT刺激による単収縮張力の増加分, T_cは活動後増強状態での安静時の単収縮張力である. 末梢電気刺激によるIT刺激は不応期以外の筋線維を活動させるが, VAは主動筋に限局したものとなる. 肘の屈曲力における末梢神経刺激IT法によるVAと随意筋収縮レベルは非直線的性を示す[18, 44]. これは協同筋の貢献度が発揮筋力レベルで変化することがひとつの要因であろう. 筋疲労時のVAを評価するために末梢電気刺激を用いる場合, 筋疲労の進行による単収縮張力の減

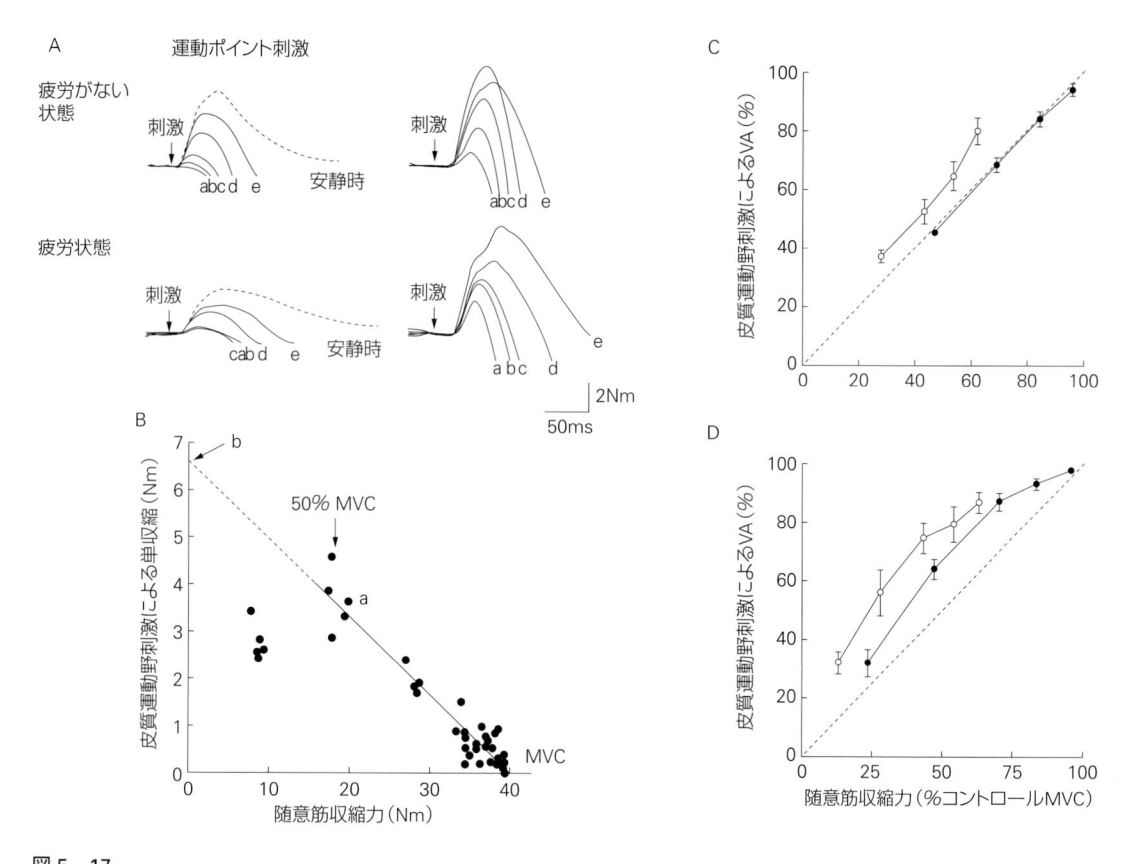

図 5-17
A: 持続的な肘屈曲によるMVC発揮前（上段）および後（下段）に得られた末梢神経電気刺激（左）およびTMS（右）により誘発された単収縮張力. a〜eはそれぞれ短時間の100, 90, 75, 50 および 25%MVC 発揮時に得られた記録.
B: TMSによる安静時の単収縮力を推定する方法. MVCの50〜100%で得られたTMSによる単収縮力の直線回帰分析によりY切片により求める.
C, D: 筋疲労発現前（●）および後（○）に得られたTMS（上段, Bで示した方法により補正された結果）と神経刺激（下段）によって評価されたVA（随意的動員度）. TMSによるVAは発揮筋力と高い直線性を示す.
(Todd G et al: Measurement of voluntary activation of fresh and fatigued human muscles using transcranial magnetic stimulation. J Physiol, 551: 661–671, 2003)

少を補償するために2発刺激，100Hz，最大上刺激（1.5倍程度）を用いることが推奨される[18]．これ以上の刺激数，周波数，強度を用いると運動ニューロンの逆行性活動や，反回抑制，拮抗筋等からの反射性効果が危惧される．図5-17および図5-18Aに示したように，持続的なMVC発揮時には末梢神経刺激により誘発される単収縮力は時間経過とともに増大し，VAの低下，中枢性疲労の発現を示唆する．

TMSによる単収縮張力は，安静時には非常に小さい．しかし，随意筋収縮レベルを増大させると急峻に増大し50%MVC付近で最大となり，以後漸減する．したがって，末梢電気刺激によるIT法の計算式（1）の適用が困難となるので，TMSでVAを評価する場合次式（2）を用いる[41, 45]．

$$(1 - T_{peak} / T_{MVC}) \times 100 \cdots (2)$$

ここで，TMVCはTMSを与えた時点のMVC，TpeakはTMSによる単収縮である．TMSによるVAも持続的なMVC発揮時に時間経過とともに低下することが示されている（図5-18B）[41]．

TMSによるIT法では主動筋に加え，協同筋群を支配する皮質脊髄路細胞群も刺激することに注意する必要がある．もし，筋疲労によりトルク発揮総量に対する主動筋と協同筋の相対的な貢献度が変化すると末梢神経刺激によるVA評価は過小評価になるおそれがある．また，TMSによるIT

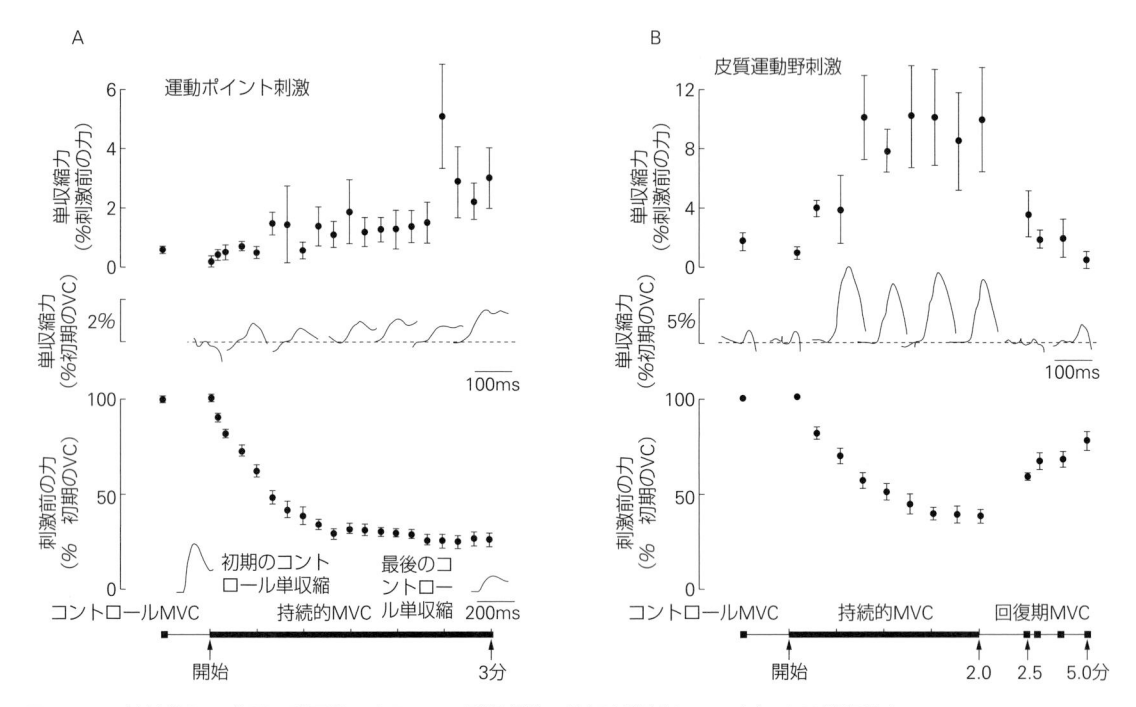

図5-18 持続的な2分間の肘屈曲によるMVC発揮前後の神経刺激(A)とTMS(B)による単収縮力
刺激前の力を基準とした変化(上段),単収縮のトレース(中段)および刺激前の力(下段).MVC発揮中,時間経過とともに単収縮張力は漸増する.
(Gandevia SC et al: Supraspinal factors in human fatigue: evidence for suboptimal output from the motor cortex. J Physiol, 490: 529-536, 1996)

法では主動筋群の活動に関与する皮質脊髄路細胞がどの程度活動したか,また仮に皮質出力の最大値が測定可能だとしても,運動ニューロンの出力と直線関係にあるか否かも不明であることに注意する必要がある[18].

最近,TMSによる安静時の単収縮力を50%以上の力発揮レベルで得られる単収縮と力発揮レベル間の直線回帰により補正し,VA評価の弱点を克服する試みがなされている(図5-17)[44].この方法はTMSによる運動ニューロンの動員が低い力発揮レベルでも直線性を示すのかが厳密な意味では証明されていないが魅力的な方法である.この方法により得られたVAはMVCによる筋疲労発現後でも随意筋力発揮レベルに対して高い直線性を示す(図5-17).

末梢神経刺激およびTMSによるIT法を筋疲労研究に応用する場合,被験者の鍛錬度,被験筋,動機付け,筋長,刺激強度,筋の活動履歴,実験結果の再現性等をよく考慮した上で結果の解釈を行なわなければならない[18].また,下腿筋を用いた場合,電気刺激の伝播による協同筋や拮抗筋の支配神経の刺激効果に十分注意を払う必要がある[19,21,38].

(2) 運動課題依存的な随意的最大筋収縮発揮時の皮質運動野の興奮性

MEPは筋疲労発現時に発揮筋力やパワーのレベルにかかわらず時間経過とともに増大する特徴を有するが,その増大の程度や時間経過は運動課題に強く依存する[6,18,45-48].持続的なMVC発揮中に観察されるVAの低下とMEPの漸増は独立した機序をもつ可能性が指摘されている.Gandeviaらは2分間のMVC後に血流遮断を行ない,VAと運動単位の発火頻度は低下していてもMEPとEMG消失期間(silent period, SP)はMVC発揮中に測定すると短時間のうちに回復することを示している[41].また,間断的なMVC発揮中のSPの変化と中枢性疲労の変化動態は異なる[48].したがって,皮質脊髄路投射を有する皮質運動野細胞そのものが中枢性疲労の起源ではな

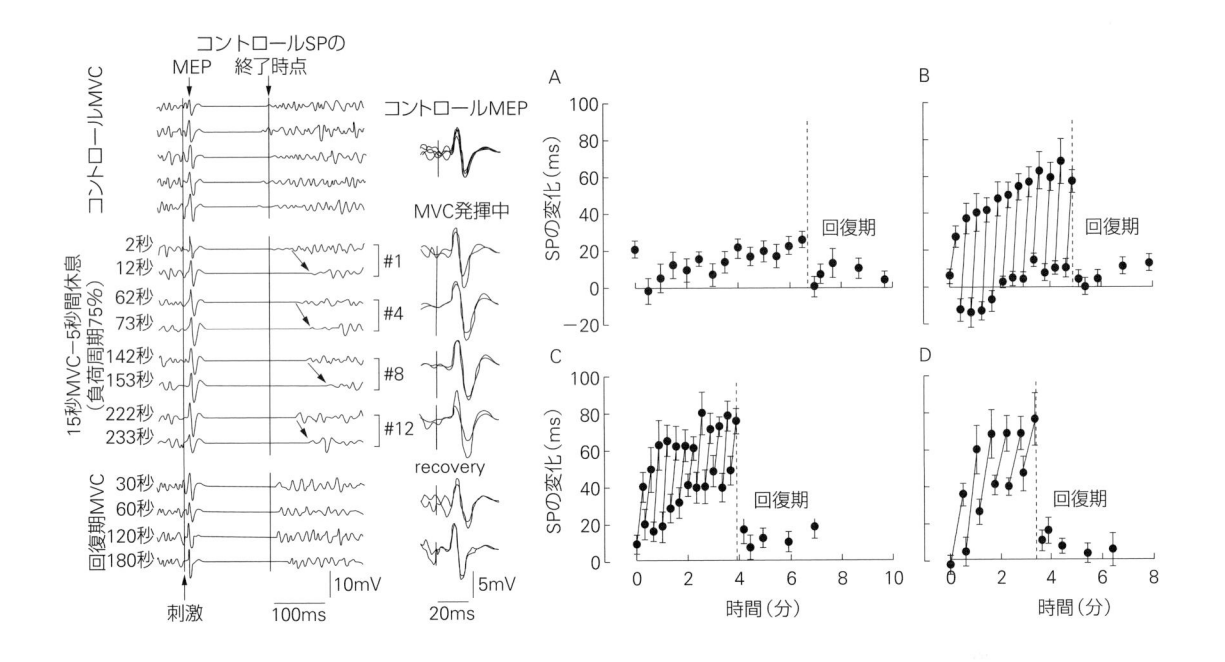

図 5-19　間断的な肘屈曲による MVC 発揮中の TMS による MEP と SP の変化
左のパネルは 15 秒間 MVC-5 秒間休息（負荷周期 75％）課題遂行中および前後に得られた上腕二頭筋の筋電図記録．TMS 後に短潜時の MEP とそれに続く SP が観察される．
A～D は SP の変化（平均値±標準誤差）．それぞれ 5 秒 MVC-5 秒休息，15 秒 MVC-10 秒休息，15 秒 MVC-5 秒休息，30 秒 MVC-5 秒休息時に得られた結果．
(Taylor JL et al: Supraspinal fatigue during intermittent maximal voluntary contractions of the human elbow flexors. J Appl Physiol, 89: 305-313, 2000)

く，これらの細胞に投射を有する皮質細胞群の興奮性変化が中枢性疲労の発現に重要な役割を果たしていると考えられる（図 5-13）．

近年，頚髄を経皮的に電気刺激することにより皮質脊髄路由来の単シナプス性反応（CMEP）を誘発可能であることが報告されている[18]．持続的な MVC 発揮時には CMEP は MEP の漸増とは対照的に漸減する．この MVC 発揮中の CMEP の漸減は皮質脊髄路細胞-運動ニューロン間のシナプス伝達効率の低下や運動ニューロンに対する下行性および求心性シナプス入力の減少に連動した頚髄刺激効果の減弱，運動ニューロンの膜特性依存的な得の減弱等が考えられる．この CMEP の変化を考慮すると，筋疲労発現時に MEP で測定される皮質運動野の興奮性は過小評価されている可能性がある．

(3) 筋疲労と EMG 消失期間（SP）

図 5-19 に示したように，持続的な MVC の発揮によって筋疲労が進行すると，MEP の増大と MEP 出現後に観察される SP が 200ms 程度まで延長する[6, 18, 45-49]．TMS 刺激から 80ms 程度までの抑制は皮質脊髄路細胞や脊髄運動ニューロンの不応期，反回抑制等が関与するが，それ以降は GABA 受容器を介した皮質間抑制起源であると考えられている[18, 42, 43]．また，SP は MEP 閾値以下でも生じ，同様にこの場合の皮質間抑制回路の働きによるものと考えられている．SP は TMS によって刺激された皮質脊髄路細胞に投射する皮質内起源の促通性ならびに抑制性細胞群のシナプス入力の総和と随意運動指令による皮質脊髄路細胞の興奮性のバランスによって決定されるものと考えられる．したがって，SP の延長は皮質内抑制

性細胞群の興奮性上昇と随意運動指令の低下によると考えられ，中枢性疲労を評価する指標として重要性が高い．近年，持続的な MVC 発揮中 SP は漸増するが，間断的な MVC の場合 SP の変化は負荷周期に強く依存することが示されている（図 5-19）[48]．

最近，著者ら[45]は継続的にレジスタンストレーニングを積んでいる鍛錬者と一般健常成人を対象として 1 分間の MVC 発揮を 1 分間の休息を挟んで 3 セット行なわせ，VA の低下と SP の延長が非鍛錬者で大きいことを見いだした．これらの結果は，継続的なレジスタンストレーニングによって MVC 発揮中の皮質内抑制回路活動が修飾を受けることを示唆する．この脱抑制により鍛錬者では大きな力発揮を持続的に行なうことが可能となっているのかもしれない．

以上，筋疲労時の中枢性疲労に関する研究の方法論的問題点，さまざまな形態の随意筋活動に随伴する筋疲労を説明する仮説およびそれらを支える実験的証拠，今後の研究方向を手短に概観した．重要な点は，選択された運動課題と実験手段に依存して筋疲労の中枢性疲労と末梢性疲労の神経生理学的解釈が異なることがあり得る，ことである．したがって，研究目的に応じて，適切な運動課題とパラメータを複数選択して分析し，慎重に結果の解釈を行なうことが重要となる．また，身体トレーニングが筋力や筋持久力を向上させることは周知の事実であるが，これらがどのように中枢性疲労に影響を及ぼすのかについては不明な点が多く，今後の重要な研究課題として残されている．さらなる詳細についてはすでに優れた総説が出されているのでそれらを参照していただきたい[17, 18, 42, 43, 50]．

文 献

1) 矢部京之助：筋疲労の神経機構．体育の科学, 40: 365-371, 1990.
2) Mosso A: Fatigue. Awan Sonnenschein: London, 1904.
3) Reid C: Studies in the behaviour of limb muscles and nerves during experimental ischaemia. Quart J Exp Physiol, 19: 127-143, 1928.
4) Reid C: The mechanism of voluntary muscular fatigue. Quart J Exp Physiol, 19: 17-42, 1928.
5) Merton PA: Voluntary strength and fatigue. J Physiol, 123: 553-564, 1954.
6) Stephens JA, Taylar A: Fatigue of maintained voluntary muscle contraction in man. J Physiol, 220: 1-18, 1972.
7) Bigland-Ritchie B et al: Contractile speed and EMG changes during fatigue of sustained maximal voluntary contractions. J Neurophysiol, 50: 313-324, 1983.
8) Bigland-Ritchie B et al: Changes in motoneurone firing rates during sustained maximal voluntary contractions. J Physiol, 340: 335-346, 1983.
9) Bigland-Ritchie B et al: Reflex origin for the slowing of motoneurones firing rates in fatigue of human voluntary contractions. J Physiol, 379: 454-459, 1986.
10) Garland SJ: Role of small diameter afferents in reflex inhibition during human muscle fatigue. J Physiol, 435: 547-558, 1991.
11) Garland SJ, McComas AJ: Reflex inhibition of human soleus muslce during fatigue. J Physiol, 429: 17-27, 1990.
12) Kukulka CG et al: Electrical and mechanical changes in human soleus muscle during sustained maximum isometric contractions. Brain Res, 362: 47-54, 1986.
13) Ikai M, Steinhaus AH: Some factors modifying the expression of human strength. J Appl Physiol, 16: 157-163, 1961.
14) Grimby L et al: The fatigue and voluntary discharges of single motor units in man. J Physiol, 316: 545-554, 1981.
15) Bigland-Ritchie B et al: Central and peripheral fatigue in sustained maximum voluntary contractions of human quadriceps muscle. Clin Sci Mol Med, 54: 609-614, 1978.
16) Bigland-Ritchie B et al: Excitation frequency and muscle fatigue: electrical responses during human voluntary and stimulated contractions. Exp Neurol, 64: 414-427, 1979.
17) Enoka RM, Stuart DG: Neurobiology of muscle fatigue. J Appl Physiol, 72: 1631-1648, 1992.
18) Gandevia SC: Spinal and Supraspinal factors in human muscle fatigue. Physiol Rev, 81: 1725-1789, 2001.

19) Marsden CD et al: "muscular wisdom" that minimized fatigue during polonged effort in man: peak rates of motoneuron discharge and slowing of discharge during fatigue. In: Desmedt JE ed, Motor Control Mechanisms in Health and Disease, Raven: New York, p.169-211, 1983.
20) Bellemare F et al: Motor-unit discharge rates in maximal voluntary contractions of three human muscles. J Neurophysiol, 50: 1380-1392, 1983.
21) Marsden CD et al: Isolated single motor units in human muscle and their rate of discharge during maximal voluntary effort. J Physiol, 217: 12-13, 1971.
22) Bongiovanni LG et al: Prolonged muscle vibration reducing motor output in maximal voluntary contractions in man. J Physiol, 423: 15-26, 1990.
23) Bongiovanni LG, Hagbarth K-E: Tonic vibration reflexes elicited during fatigue from in maximal voluntary contractions in man. J Physiol, 423: 1-14, 1990.
24) Enoka RM et al: Task and fatigue effects on low-threshold motor units in human hand muscle. J Neurophysiol, 62: 1344-1359, 1989.
25) Kernell D, Monster AW: Motoneurone properties and motor fatigue. Exp Brain Res, 46: 197-204, 1982.
26) Kernell D, Monster AW: Time course and properties of late adaptation in spinal motoneurones of the cat. Exp Brain Res, 46: 191-196, 1982.
27) Sawczuk A et al: Spike frequency adaptation studied in hypoglossal motoneurons of the rat. J Neurophysiol, 73: 1799-1810, 1995.
28) Gorassini M et al: Intrinsic activation of human motoneurons: possible contribution to motor unit excitation. J Neurophysiol, 87: 1850-1858, 2002.
29) Kiehn O, Eken T: Prolonged firing in motor units: evidence of plateau potentials in human motoneurons? J Neurophysiol, 78: 3061-3068, 1997.
30) Hultborn H et al: Changes in presynaptic inhibition of Ia fibres at the onset of voluntary contraction in man. J Physiol, 389: 757-772, 1987.
31) Kukulka CG et al: Changes in human α-motoneuron excitability during sustained maximum isometric contractions. Neurosci Lett, 68: 327-333, 1986.
32) Pierrot-Deseilligny E et al: Pattern of group I fibre projection from ankle flexor and extensor muscles in man. Exp Brain Res, 42: 337-350, 1981.
33) Baldissera F et al: Integration in spinal neuronal systems. In: Brooks VB ed, Handbook of Physiology, Section.1, The Nervous System, Vol.2, Motor Control. American Physiological Society: Bethesda, pp.509-595, 1981.
34) Mense S, Stahnke M: Responses in muscle afferent fibres of slow conduction velocity to contractions and ischaemia in the cat. J Physiol, 432: 383-397, 1983.
35) Macefield G et al: Decline in spindle support to α-motoneurones during sustained voluntary contractions. J Physiol, 440: 497-512, 1991.
36) Pettorossi VE et al: The role of capsaicin-sensitive muscle afferents in fatigue-induced modulation of the monosynaptic reflex in the rat. J Physiol, 515: 599-607, 1999.
37) Stein RB: Peripheral control of movement. Physiol Rev, 54: 215-243, 1974.
38) Merton PA: Speculations on the servo-control of movement. In: Malcolm JA, Gary AJB eds, The spinal cord, Chiba Foundation Symposium: London, pp.247-260, 1953.
39) Hagbarth K-E et al: γ-loop contributing to maximal voluntary contractions in man. J Physiol, 380: 575-591, 1986.
40) Duchateau J et al: Reflex regulation during sustained and intermittent submaximal contractions in humans. J Physiol, 541: 959-967, 2002.
41) Gandevia SC et al: Supraspinal factors in human fatigue: evidence for suboptimal output from the motor cortex. J Physiol, 490: 529-536, 1996.
42) Taylor JL et al: Changes in muscle afferents, motoneurons and motor drive during muscle fatigue. Eur J Appl Physiol, 83: 106-115, 2000.
43) Taylor JL, Gandevia SC: Transcranial magnetic stimulation and human muscle fatigue. Muscle Nerve, 24: 18-29, 2001.
44) Todd G et al: Measurement of voluntary activation of fresh and fatigued human muscles using transcranial magnetic stimulation. J Physiol, 551: 661-671, 2003.

45) 遠藤隆志ほか：鍛錬者と非鍛錬者における持続的な最大筋出力発揮中の中枢性および末梢性疲労の発現．体力科学, 53: 211-220, 2004.
46) 遠藤隆志ほか：経頭蓋的磁気刺激による60秒間の定常的なペダリング運動時の中枢性疲労の検討．体力科学, 52: 565-574, 2003.
47) 三田村将史ほか：異なる負荷での反復的な最大ペダリング時の運動誘発電位の変化．体力科学, 52: 555-564, 2003.
48) Taylor JL et al: Supraspinal fatigue during intermittent maximal voluntary contractions of the human elbow flexors. J Appl Physiol, 89: 305-313, 2000.
49) Sacco P et al: Changes in corticomotor excitability after fatiguing muscle contractions. Muscle Nerve, 23: 1840-1846, 2000.
50) 小宮山伴与志ほか：筋疲労の神経生理学的機序．千葉大学教育学部紀要, 442 (2): 53-72, 1994.
51) 小宮山伴与志ほか：間断的な最大筋力発揮時におけるヒラメ筋と前脛骨筋の筋疲労に関する筋電図学的研究．体力科学, 49: 365-374, 2000.
52) 小宮山伴与志ほか：反復的な1分間の最大筋力発揮時におけるヒラメ筋と前脛骨筋の筋疲労について．体力科学, 49: 365-374, 2000.

［小宮山伴与志］

6章 運動学習と脳

1. 運動学習からみた事象関連電位

1）運動系の階層構造

　人間はあるスポーツの技を覚えたり，運動パターンを習得する場合，模範的な演技を観察したり，指導者の教示に従って繰り返し何度も練習し，目的とする技や運動パターンを身につける．その過程において，人間の脳内や運動神経系にはいかなる変容が生じているのであろうか．

　運動にかかわる脳領域は多岐にわたるが，人間の身体活動を左右するのはその結びつきである．運動系はわかりやすい階層構造をしている．最初の階は脳幹と脊髄であり，体内があまり変化しないように配線された神経回路網があり，呼吸，心拍や反射などを維持している．つぎの階は大脳基底核と小脳である．ここには自動化していくプログラムはもちろん原始的な反応も数多く貯蔵されている．

　小脳はからだのバランス，姿勢，運動の調節などを担当しているが，注意をリズミカルに転じる手助けをしたりするなど多くのシステムと深いかかわりをもっている．さらに小脳は時としてそれ自身，心を持ち合わせているかのような活動がみられるという報告が近年，数多く報告されている．身体運動や位置に関する情報が入ってくると，小脳はそれを処理したのち，指令を出して姿勢を補正し，筋の動きを調節する．これは想像以上に大変な仕事である．運動を成し遂げるには，脳はからだや手足の位置と速度，そして時間的，空間的な位置を把握しておく必要がある．重力に屈することなくまっすぐに立っていられるのは小脳が絶えず監視の目を光らせているからにほかならない．

小脳が脳幹に姿勢反応を調節させ，そこからメッセージを受けた脊髄が，筋を制御して体幹や四肢を直立させる．こうしたことは絶え間なく行なわれている．これらは顔面や四肢の運動，特に腕，手，指などの巧緻な作業に関する動きを制御している．運動野に関する研究によると，各階の間ではフィードバックのやりとりが密に行なわれているということである．脳の各層の間のフィードバックは双方向性であるということは神経生理学でも有力な説であり，下の階を活性化すれば，上の階を興奮させ，逆に上の階を活性化すれば，下の階を興奮させる．歩く，登る，泳ぐなどの運動中には運動野が活動するが，ここを切除したラットでもこうした運動は可能である．どうやら階同士お互い助け合っているらしい．運動野を切除したラットも飲み食いや運動は可能であるが運動の緻密さという観点からは大きな難点がある．

　最高階は前頭連合野であり，そこに指令中枢がある．人間はそこで案を練って決断し，信号を送って下の階を抑制したり興奮させたりしている．そのことはとりわけ，本能的な感情をどれだけ感じるか，その反応がどれほど素早いかに大きく左右される．階同士のやりとりが切れ目なく流れ，しかも打てば響くように時々刻々とフィードバックがある．そのような状態であれば，判断や行動も正常に行なわれる．

2）運動学習の基礎的知見

　ある特定の運動を習得する最初の段階では大脳皮質全体が機能し，フィードバック系を中心とした学習形態をとることが考えられる．連続的に時空間的に技が展開されていく器械体操，リズミカ

ルにある高さのハードルをまたいでいく陸上競技のハードル競走，長い距離から板を使わずリングに入れるバスケットボールのロングシュートなどの運動パターンはやはり最初の段階ではかなり長期のトレーニングを通して学習されたものである．

運動学習とはすでに記憶されている運動パターンに照らし合わせて，さらによい状態を目指し目的とする課題を解決するとともに，周囲の状況に適応するために生体の機能あるいは形態を変化させることである．そのようなときには脳内の神経回路におけるニューロン間のシナプスの構造と機能は著しく変化していることが想像される．運動・スポーツトレーニングにおいては脳内遠心性インパルスが高頻度に脳内の各神経組織や筋に向かって発射し，脳内の神経回路におけるニューロン間のシナプスの効率が変化することが十分に考えられる．

脳のニューロンの樹状突起には多数のシナプスが棘状に配列しているが，神経の活動が到着しないような操作をすると萎縮し，逆にトレーニング状況のように神経活動が高頻度に到着する条件においては肥大することが知られている．この場合，シナプスの萎縮ではシナプス前線維と後シナプス膜が向き合う部分の面積が減少し，肥大するときはこの部分の面積が肥大や枝分かれによって増大することが確認されている．シナプス面積が増大すれば伝達物質の放出量も増大し，後シナプス膜全体の伝達物質に対する電気的反応も増大することが知られている．つまりシナプス信号がより容易に伝わるようになると考えられる．このように神経回路の「使用・不使用」により，シナプス構造がダイナミックに変化することが示唆されている．

シナプスの形態的な変化に関する報告[1]はほかにもあり，運動群（運動を70分間させるグループ），対照群（何もさせないグループ）に分けられたラットのシナプスの数，形態を比較した研究によると，単純にシナプスの数のみを比較すると運動群の方がシナプスの数は増加し，シナプス小胞も増加したと報告している．しかしこのようなシナプス構造の変化にはかなり長期の期間が必要とされている．しかしながらシナプス信号を測定すると，シナプス機能はこれよりはるかに速いタイムスケールで変化していることがわかる．感覚ニューロンと運動ニューロン間のシナプスに高頻度の神経活動を送り込むと，わずか数十秒程度の時間で放電するニューロンの数が増加することが知られている．これは高頻度の刺激後，前シナプス線維末端からの伝達物質の放出量が増加したか，あるいは後シナプス膜に生じる電位の大きさが増大したかのいずれか，または両方によると考えられる．いずれにせよ高頻度の神経活動をシナプスに送り込むと短時間内に信号がシナプスを伝わりやすくなるが，この現象は長続きしないとされている．しかし現在海馬や大脳皮質における「長期増強」，小脳における「長期抑制」という現象が確認されており，学習によりシナプス効率が変化することが確認されている．人間が日常トレーニングすることにより特定の運動パターンを繰り返すと，この運動パターンに関与する中枢神経内の神経回路のシナプスの構造と機能はシナプスを信号が通過する頻度に依存してダイナミックに変化すると考えられる．

このあと詳細に述べる脳波も事象関連電位（ERP）もこのシナプス後電位の集合体である．

3）運動学習と事象関連電位

人間の脳と情報処理過程の研究および運動学習と脳に関する研究に有効なもののひとつとして事象関連電位（eventrelated potentials, ERP）がある．ERPとは脳内の情報処理過程を非侵襲的に検討する指標であり感覚刺激の入力，あるいは刺激を手がかりに被験者に課題を遂行させた際に頭皮上から誘発される電位成分の総称である．ERPには随伴性陰性変動（contingent negative variation, CNV），運動関連脳電位（movement-related cortical potentials, MRCP），P300などがある．ERPの利点はヒトの知覚，認知，行動の諸過程を担う脳の活動を電位変動として記録することができ，そしてその電位変動がいかなる解剖

学的な領域かを同定し，ヒトの知覚，認知，行動の諸過程における脳機能を評価することが可能である．

そこでERPを構成する電位成分の定義と，それを用いて行なわれている運動および運動学習と脳の情報処理過程に関する研究の成果を紹介することにする．

ERPの中のP300とは識別可能な2種類以上の感覚刺激をランダムに呈示し，低頻度の刺激を選択的に注意させることによって，刺激後約250～500msという長潜時で出現する陽性電位であり，P3とも呼ばれている．この電位はヒトの認知機能，刺激評価過程を反映している成分と考えられている．その発現機構としては頭頂・側頭連合野，海馬・側頭葉や前頭葉・脳幹網様体などが関与しており，それらの電位が重畳したり複合したりものであると考えられている．

また，CNVは予告刺激と反応刺激の刺激間に前頭部から中心部優位に出現する陰性変動であり，全般的な注意，覚醒機能を反映する電位成分と考えられている．この発生機構としては脳幹網様体，視床から大脳皮質へ興奮性が流入して，大脳皮質上で表面陰性－深層陽性の電位差がつくりだされ，頭皮上からCNVとして導出される電位である．

さらに，MRCPはヒトの随意運動開始1～2秒前から徐々に増大する漸増性の陰性緩電位である．出現潜時から筋放電開始の1～2秒前に出現する運動準備電位（Bereitschaftpotential, BP）は，広範な大脳皮質の随意運動に対する準備状態を反映している成分である．また，筋放電の500ms前に出現する急峻な陰性電位（negative slope, NS'）は随意運動に特異な運動野皮質の準備状態を反映している電位であると考えられている．さらに，筋放電前50～60msに出現し，陰性最大頂点までの運動電位（motor potential, MP）は，動作肢と反対側の運動野皮質活動を反映する電位であると考えられている．その発現には運動野，補足運動野，視床，大脳基底核，そして小脳などが関与していると考えられている．

運動学習とERPについて言及する前にまず運動刺激が脳に及ぼす影響についての知見を述べてみたい．Dustmanら[2]は運動トレーニングを継続することにより認知機能や課題遂行能力を促進させ，加齢に伴う認知能力の低下を抑制することを報告している．PolichとLardon[3]は視覚刺激と聴覚刺激による運動群のP300振幅は非運動群よりも大きな値を示し，運動群の脳内情報処理能力が高まっていることを示唆している．さらに秋山ら[4]は7年以上継続的にトレーニングした陸上競技の中・長距離選手13名の脳内情報処理能力についてP300を用いて調べた結果，計数課題での運動群のP300潜時は非運動群より有意に短縮することを確認している．

したがって，長期的な運動トレーニングにより刺激の評価時間は短縮し，つぎにくる新たな刺激の情報処理に備える準備状態が早く作られる可能性を示している．さらに著者の研究室の紙上ら[5]が運動の種類，時間を一定にし，強度のみを変化させる実験を行なった結果，ERPの中のCNVは図6-1に示したとおり，中強度の運動で高振幅を示し，高強度で低振幅を示した．CNVが全般的な注意，覚醒機能を反映する電位成分と考えられていることから中等度の運動は注意，覚醒機能を高め，脳を含め心身の状態を良好にしている可能性が高いと思われる．

長期的な運動を継続することによって，脳内の情報処理過程に変化が起きているとすると脳内でどのような変容があるのだろうか．P300からみた脳内の情報処理は長期運動経験者では潜時において短縮し，振幅において増大を示し，筋電図反応時間（EMG-RT）は短縮している．脳波やその加算によって得られるERPは約140億あるとされる脳細胞の多くが同期して放電しないと決して作られるものではない．それゆえ脳のニューロンが同期して作られるERPが潜時においても，振幅においても変化を示し，さらにまたEMG-RTも変化を示すということは脳・脊髄運動神経系のニューロンのシナプスの効率が変化していると推測される．なぜならば脳波もERPもこのシナプス後電位の集合体だからである．神経線維を繰り

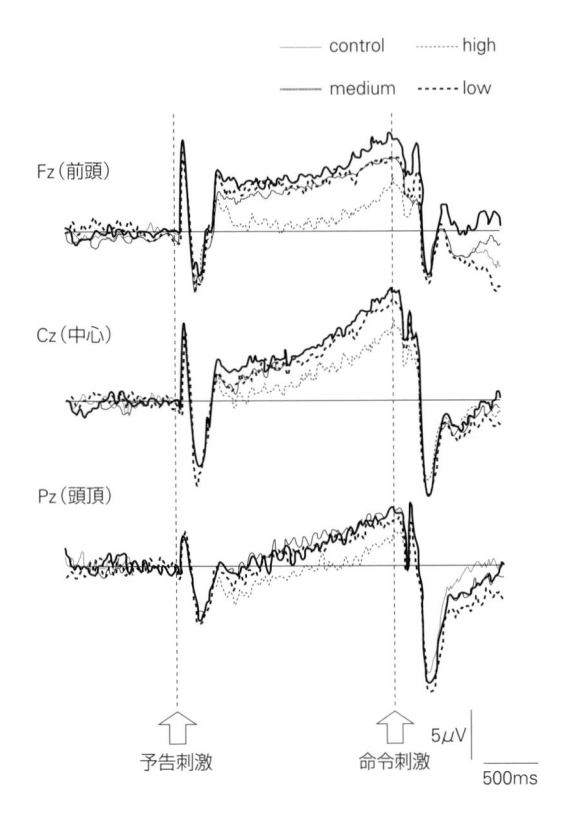

図6−1 異なる運動強度条件下のCNVの変化
運動の種類,時間を一定にし,運動強度のみを変化させるとCNVは中等度の運動で高振幅を示し,高強度で低振幅を示した.

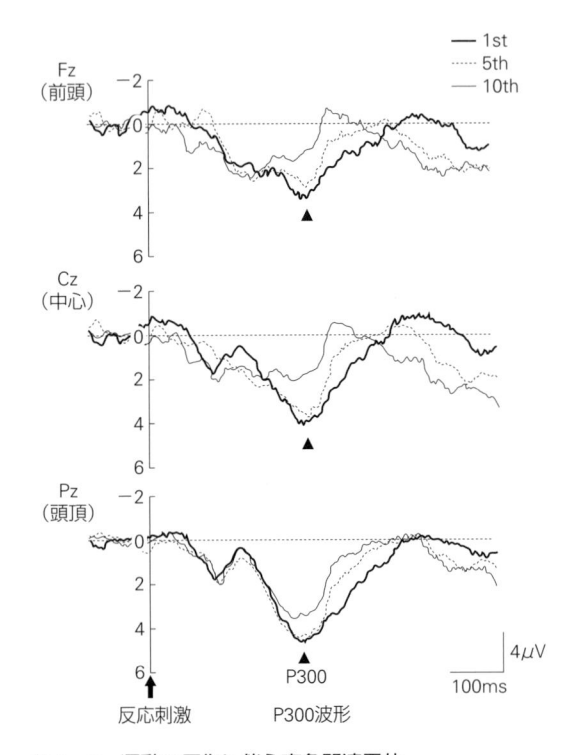

図6−2 運動の反復に伴う事象関連電位
30試行1ブロックとし,10ブロック行なった.波形はブロックごとに加算平均した.1,5,10ブロック目を示している.試行回数が増加するにつれてP300振幅の減少が確認された.
(秋山幸代:運動が感覚−運動処理過程に及ぼす影響.2002年度博士論文(筑波大学))

返し刺激し続けるとシナプス後膜に生じるシナプス後電位がだんだん大きくなり,この効果が数分持続することが確認されている.さらに近年この効果が数時間にもおよぶ現象が確認されている.これは長期増強(LTP)と呼ばれており,特に大脳皮質や海馬にみられる効果である.繰り返し刺激でシナプス後電位が大きくなる理由としては,伝達物質の増加,シナプス膜の受容器の感受性が高まったことによると考えられている.これは長期運動経験者が長きに渡って繰り返し脳・脊髄運動神経系を駆動し運動を遂行させている状況と類似している.したがって,長期的な運動は脳のシナプスの効率を変え,シナプス後電位に変化を引き起こし,結果的にその集合電位である脳波やERPなどの潜時,振幅を変化させていると考えられる.

被験者が学習する過程でフィードバック刺激を与え,ERPを測定すると弁別刺激の反応とはかなり異なった結果を示すことが報告された.Poonら[6]は正答したときに与える手がかり刺激に対する反応は,大きなP300に引き続き遅い陽性成分を示したと報告している.そして被験者が学習するとこれらの陽性成分の振幅は減少することが確認された.

著者の研究室の秋山ら[7]はEMG-RTと力曲線を運動出力の指標として,運動の反復を行なわせ,それに伴うERPの変化を測定した.運動課題は左手で最大筋力10%に相当するターゲットラインに素早くマッチングさせることであった.課題は30試行を1ブロックとした.その結果図6−2に示すとおり,試行回数が増加するにつれてP300の振幅が減少した.さらに秋山ら[8]はCNVを用いて反応動作の反復に伴うERPの変化を調べた.運動課題としては右利きの被験者に左手でバリスティック課題(図2−7A,p.36)とターゲットマッチ課題(図2−7B,p.36)を行なわせた.そ

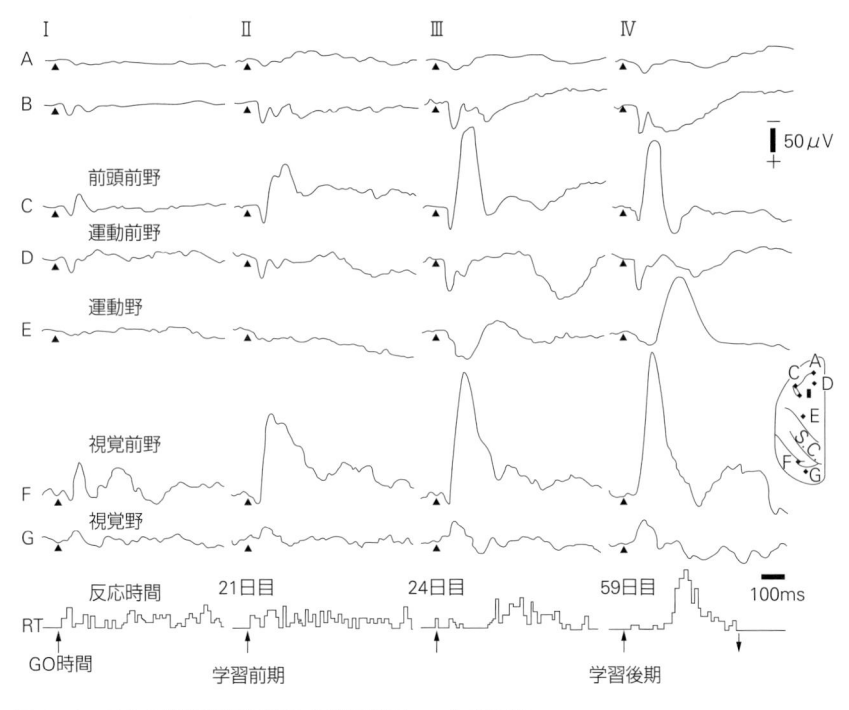

図 6-3 サルの学習過程に伴う大脳皮質フィールド電位
(Sasaki K, Gemba H: Development and change of cortical field potentials during learning processes of visually initiated hand movements in the monkey. Exp Brain Res, 48: 429-437, 1982 より引用改変)

の結果，図6-3に示したとおり，バリスティック課題の場合，CNVの前期成分および後期成分ともに減少を示し，ターゲットマッチ課題の場合はCNV後期成分が増加を示した．バリスティック課題の場合，CNVの前期成分および後期成分ともに減少を示すことはこの課題が刺激と運動を連合する認知学習や刺激に応じて迅速に，的確に運動するようになるまでの熟練学習というプロセスをたどるものではなく，すでに習得し，脳の下位領域（小脳，大脳基底核など）に保存されている運動記憶を取り出し，容易に遂行できるものであることを示している．一方，ターゲットマッチ課題の場合はCNV後期成分が増加を示したということは大脳皮質の運動に関連ある領域に可塑的な変化が生じ，熟練学習が成立することを示唆している．これらのことはつぎに述べる学習過程に伴う大脳皮質フィールド電位の結果からもうなずけることである．SasakiとGemba[9]はサルを訓練し視覚刺激に応じて手によるレバー上げ運動を

させ，多くの大脳皮質部位から同時に大脳皮質電位を記録した．図6-3に示されているとおり，学習の初め，刺激と無関係にレバー上げ運動をしていたサルが刺激に応じた運動をするようになるまでの学習前期には前頭前野，運動前野，視覚連合野と運動野に可塑的変化が生じ，熟練学習が成就されたことを示している．

前頭葉の個々の回路が新しい課題にとりかかるとその課題に関連ある周辺のニューロンは現在の活動を停止し，新しい課題解決に参加し，おびただしく流入してくる感覚情報を処理し，学習領域を拡大していく．課題を反復していったん習得してしまえば発火パターンはゆるぎないものとなり，行動も自動化してもはや意識的に注意が向けられることはない．そしてその情報は脳の奥にある皮質下領域（大脳基底核，小脳など）に送られ，将来の呼び出しに備えて貯蔵される．一方，その課題に関連ある周辺のニューロンもつぎの新たな学習にむけて待機する．

ジョンズ・ホプキンズ大学の研究チームによれば[10]，新しい運動技能の開始から5～6時間以内に短期記憶にむけられていた脳の指令は，習得した運動技能を司る領域に転じるということである．被験者が運動課題に取り組んだ当初，短期記憶など学習を担当する前頭連合野に活発な活動が認められたという．ところが約5時間後再び，その運動課題に挑戦して難なく運動遂行ができた時点では，運動前野，頭頂葉，小脳などが活性化していて，まるで脳内の課題を担う神経回路網が前頭連合野から，運動制御に関与する領域へ移った感じだと報告している．この研究が進んで，もしそれが事実であれば健康・体育・スポーツ科学界や教育界，産業界に大きく貢献するものと思われる．

身体活動は学習，思考，記憶の能力に極めて効果的である．最近の相次ぐ研究が示すとおり，からだを動かすことが脳を生物学的に改善する結果，昔の情報を忘れることなく新しいことを身につける能力を養っている．適切な運動は脳内の化学的変化をもたらし，脳内を丈夫で健康なものにする．脳が健全になれば思考力，記憶力，学力も磨かれる．このように身体活動を通して人間は筋だけでなく，脳も鍛えられ，運動行動や情報を順序付ける力も高められていくのである．

文　献

1) Staines WR et al: Frontal-parietal event-related potential changes associated with practising a novel visuomotor task. Brain Res Cogn Brain Res, 13: 195-202, 2002.
2) Dustman RE et al: Physical activity, age, and cognitive-neuropsychological function. J Aging and Phys Activ, 2:143-181, 1994.
3) Poich J, Lardon MT: P300 and long-term physical exercise. Electroencephalogr Clin Neurophysiol, 103: 493-498, 1997.
4) 秋山幸代ほか：長期的な運動経験が事象関連電位に及ぼす影響．体力科学，49: 267-276, 2000.
5) 紙上敬太：運動強度の違いが感覚—運動処理過程に及ぼす影響．2002年度修士論文（筑波大学）．
6) Poon LW et al: Changes of antero-posterior distribution of CNV and late positive component as a function of information processing demands. Psychophysiology, 11: 660-673, 1974.
7) 秋山幸代：運動が感覚—運動処理過程に及ぼす影響．2002年度博士論文（筑波大学）．
8) 秋山幸代ほか：反応動作課題の反復に伴うContingent Negative Variation（CNV）の変動．臨床神経生理学，31（6）: 489-498, 2003.
9) Sasaki K, Gemba H: Development and change of cortical field potentials during learning processes of visually initiated hand movements in the monkey. Exp Brain Res, 48: 429-437, 1982.
10) John JR著，堀智恵子訳：脳のはたらきのすべてがわかる本．角川書店，2002.
11) Ando S et al: Central and peripheral visual reaction time of soccer players and nonathletes. Percept Mot Skills, 92: 786-794, 2001.
12) Fontani G et al: Reactivity and event-related potential during attentional tests in athletes. Eur J Appl Physiol, 80: 308-317, 1999.
13) 松波謙一：運動と脳．紀伊国屋書店，1988.
14) 西平賀昭：神経系の運動調節適応能．In: 竹宮隆，石河利寛編，運動適応の科学，杏林書院，pp.135-152, 1998.
15) 養老孟司監修：脳と心の地形図．原書房，1999.
16) 斉藤　治：事象関連電位と神経情報科学の発展．In: 丹波真一ほか編，事象関連電位，新興医学出版社，pp.3-21, 1997.
17) 杉　晴夫：生体はどのように情報を処理しているか．理工学社，pp.133-141, 2000.
18) Thomas NG, Mitchell D: Somatosensory-evoked potentials in athletes. Med Sci Sports Exerc, 28: 473-481, 1996.

［西平　賀昭］

2. 運動の学習・記憶と小脳長期抑圧

さまざまのスポーツにおける巧みな動作や美しい姿勢，また球技の場合には，そのフォーム（一連の動作）から繰り出されるボールの軌跡にもわれわれは深い感銘をうける．スポーツにおける俊敏で巧みな動作（技，スキル）の遂行に，またピアノの名奏者が魅せる複合的で素早い運指の遂行にも，脳神経系が重要な役割をもっていることはすでに自明である．しかしながら，名選手の見ま

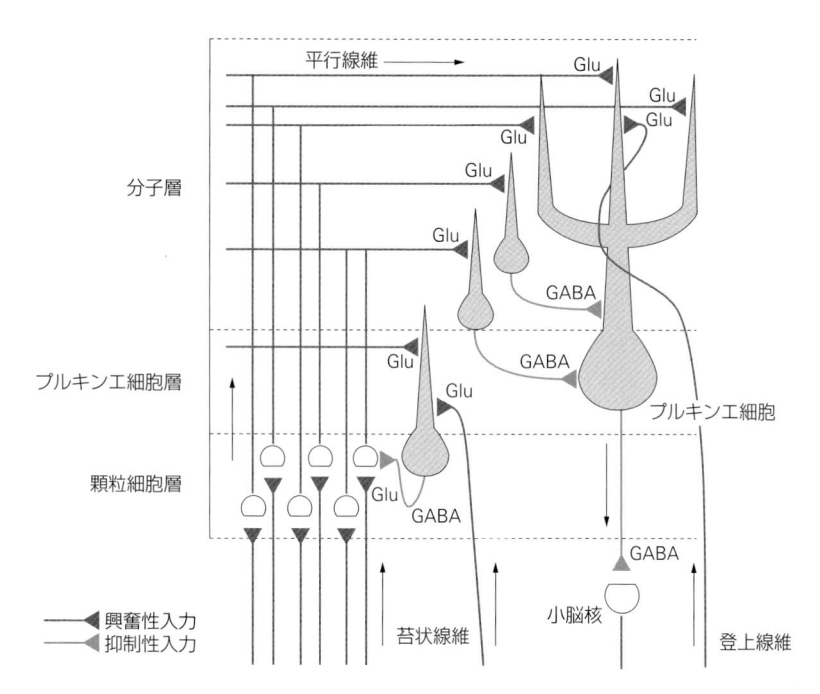

図6-4 小脳の神経回路構成
GABA（γ-アミノ酪酸），Glu（グルタミン酸）．

ねで頭で（脳で）理解したはずの動きを行なおうとしてもそう同じように簡単にはいかない．なぜなら，名選手の繰り出す技も，一朝一夕に達成したものではなく，長い年月を試行錯誤して作り上げられた運動のプログラムによるものだからであり，それは骨格筋や運動ニューロンではなく脳において作成され，記憶されている．最近，脳においては筋・骨格系や操作対象物の入出力関係（動特性）を表現した内部モデルの存在が明らかにされつつある[1]．脳神経系の中で，運動の内部モデルは小脳にあり[1,2]，それは学習・記憶の細胞レベルでの基礎過程といえるシナプス可塑性によって獲得されると推測されている[2]．このシナプス可塑性を実験的に発現させる際には，刺激を反復して入力する必要があるが，これは運動の学習における反復練習に相似している．本項では，運動の学習・記憶の細胞レベルでの基礎過程となる小脳プルキンエ細胞の可塑性について解説する．

1）小脳皮質の回路構成

小脳皮質の構造については，本項では簡単にまとめておく．詳細は，総説を参照されたい[3,4]．小脳皮質は3層構造の脳組織で，表層から分子層，プルキンエ細胞層，顆粒細胞層で構成されている．皮質内にはその場所と形態学的特徴から明白に識別できる5種類の神経細胞，すなわち星状細胞，籠細胞，プルキンエ細胞，顆粒細胞，ゴルジ細胞が整然と配列されている（図6-4）．小脳皮質への求心性線維は，脊髄，脳幹，橋核等の神経細胞の軸索あるいは前庭感覚受容器の一次神経の軸索をも含む苔状線維と，延髄の下オリーブ核ニューロンを起源としてその軸索である登上線維の2種類が代表的である．苔状線維は顆粒細胞に興奮性シナプス結合する．顆粒細胞の軸索は分子層まで垂直に上行しT字型に分岐する．分岐した後の顆粒細胞の軸索は内外側方向に平行に走行することから平行線維と呼ばれ，プルキンエ細胞の樹状突起に興奮性シナプス結合する（図6-4）．プルキンエ細胞層を形成するプルキンエ細胞は小脳皮質からの唯一の出力を有し，分子層と顆粒細胞層の間にきれいに一列に並んでいる．プルキンエ細胞の樹状突起は，小葉の長軸，すなわち平行線維の

走行に対して直角な矢状断面にて枝分かれしながら扇形に広がっている．その結果，種差はあるが，マウスではひとつのプルキンエ細胞に平均10万個の平行線維シナプスが存在するといわれている．平行線維とプルキンエ細胞との興奮性シナプスでは，プルキンエ細胞樹状突起上に棘突起（spine）という特別な構造が形成されている．苔状線維—顆粒細胞—平行線維とは対照的に，プルキンエ細胞には下オリーブ核由来の登上線維が1本ずつ興奮性のシナプス結合をしている．しかしながら，ひとつの登上線維はプルキンエ細胞の樹状突起の近位部から遠位部にからみつくように形成されており，いくつものシナプスで結合されている．登上線維を伝導してきたインパルスは，プルキンエ細胞に対して強力な脱分極を引き起こし，電位依存性カルシウムチャネルを通してプルキンエ細胞にカルシウム流入を引き起こす．このプルキンエ細胞における登上線維応答を細胞外記録すると，非常に大きな振幅のスパイクを含む群発スパイクとして観察され，その形から複雑スパイク（complex spike）と呼ばれている．一方，平行線維の興奮性シナプス伝達によりプルキンエ細胞に生じるスパイクは単純スパイク（simple spike）と呼ばれる．

2）小脳プルキンエ細胞における長期抑圧

Marr[5]やAlbus[6]による小脳皮質神経回路の計算論的研究により，平行線維とプルキンエ細胞とのシナプスに伝達効率の可塑性があることが予測され，この予測はIto ら[7]によってはじめて実験的証拠として報告された．Ito ら[7]は，除脳ウサギ標本において，小脳片葉のプルキンエ細胞の発火活動を細胞外記録し，苔状線維と登上線維を電気刺激した際の反応を観察した．この際，苔状線維あるいは登上線維の単独刺激ではそれらの刺激に対する反応は何ら変化しないが，苔状線維と登上線維を同時に頻回刺激した後では，苔状線維に対するプルキンエ細胞の反応が持続的に低下していることが証明された．さらに，EkerotとKano[8]は，同様なin vivoの除脳標本で，平行線維と登上線維の頻回刺激を行ない，平行線維－プルキンエ細胞間の興奮性シナプス伝達における長期抑圧（long-term depression, LTD）であることを確認した．このように，LTDは当初in vivoでの急性実験において証明されたが，その後，ラット・マウスの小脳におけるスライス標本やプルキンエ細胞の培養標本においても証明されており，これらのin vitro標本におけるLTDの解析は，標的遺伝子の変異技術の適用とともに，この現象の分子レベルでの解明に大きく貢献している．LTDにおいて，平行線維とプルキンエ細胞間のシナプスの伝達効率が低下するが，このシナプスにおける伝達物質はグルタミン酸であり，伝達効率の低下の原因はプルキンエ細胞のグルタミン酸に対する感受性の低下であることが証明されている[7, 9, 10]（図6-5）．さらに，このプルキンエ細胞におけるグルタミン酸に対する感受性の低下には，イオン透過型グルタミン酸受容体であるAMPA（α-amino-3-hydroxy-5-methyl-4-isoxazole propionic acid）型受容体のリン酸化，declusteringが関与している[11]．

3）長期抑圧の発現における登上線維入力の役割

運動中の登上線維活動は複雑スパイクとして細胞外記録され，運動の誤差情報を表現していることが報告されている[12-15]．平行線維とプルキンエ細胞との興奮性シナプスで生じるLTDの発現に際しては，前述したように平行線維からの入力に登上線維からの入力が同期して，反復して起こらなければならない．実際，小脳スライス標本においてLTDを再現性よく発現させる実験プロトコルには，平行線維と登上線維の同時刺激を1Hz，300回反復するプロトコルがよく用いられている．それでは，登上線維の発火活動によりプルキンエ細胞ではどんな現象が起き，それがLTDの発現にどのようにかかわっているのであろうか．スライス標本においては，登上線維の電気刺激後にプルキンエ細胞の樹状突起内のカルシウムイオンの濃度が増大することが判明している[16]．細胞内へのカルシウムイオンの流入はLTDの発現に不可

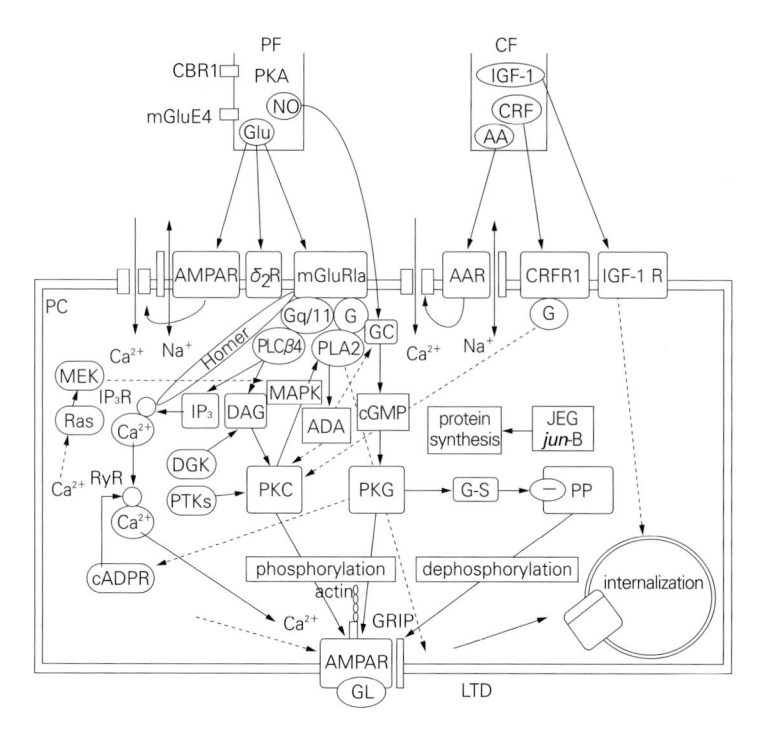

図6-5 LTDの分子機構
(Ito M: Cerebellar long-term depression: characterization, signal transduction, and functional roles. Physiol Rev, 81: 1143-1195, 2001より引用改変)

欠であり，カルシウム流入阻害剤をあらかじめプルキンエ細胞に注入しておくとLTDも引き起こされない[17]．また，登上線維を電気刺激する代わりに記録電極から脱分極パルスをプルキンエ細胞に加えて，電位依存性カルシウムチャネルを活性化し，細胞内へのカルシウムの流入を誘導し，これと同時に平行線維の刺激を行なうとLTDが発現される[17]．さらに，記録電極を通じてプルキンエ細胞内にあらかじめcaged Ca^{2+}を注入し，紫外光照射によるカルシウムの遊離と平行線維の刺激とを組み合わせてもLTDが生じる[18]．以上のことから，LTDにおける登上線維の役割はプルキンエ細胞内へのカルシウムの供給といえる．

4) 長期抑圧の発現における平行線維入力の役割

平行線維の発火活動によるプルキンエ細胞へのシグナル伝達では，より多数の機能分子が関与し，複合的である．平行線維からプルキンエ細胞への興奮性シナプス伝達はグルタミン酸によるが，プルキンエ細胞のスパインには，AMPA型受容体，δ2型グルタミン酸受容体（GluRδ2），代謝型グルタミン酸受容体1型（mGluR1）が存在し，これらの受容体の活性化がLTDの発現に必要である．スライス標本において，平行線維刺激と脱分極との連合刺激を行なう際，AMPA型受容体のアンタゴニストの6-Cyano-7-nitroquinoxaline-2,3-dione（CNQX）の投与により，LTDの発現が阻止される[19]．GluRδ2は脳においてプルキンエ細胞のみに特異的に発現している非常にユニークな受容体であり，LTDの発現に必要とされる．培養プルキンエ細胞におけるLTDの発現実験において，GluRδ2mRNAに対するアンチセンスオリゴヌクレオチドで前処理することによりGluRδ2の発現を抑えると，LTDは生じない[20, 21]．また，GluRδ2のノックアウトマウスにおいても，LTDは生じない[22]．ただし，GluRδ2のノックアウトマウスにおいては，平行線維・プルキンエ細胞間のシナプスの発達異常が観察され，これがLTDの欠損を引き起こしている可能性も考えられた．そこで，著者ら[23]はGluRδ2を特異的に阻害す

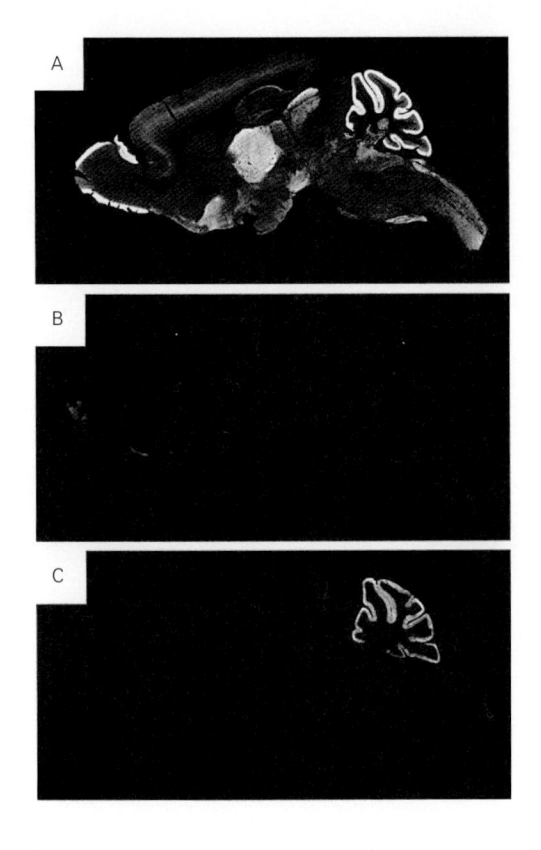

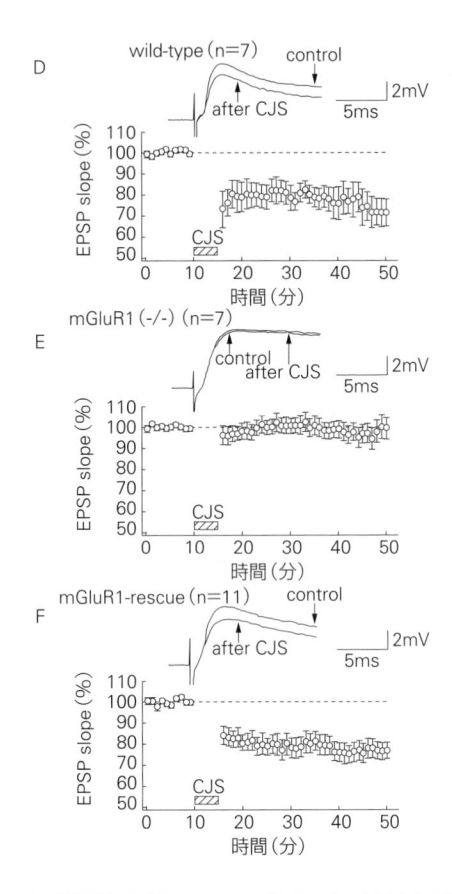

図6-6 mGluR1のgene targetingとLTD
A～C: mGluR1の免疫組織化学，D～F: 小脳スライス標本におけるLTD．A, D: 野生型マウス，B, E: mGluR1ノックアウトマウス，C, F: mGluR1レスキューマウス（プルキンエ細胞のみにmGluR1が発現し，他の神経細胞にはmGluR1は発現していないことに注意）．CJS: 平行線維と登上線維の同時・頻回刺激．
(Ichise T et al: mGluR1 in cerebellar Purkinje cells essential for long-term depression, synapse elimination, and motor coordination. Science, 288: 1832-1835, 2000より引用改変)

る抗体を作製し，成熟小脳のプルキンエ細胞培養標本において，LTDの発現に対する阻害抗体の影響を調べたところ，LTDは発現されず，運動学習の障害が生じた（詳細はp.186，7）歩行の適応制御参照）．

代謝型グルタミン酸受容体1型（mGluR1）はGタンパク質と共役していて，細胞内情報伝達系に作用する．培養したプルキンエ細胞へのmGluR1阻害抗体の投与により，LTDの発現が阻害される[24]．mGluR1ノックアウトマウスの小脳スライス標本において，LTDは生じないことから，mGluR1がLTDに必要であることが結論されている[25, 26]（図6-6B, E）．このmGluR1の活性化は，ジアシルグリセロールとイノシトール三リン酸の合成を誘導し，つぎにプロテインキナー

ゼCの活性化および細胞内カルシウムストアからのカルシウムの放出を引き起こす．これらの分子カスケードがLTDに必要であることも報告されている[27, 28]．

平行線維からプルキンエ細胞へのシグナル伝達は，グルタミン酸による以外に一酸化窒素（nitric oxide, NO）を介したシグナル伝達があり[29]，このカスケードもLTDの発現に重要な役割を有している．NOは低分子量のガスであり，組織内に素早く拡散して細胞膜をも自由に通過できることから，発見当時から細胞間の情報伝達を担うセカンドメッセンジャーとして注目を集めており，その性質は理論的研究においても注目されている[30]．小脳スライス標本において，その灌流液中にNOを吸着するヘモグロビンやNO合成酵素の阻害薬

であるメチルアルギニンを加えておくとLTDは生じない[27, 31]. また, Lev-Ramら[18]は, 紫外光照射によりNOを遊離するcaged NOをプルキンエ細胞内に注入し, 紫外光照射と脱分極刺激とを同時に行なうとLTDが誘導されることを示した. さらに, NO合成酵素のノックアウトマウスにおいて, LTDが欠損していることが報告され[32], NOがLTDの発現調節に関与していることは確固たるものとなった. NOの作用のひとつは可溶性グアニル酸シクラーゼを活性化することであるが, 活性化されたグアニル酸シクラーゼはcGMP濃度を上昇させる作用をもつ. LTDとグアニル酸シクラーゼおよびcGMPの関係も詳しく調べられている[18, 33].

以上述べてきたように, LTDにかかわる分子機構は多数あり, 一見独立しているかにみえる分子カスケードも途中で相互作用している可能性は大いにある. また, 本項ではLTDの発現にかかわる主要なメカニズムのみを取り上げたが, その他にも修飾分子と考えられる分子もみつけられており, 現在みつかっているすべてをIto[2]は詳細に解説している (図6-5).

5) 小脳長期抑圧の欠損と反復練習における学習障害

小脳プルキンエ細胞に生じるLTDは, 皮質神経回路の中でメモリ素子として機能し, これが運動の学習・記憶の基礎過程であるという仮説が提唱されている[2]. この仮説を立証するためには, 実際の運動学習過程および記憶時に, その学習・記憶に関与するシナプスに特異的にLTDが起こっていることを示せばよいのであるが, 行動中の個体 (ヒトおよび動物) で, EPSPの記録, あるいは分子・受容体タンパク質の可視化によりLTDを記録, 同定することは非常に難しい. そこで, 現在は他の戦略で細胞レベルでのLTDと個体レベルでの運動の学習・記憶を結び付けようとする研究が主流となっている. すなわち, LTDの発現にかかわるNOなどの分子の発生, グルタミン酸受容体の活性化・リン酸化, 種々の酵素活性などを薬理学的に阻害し, 学習の障害を調べる, また, その分子, 遺伝子を発現しないノックアウトマウスを作製し, in vitro標本でのLTDの発現の有無と, 運動学習の障害の有無との対応関係を調べるというものである. 本項では, 小脳がその適応制御に深く関係している眼球反射の適応と歩行の適応に関して, LTDとの相関を調べた主要な研究について解説する.

6) 前庭動眼反射の適応制御

前庭動眼反射とは, 頭が動く際, その反対側に目が動いて網膜に映る外界の像が動かないように機能する眼球反射であり, 内耳にある半規管により, 頭の回転がモニタされ, その信号が前庭神経核を介して外眼筋運動神経核に伝えられて生じる. この前庭動眼反射は, 系統発生的にも古く, 魚類から霊長類までその本質的メカニズムは同じである. プリズム眼鏡をヒトに装着させたり, あるいは頭の回転と視野の回転の相対的関係を実験的に変化させることを動物で行なうことにより, 数時間で反射の利得 (頭の動いた大きさと眼の動いた大きさの比) が増加したり減少したりすることが示されている. この前庭動眼反射の反射経路に対して, 小脳片葉は側副路として位置され, 反射の調節に必要な視覚性の誤差信号が登上線維系によってプルキンエ細胞に伝えられる. 片葉のプルキンエ細胞の発火活動には, 適応に対応した活動の変化が観察されるが, ここにNOのscavengerであるヘモグロビンやNO合成酵素の阻害薬を投与すると, 適応が起こらなくなることが, サルとウサギ[34]および金魚[35]で証明されている. さらに, De Zeeuwら[28]は, プルキンエ細胞特異的に発現しているL7プロモータを用いてプロテインキナーゼCのインヒビターペプチドを強制発現するトランスジェニックマウスを作製し, このマウスにおいては前庭動眼反射の適応が障害されていることを報告している. これらの研究は, 前庭動眼反射というフィードバックのない前向き (フィードフォワード) 制御系に対して小脳LTDがその適応制御の基礎過程として機能していること

2) Ito M: Cerebellar long-term depression: characterization, signal transduction, and functional roles. Physiol Rev, 81: 1143−1195, 2001.
3) 八木沼洋行：小脳の構造と入出力．神経研究の進歩, 44: 671−687, 2000.
4) 柳原 大：小脳．西野仁雄，柳原 大編著，運動の神経科学，ナップ，pp.32−49, 2000.
5) Marr D: A theory of cerebellar cortex. J Physiol, 202: 437−470, 1969.
6) Albus JS: A theory of cerebellar function. Math Biosci, 10: 25−61, 1971.
7) Ito M et al: Climbing fibre induced depression of both mossy fibre responsiveness and glutamate sensitivity of cerebellar Purkinje cells. J Physiol, 324: 113−134, 1982.
8) Ekerot CF, Kano M: Long-term depression of parallel fibre synapses following stimulation of climbing fibres. Brain Res, 342: 357−360, 1985.
9) Ito M, Karachot L: Long-term desensitization of quisqualate-specific glutamate receptors in Purkinje cells investigated with wedge recording from rat cerebellar slices. Neurosci Res, 7: 168−171, 1989.
10) Linden DJ et al: A long-term depression of AMPA currents in cultured cerebellar Purkinje neurons. Neuron, 7: 81−89, 1991.
11) Matsuda S et al: Disruption of AMPA receptor GluR2 clusters following long-term depression induction in cerebellar Purkinje neurons. EMBO J, 19: 2765−2774, 2000.
12) Fushiki H et al: Climbing fiber responses of Purkinje cells to retinal image movement in cat cerebellar flocculus. J Neurophysiol, 71: 1336−1350, 1994.
13) Ghelarducci B et al: Impulse discharge from flocculus Purkinje cells of alert rabbits during visual stimulation combined with horizontal head rotation. Brain Res, 87: 66−72, 1975.
14) Gilbert PFC, Thach WT: Purkinje cell activity during motor learning. Brain Res, 128: 309−328, 1977.
15) Kitazawa S et al: Cerebellar complex spikes encode both destinations and errors in arm movements. Nature, 392: 494−497, 1998.
16) Konnerth A et al: Brief dendritic calcium signals initiate long-lasting synaptic depression in cerebellar Purkinje cells. Proc Natl Acad Sci U S A, 89: 7051−7055, 1992.
17) Sakurai M: Calcium is an intracellular mediator of the climbing fiber in induction of cerebellar long-term depression. Proc Natl Acad Sci U S A, 87: 3383−3385, 1990.
18) Lev-Ram V et al: Synergies and coincidence requirements between NO, cGMP, and Ca2+ in the induction of cerebellar long-term depression. Neuron, 18: 1025−1038, 1997.
19) Hemart N et al: Receptors and second messengers involved in long-term depression in rat cerebellar slices in vitro: a reappraisal. Eur J Neurosci, 7: 45−53, 1995.
20) Hirano T et al: Involvement of glutamate receptor $\delta 2$ subunit in the long-term depression of glutamate responsiveness in cultured rat Purkinje cells. Neurosci Lett, 182: 172−176, 1994.
21) Jeromin A et al: Suppression of the glutamate receptor delta 2 subunit produces a specific impairment in cerebellar long-term depression. J Neurophysiol, 76: 3578−3583, 1996. δ
22) Kashiwabuchi N et al: Impairment of motor coordination, Purkinje cell synapse formation, and cerebellar long-term depression in GluR δ 2 mutant mice. Cell, 81: 245−252, 1995.
23) Hirai H et al: New role of δ 2-glutamate receptors in AMPA receptor trafficking and cerebellar function. Nature Neurosci, 6: 869−876, 2003.
24) Shigemoto R et al: Antibodies inactivating mGluR1 metabotropic glutamate receptor block long-term depression in cultured Purkinje cells. Neuron, 12: 1245−1255, 1994.
25) Aiba A et al: Deficient cerebellar long-term depression and impaired motor learning in mGluR1 mutant mice. Cell, 79: 377−388, 1994.
26) Ichise T et al: mGluR1 in cerebellar Purkinje cells essential for long-term depression, synapse elimination, and motor coordination. Science, 288: 1832−1835, 2000.
27) Crepel F, Jaillard D : Protein kinases, nitric oxide and long-term depression of synapses in the cerebellum. Neuroreport, 1: 133−136, 1990.
28) De Zeeuw CI et al: Expression of a protein kinase c inhibitor in Purkinje cells blocks cerebellar LTD and adaptation of the vestibulo-ocular reflex. Neuron, 20: 495−508, 1998.
29) Shibuki K, Kimura S: Dynamic properties of nitric oxide release from parallel fibers in rat cerebellar slices. J Physiol, 498: 443−452,

30) Schweighofer N, Ferriol G: Diffusion of nitric oxide can facilitate cerebellar learning: A simulation study. Proc Natl Acad Sci USA, 97: 10661-10665, 2000.
31) Shibuki K, Okada D: Endogenous nitric oxide release required for long-term synaptic depression in the cerebellum. Nature, 349: 326-328, 1991.
32) Lev-Ram V et al: Absence of cerebellar long-term depression in mice lacking neuronal nitric oxide synthase. Learn Mem, 3: 169-177, 1997.
33) Boxall AR, Garthwaite J: Long-term depression in rat cerebellum requires both NO synthase and NO-sensitive guanylyl cyclase. Eur J Neurosci, 8: 2209-2212, 1996.
34) Nagao S, Ito M: Subdural application of hemoglobin to the cerebellum blocks vestibuloocular reflex adaptation. Neuroreport, 2: 193-196, 1991.
35) Li J et al: Cerebellar nitric oxide is necessary for vestibulo-ocular reflex adaptation, a sensorimotor model of learning. J Neurophysiol, 74: 489-494, 1995.
36) Shutoh F et al: Loss of adaptability of horizontal optokinetic response eye movements in mGluR1 knockout mice. Neurosci Res, 42: 141-145, 2002.
37) 柳原 大：歩行運動における小脳の役割．神経研究の進歩，44: 793-800, 2000.
38) Ito S et al: A mathematical model of adaptive behavior in quadruped locomotion. Biol Cybern, 78: 337-347, 1998.
39) 伊藤 聡ほか：環境の変化に適応する四足歩行ロボットシステム．日本ロボット学会誌，17: 595-603, 1999.
40) Yanagihara D et al: A new learning paradigm: adaptive changes in interlimb coordination during perturbed locomotion in decerebrate cats. Neurosci Res, 18: 241-244, 1993.
41) Yanagihara D, Udo M: Climbing fiber responses in cerebellar vermal Purkinje cells during perturbed locomotion in decerebrate cats. Neurosci Res, 19: 245-248, 1994.
42) Yanagihara D, Kondo I: Nitric oxide plays a key role in adaptive control of locomotion in cat. Proc Natl Acad Sci U S A, 93: 13292-13297, 1996.

［柳原　大］

3．巧みな身体運動と脳活動

飛んできたボールを正確に打ち返す，楽器を演奏する，伴奏に合わせて歌い踊る，絵画を描く，外科手術を行なうなど，ヒトは他の動物には真似できない巧みな身体運動を行なっている．これらの巧みな身体運動は，生後長い間の練習によって習得された随意運動であり，それはすなわち脳による制御なしには行なえないものである．したがって，ヒトの運動の巧みさを研究することは，最高次の脳機能を研究することを意味する．そこで本項では，ヒトの巧みな行為に関連した脳活動研究の現状を概観する．

1）巧みさを実現する脳活動
（1）素早い動作

素早さは，スポーツ等の多くの動作の巧みさにとって重要な条件のひとつである[1]．動作の素早さには，動作開始（動作切り換え・修正を含む）の早さと動作自体の速さが区別される[2]．

動作開始の素早さは反応時間（reaction time）によって測定できる．特に中枢神経系の反応時間は，刺激の提示から反応のための筋活動開始までの時間（筋放電潜時）によって測ることができる．ここでは，視覚刺激の提示後できるだけ早く指でボタンを押すという典型的な反応時間課題において，脳がどのように活動するかについて考えてみよう．

動作の素早い開始にかかわる脳活動を検討する上で重要な概念が2つある．準備活動と並列分散処理である．

脳は刺激の提示前から活動しており，注意や覚醒水準のコントロールをとおして刺激を知覚するための準備状態をつくっている．例えば，反応時間課題を行なう際の生理学的指標を記録すると，心拍数・瞳孔の大きさ・脳電位が刺激の提示前から変化する[3]．また，複数の刺激に対してそれぞれ異なる反応を行なう選択反応時間課題では，刺

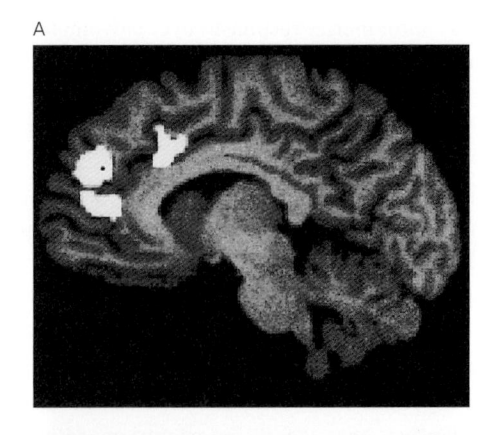

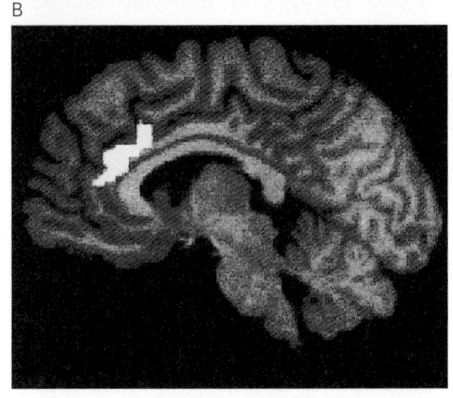

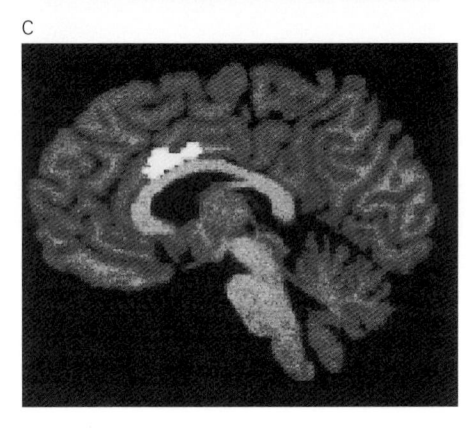

図6-8 聴覚(A), 体性感覚(B), 視覚(C)刺激への単純反応時間に対して負の相関をもつ活動を示した脳部位

刺激のモダリティにかかわらず, 前帯状回皮質の活動が認められる. 聴覚刺激に対して活動している部位は, 発話との関係が深く, 「話すこと」と「聞くこと」の密接な関係を物語っている. (Naito E et al: Fast reaction to different sensory modalities activates common fields in the motor areas, but the anterior cingulate cortex is involved in the speed of reaction. J Neurophysiol, 83: 1701-1709, 2000)

刺激の出現位置を予告する手がかりを提示すると反応時間が短縮することが知られているが, 頭頂葉の損傷患者ではこの短縮が生じない[5]. 一次運動野のニューロンも, 手がかり刺激に応じて動作開始数秒前に活動状態が変化する[6]. これらの事実は, 刺激が提示される以前に脳全体で適切な準備活動をすることが動作の素早い開始に不可欠であることを示している. このような運動準備状態はモーターセット (preparatory motor set) と呼ばれている.

運動の素早い発現にかかわる脳部位は, 単独ではない. 脳は, さまざまな部位が互いに協調しながら並列に働くことによって, その性能を発揮する. 陽電子放射断層撮影装置 (positron emission tomography, PET) や機能的核磁気共鳴撮像法 (functional magnetic resonance imaging, fMRI) を用いた脳活動計測により, 単純反応時間課題を遂行する際に前頭葉内側部に位置する前帯状皮質が活動することが明らかになった (図6-8)[7,8]. また, 素早い反応をする際にはこの部位の活動が増大した[7]. 前帯状皮質は, 覚醒水準の制御にかかわる脳幹と視床, および記憶と情動にかかわる海馬と扁桃体からの入力を受ける部位である. このため「覚醒」や「意欲」と関係が深い. 前帯状皮質はまた, 一次運動野・運動前野・補足運動野と双方向性に連絡する. さらに脊髄へ直接投射しているため[9], この部位の神経細胞を直接電気刺激すると動作を誘発することが可能である. したがって, 覚醒水準にかかわる部位からの入力のもと, 前頭葉の運動関連部位との双方向連絡や脊髄への投射をとおして適切な動作遂行を促進することにより, 動作の素早い開始に寄与する部位であると考えられる.

素早い動作の開始には基底核も関与する. 基底核の病変であるパーキンソン氏病では単純反応時間が増大する[10]. 基底核は大脳皮質のほぼ全域から入力を受け, 視床を介して前頭葉の運動関連領野へ投射する[11]. この回路を皮質-基底核ループと呼ぶ. 一般に基底核は, 運動を行なう際の文脈に適した行動を選択する機能をもつ. 素早い運

激提示の50ms前に一次視覚野の活動を経頭蓋磁気刺激 (transcranial magnetic stimulation, TMS) により阻害すると, 誤反応が増大する[4]. さらに,

開始のためには，どのような状況で運動を始めればよいかという文脈を理解した上で運動を選択することが重要である．したがって，これらの機能を基底核が果たすことは，動作の素早い開始に不可欠であると考えられる．

一方で，パーキンソン氏病患者の淡蒼球を切除することによって運動機能が改善し，単純反応時間も短縮することが報告されている[12]．このことは，基底核の病変が単に単独部位の機能不全にとどまらず，他の皮質部位の活動に干渉して，脳全体の協調的活動に悪影響を及ぼしている可能性を示唆する[13]．

さらに，サルでは小脳核の機能を脱失させると反応時間が遅延する[14,15]．また，ネコでは，赤核脊髄路の切断によって反応時間が遅延する[16]．赤核は一次運動野と小脳核（歯状核および中位核）からの投射を受ける部位であり，その出力は脊髄の α 運動ニューロンに至る．赤核の活動は小脳核活動の影響を強く受けるため，この遅延は小脳核からの入力遮断の影響であると考えられる．皮質から脊髄へ至る最短の経路は錐体路であるが，錐体外路である赤核脊髄路と皮質－小脳ループを介した神経インパルス伝達によって反応時間が短縮するという事実は，並列分散処理の重要性を示している．

以上のように，動作の素早い開始は，刺激に対する注意・覚醒・運動の準備や円滑な実行など，さまざまな脳活動が協調してはじめて可能になる．

一方，動作自体の速さを増大させるためには，どのような脳活動が必要になるだろうか？

速い動作は，単に素早く筋を収縮させることだけでは実現しない．ロシアの生理学者ベルンシュタインは，今から約50年前，全力疾走する際には関節動作間の協調性を保つことが困難になることを指摘した[1]．その一因に，相互作用トルクの影響がある．

ヒトの動作はふつう，多関節動作である．多関節動作のキネマティクスは，重力・筋トルク・相互作用トルクによって決まる．相互作用トルクとは，他のセグメントの動きによって生じるトルクのことをいい，速い動作ほどその影響が大きくなる．また，ヒトのボール投げ動作においては，ボール速度の増大に相互作用トルクが貢献している[17,18]．小脳の損傷により動作の円滑な遂行が障害されるが，このとき相互作用トルクを考慮した筋トルクが発揮されていないことが報告されている[19]．したがって，動作自体の速さにも小脳の働きが不可欠であるといえよう．

また，基底核の障害によっても動作速度が遅くなる．パーキンソン氏病の主要症状のひとつに動作緩慢（bradykinesia）がある．着衣・食事・歩行などあらゆる動作が遅くなるという症状である．この背景には，筋力の低下，固縮，振戦などの障害が存在するが，動作の速度が低下する原因はそれらだけではない．パーキンソン氏病では動作の速度低下とともに動作の大きさが小さくなる症状が認められる．例えば，歩幅が狭くなったり，書く字が小さくなってしまう．この原因は，課題遂行に必要な筋力の見積もりが過少になるためであると考えられている[10]．また，パーキンソン氏病では，補足運動野（supplementary motor area, SMA）の活動が低下する[20]．補足運動野は自発的な系列動作の組み立てに関与する部位である．系列動作を行なう際に動作要素が円滑につながらず，結果として速い動作の遂行が困難になる[21]のは，このためであると考えられる．

さらに，動作速度が増大するとき，一次運動野・小脳・基底核の活動が増大することが確認されている[22]．したがって，筋を素早く収縮させる際にもやはりさまざまな脳部位の協調活動が欠かせない．

(2) 正確な動作

いくら動作が素早くとも，正確でなければ巧みとはいえない．例えばボールのキャッチや食物の確保などのように，目的とする位置へ素早く正確に手を伸ばす到達動作（リーチング，reaching）は，巧みな行為の一例である．

素早く正確な到達運動を行なう上で，考慮しなければならない重大な問題がある．それは，生体内部が常に変動していることである．身体の内部

では，シナプス間隙を移動する伝達物質の量も，脊髄α運動ニューロンプールの賦活レベルも，筋中のATP量も，みな時々刻々変動している．このため，仮に大脳皮質や小脳や基底核のニューロンが完全に同一の活動を再現したとしても，結果として現れる運動は同一ではない．実際に正確な動作の軌跡を検討すると，変動を考慮したうえで終末点の誤差をより小さくするように，軌跡が生成されているのである[23,24]．

また，生体内部の変動は当然ながら脳自体にもある．脳内の伝達物質の量や神経細胞内外のイオン濃度は常に変動している．したがって，どのような運動指令が実際に出力されるのか，そのことすらも不確定である．

このような不確定性のもとで正確な運動を制御するために必要なことは，実際に出力された軌道や神経インパルスという情報（すなわち，確定した情報）を最大限に利用して制御を行なうことである．図6-9は，そのような制御を可能にする神経回路モデルの一例である[25]．

実際の動作が目標方向から離れてしまったときには，視覚情報を用いて意識的に修正を行なうことができる．ただし，この場合には視覚情報処理に一定の時間がかかるため，修正の開始は遅い[26]．より素早い修正は，運動野から脊髄へ向けて出力された運動指令のコピー（遠心性コピー，efference copy）および与えられた運動指令から実際の軌道を予測する予測器（順ダイナミクスモデル）を用いることによって可能になる．はじめに運動指令の遠心性コピーが小脳へ送られ，その指令によって実現されるであろう軌道が予測される．さらにこの予測に基づいて，つぎの指令が計算される．このように，脳内での内部フィードバックループを用いると軌道が短時間のうちに予測的に修正できるため，素早く正確な動作には極めて有効であると考えられる．

また，到達運動の最中に不意に目標位置が変化した場合にも，動作の素早い修正が必要になる．環境の変化に応じて素早く動作を修正する能力は巧みさにとって不可欠である．

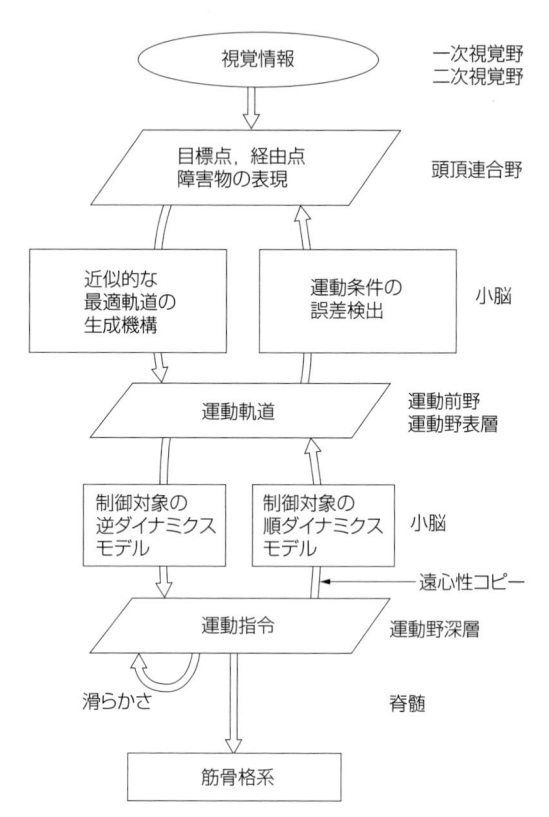

図6-9 素早く正確な到達動作を実現する神経回路
小脳に，運動指令から動作を予測する順モデルと動作のための指令を計算する逆モデルがあると仮定されている．
（川人光男：脳の計算理論．産業図書，1996より引用改変）

素早い到達動作の際，眼球がサッケード（眼球飛躍運動）をしている間に，不意に目標位置を変化させると，被験者は自分では目標位置の変化に気付かないのに，無意識のうちに動作は素早く修正される（図6-10）[27]．このとき，後頭頂皮質にTMSを与えると動作の修正が不可能になる．一方，TMSを側頭葉や運動野に与えても動作修正には何ら影響しない．これらの結果は，目標位置が不意に変化した際の素早い自動的で無意識の動作修正に後部頭頂皮質が関与していることを示している．

（3）時間的な正確さ―タイミング―

動作の正確さには，前項のような空間的正確さだけでなく時間的側面（タイミング）がある．タイミングと脳活動について検討する際に重要なことは，タイミングを特定する情報がさまざまであるという点だ．例えば，音刺激が同一の時間間隔

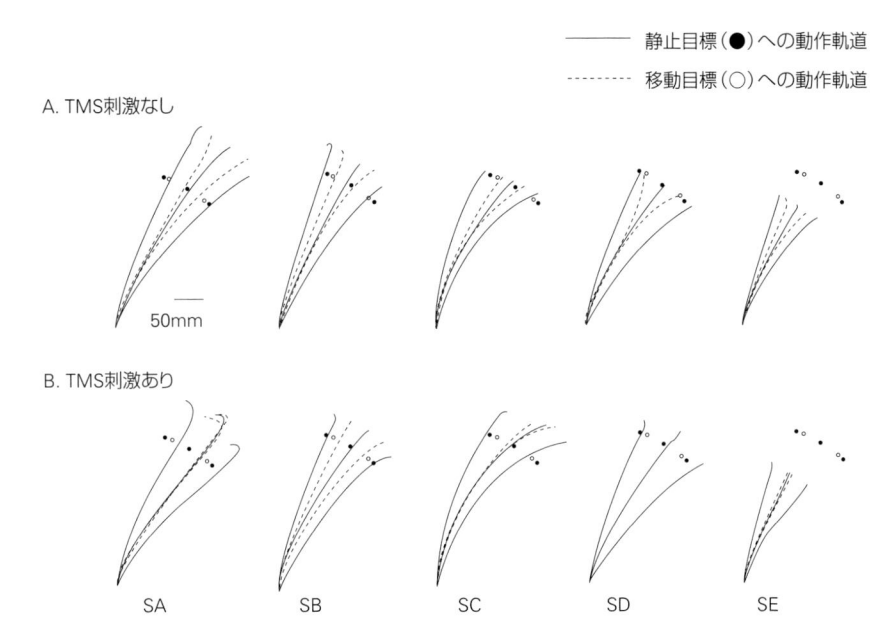

図6-10 後頭頂皮質への経頭蓋磁気刺激による素早い動作修正の消失
素早い到達運動を遂行している際に目標位置を黒点から白点へと移動させる．目標の移動はサッケード眼球運動が生じている間に行なわれるため，被験者は目標の移動に気づかないが，動作は無自覚的に修正される(A)．一方，このとき経頭蓋磁気刺激により後頭頂皮質の機能を阻害すると，被験者 SB を除く5人中4人で動作軌跡の修正が消失した(B)．
(Desmurget M et al: Role of the posterior parietal cortex in updating reaching movements to a visual target. Nat Neurosci, 2: 563-567, 1999 より引用改変)

で3度提示されるとする．このとき，はじめの2音を聞けば，つぎの音が提示される時刻は予測可能である．このとき，3度目の音の時刻を予測する一致タイミング課題を行なうと基底核が活動する[28]．基底核の病変であるパーキンソン氏病では一定タイミングで行なうリズミカルな動作の遂行が困難になる．このことから，基底核はタイミング管理の役割を果たしていると考えられる[29]．また，パーキンソン氏病患者に対するドーパミン治療によってリズミカルな動作の制御や時間知覚が向上することから，タイミング管理が基底核のドーパミン性神経伝達によって制御されていると考えられている[30, 31]．

一方，同一のタイミングを他の情報で特定することも可能だ．例えば，ある時刻は，一定速度で直線移動する光点が特定の場所に到達するタイミングとして特定できる．このように，移動指標が特定の位置に到達する時刻を予測する一致タイミング課題を行なう際には，前頭前野背外側部および頭頂皮質が活動する[28]．

これらの結果は，タイミングを特定する情報の違いによって，脳活動の部位が異なることを意味している．したがって，脳は，ある特定の部位を用いて時刻予測を行なうのではなく，与えられた情報に応じたさまざまな部位の活動によって動作のタイミングをコントロールしていると考えられる．

(4) 複雑な動作

ピアノ演奏や乗り物の操縦など，複雑な一連の手順を実行するためにも特有の脳活動が必要である．これら複雑な動作を行なう際の脳活動は，外部手がかりの有無，動作にかかわる身体部位の数，学習の影響などによって変化する．

外部手がかりのない状態で複数の動作を再生する際には主に補足運動野が活動する[32]．また，動作の再生時に TMS 刺激を補足運動野へ与えると，再生が障害される[33]．

一方，視覚的な手がかりに基づいて一連の運動

を行なう場合には，頭頂皮質－運動前野のネットワークが働く[34]．このとき，動作系列が複雑化すると背側運動前野（PMd）の活動が増大する[35]．この頭頂皮質－運動前野のネットワークは，得られた感覚情報をもとに運動を生成する際に働き，前述したように動作の素早い修正の際にも重要な役割を果たす．また，関与する身体部位の数が増大すると上頭頂皮質（7野吻側部）の活動が増大する[35]．上頭頂皮質は体性感覚野の後方に位置するため，多数の身体部位の感覚を統合するために働くと考えられる．

また，複雑な動作は，練習を重ねることで円滑に遂行できるようになる．このとき，例えば視覚手がかりに基づいた系列運動再生の場合，学習初期には頭頂皮質－前頭前野のネットワークが賦活されるが，学習が進むと一次運動野の活動が相対的に増大する[34]．

以上のように，複雑な運動を遂行する際には，その動作をとりまく条件や学習の進行によって脳活動がダイナミックに変容するのである．

2）まとめ

優れたパフォーマンスは強靱な筋力や持久力だけでは実現しない．優れた脳活動があってはじめて優れたパフォーマンスが可能になる．しかしながら，優れたパフォーマンスを可能にする脳活動に関する研究はごく少ない．病気や障害にかかわる脳研究では，特定部位の正常な機能が失われたときどのような障害が生じるかが明らかになる．しかしながら，その部位が，どれだけの学習可能性を秘めており，どれだけ優れた機能を発揮し得るかについてはわからない．この点について検討するためには，熟練者の脳活動を検討することが不可欠である．

また，巧みさは，脳活動全体が協調的に組織化されてはじめて実現する．したがって，巧みさにかかわる脳活動を研究するためには，脳の一部位ではなく，脳全体の活動を検討することも重要である．

非侵襲的な脳機能研究が可能になった現在，ヒトにおける巧みさと脳の研究は，ようやく端緒についたばかりである．今後の研究の発展に期待したい．

文　献

1) ベルンシュタイン著，佐々木正人監訳，工藤和俊訳：巧みさとその発達．金子書房，2003．（Bernstein NA: On dexterity and its development. In: Latash ML, Turvey MT eds, Dexterity and its development, Lawrence Erlbaum Assoc: New Jersey, pp.1-244, 1996）
2) 大築立志：「たくみ」の科学．朝倉書店，1988．
3) Jennings JR et al: Preparing the heart, eye, and brain: foreperiod length effects in a nonaging paradigm. Psychophysiology, 35: 90-98, 1998.
4) Corthout E et al: Two periods of processing in the (circum) striate visual cortex as revealed by transcranial magnetic stimulation. Neuropsychologia, 37: 137-145, 1999.
5) Petersen SE et al: Influences of lesions of parietal cortex on visual spatial attention in humans. Exp Brain Res, 76: 267-280, 1989.
6) Tanji J, Evarts EV: Anticipatory activity of motor cortex neurons in relation to direction of an intended movement. J Neurophysiol, 39: 1062-1068, 1976.
7) Naito E et al: Fast reaction to different sensory modalities activates common fields in the motor areas, but the anterior cingulate cortex is involved in the speed of reaction. J Neurophysiol, 83: 1701-1709, 2000.
8) Kudo K et al: Selective activation and deactivation of the human brain structures between speeded and precisely timed tapping responses to identical visual stimulus: an fMRI study. Neuroimage, 22: 1291-301, 2004.
9) Paus T: Primate anterior cingulate cortex: where motor control, drive and cognition interface. Nat Rev Neurosci, 2: 417-424, 2001.
10) Berardelli A et al: Pathophysiology of bradykinesia in Parkinson's disease. Brain, 124: 2131-2146, 2001.
11) Graybiel AM: Building action repertoires: memory and learning functions of the basal ganglia. Curr Opin Neurobiol, 5: 733-741, 1995.

12) Hayashi R et al: Effects of unilateral pallidotomy on voluntary movement, and simple and choice reaction times in Parkinson's disease. Mov Disord, 18: 515−523, 2003.
13) Sabatini U et al: Cortical motor reorganization in akinetic patients with Parkinson's disease: a functional MRI study. Brain, 123: 394−403, 2000.
14) Miller AD, Brooks VB: Parallel pathways for movement initiation of monkeys. Exp Brain Res, 45: 328−332, 1982.
15) Sasaki K et al: Cortical field potentials preceding visually initiated hand movements and cerebellar actions in the monkey. Exp Brain Res, 46: 29−36, 1982.
16) Amalric M et al: Cat red nucleus changes of activity during the motor initiation in a reaction time task. Exp Brain Res, 52: 210−218, 1983.
17) Hirashima M et al: Utilization and compensation of interaction torques during ball-throwing movements. J Neurophysiol, 89: 1784−1796, 2003.
18) Hirashima M et al: Counteractive relationship between the interaction torque and muscle torque at the wrist is predestined in ball-throwing. J Neurophysiol, 90: 1449−1463, 2003.
19) Bastian AJ et al: Cerebellar ataxia: abnormal control of interaction torques across multiple joints. J Neurophysiol, 76: 492−509, 1996.
20) Jahanshahi M et al: Self-initiated versus externally triggered movements. I. An investigation using measurement of regional cerebral blood flow with PET and movementrelated potentials in normal and Parkinson's disease subjects. Brain, 118: 913−933, 1995.
21) Benecke R et al: Disturbance of sequential movements in patients with Parkinson's disease. Brain, 110: 361−379, 1987.
22) Turner RS et al: Motor subcircuits mediating the control of movement velocity: a PET study. J Neurophysiol, 80: 2162−2176, 1998.
23) Harris CM, Wolpert DM: Signal-dependent noise determines motor planning. Nature, 394: 780−784, 1998.
24) Kudo K et al: Compensatory coordination of release variables in ball-throwing movements. J Mot Behav, 32: 337−345, 2000.
25) 川人光男：脳の計算理論．産業図書，1996.
26) Kudo K, Ohtsuki T: Functional modification of agonist-antagonist electromyographic activity for rapid movement inhibition. Exp Brain Res, 122: 23−30, 1998.
27) Desmurget M et al: Role of the posterior parietal cortex in updating reaching movements to a visual target. Nat Neurosci, 2: 563−567, 1999.
28) Kudo K et al: Differential brain activation in interval and interceptive timing tasks: an fMRI study. Neurosci Res Suppl, 25: 152, 2001.
29) Rao SM et al: The evolution of brain activation during temporal processing. Nat Neurosci, 4: 317−323, 2001.
30) Malapani C et al: Coupled temporal memories in Parkinson's disease: a dopamine-related dysfunction. J Cog Neurosci, 10:316−331, 1998.
31) O'Boyle DJ et al: The accuracy and precision of timing of self-paced, repetitive movements in subjects with Parkinson's disease. Brain, 119: 51−70, 1996.
32) Shima K, Tanji J: Both supplementary and presupplementary motor areas are crucial for the temporal organization of multiple movements. J Neurophysiol, 80: 3247−3260, 1998.
33) Gerloff C et al: Stimulation over the human supplementary motor area interferes with the organization of future elements in complex motor sequences. Brain, 120: 1587−1602, 1997.
34) Honda M et al: Dynamic cortical involvement in implicit and explicit motor sequence learning. A PET study. Brain, 121: 2159−2173, 1998.
35) Harrington DL et al: Specialized neural systems underlying representations of sequential movements. J Cog Neurosci, 12: 56−77, 2000.

［工藤　和俊・大築　立志］

和文索引

[あ行]

α帯域　65
$α_2$帯域　65
α—γ協同活動　166
一次運動野　2, 25, 121
一次体性感覚野　87, 118
位置調節課題　138, 139
一酸化窒素　184
逸脱刺激　98, 99
一致タイミング課題　193
運動イメージ　10
運動学習　21, 175
運動感覚　8
運動関連ニューロン　26
運動関連脳電位　29, 68
運動関連領野　37, 89
運動記憶　179
運動系情報処理　113
運動錯覚経験　11
運動残効　109, 111
運動時間　61
運動準備　10, 23
　　　——期　140
　　　——期間　136
　　　——状態　190
　　　——電位　24, 29, 31
運動神経伝導速度　71
運動性皮質　1, 2
運動前野　3, 4, 26
運動適応　37
　　　——能　160
運動ニューロン　25
　　　——の遅発性適応　165
運動の意識的経験　12
運動の転移　20, 21
運動の内部モデル　8
運動プログラム　8
運動前陰性緩電位　31
運動野再現地図　3
運動誘発電位　167
運動連合野　3
遠心性コピー　192, 193
遠心性指令　59
オドボール課題　39
オンライン制御　109

[か]

外因性成分　97

解消過程　54
階層構造　1, 175
外的刺激誘導性運動　18
海馬　40
下オリーブ核　181
核鎖線維　85
学習初期　10
覚醒水準　54
核袋線維　85
下行性制御　152
可塑性　60, 149, 153, 155, 156
　　ニューロンの——　89
顆粒細胞層　181
感覚—運動処理過程　29, 71
感覚記憶　50
感覚受容器　84
感覚神経伝導速度　71
感覚連合野　18
幾何学的錯視　108
期待される運動　11
期待波　52
機能局在　29
機能的核磁気共鳴撮像法　4, 13
機能的結合　16
逆転眼鏡　16
協同筋制御　15
　　非——　15
局所血流量　13
棘突起　182
筋収縮時間　126
筋制御　11
筋長自動制御　127
緊張性頸反射　142
　　対称性——　142
　　非対称性——　142
緊張性迷路反射　142
緊張性腰反射　143
筋電図反応時間　35, 61
筋の収縮様式　55
筋疲労　163
筋紡錘　85
　　——感度　153
筋放電の休止　57
クラシックバレエ　151
グルタミン酸　182
　　——受容体　185
経頭蓋磁気刺激　132, 168
頸反射→緊張性頸反射

系列運動　17
ゲーティング　24, 59, **89**, 90-95, 134
幻肢痛　120
剣道　141, 143, 160, 161
高閾値運動単位　164
(情動の) 高位経路　113
後期CNV　37
　　——成分　25
高強度運動　47
後根切断後　88
後索—内側毛帯路系　86
交叉性伸展反射　142
興奮・収縮連関　163
興奮性シナプス後電位　91
合目的運動　7
高齢者　70, 72, 161
固有受容性神経筋促通法　130
ゴルジ細胞　181
ゴルフ　130

[さ]

サイクリング　151
細胞構築学　1
サッカー　125, 130
錯覚　108
θ帯域　65
視覚運動性追跡課題　102
視覚経路　109
視覚誘導性運動　18
視覚誘発電位　71
軸索伝導速度の低下　71
刺激逸脱事象　49
刺激処理系　40
刺激弁別過程　35
刺激弁別処理過程　47
視床　86
事象関連電位　12, 29
　　児童の——　60
視床の後腹側核　88
視床—扁桃体路系　114
姿勢反射　142, 143
視知覚運動空間　16
視知覚協調運動　17
自動制御機能　134
自動的検出処理　98
シナプス効率　64
シナプス前抑制　134
シナプス遅延　71

シナプスの発芽現象　149
自分のペースで行なう運動　18
ジャンプ　128
習熟期　10
受動的注意　49, 98
受容野　119
準備関連活動　25
照合課題　16
小人像　117
小脳長期抑圧　180
情報伝達経路　126
初期プランニング　109
除脳動物　132
処理陰性電位　40
処理資源　99
神経伝導速度分布　158
伸張—短縮サイクル運動　129
伸張反射　125, **126**, 127-141, 166
　　機能的――　134
心的リハーサル　11
随意的動員度　168
水泳　151
髄鞘化　62, 64
髄鞘構築学　1
錐体路細胞　33
錐体路の伝導　71
随伴性陰性変動　25
スキー　143
スクリーニング効果　94
スティフネス　129
素早い動作　189
精巧な筋出力　15
精巧把握　19
星状細胞　181
脊髄介在ニューロン　26
脊髄回路網　25
脊髄記憶　150
脊髄網様体路　86
線条体　30
前帯状回　20
前帯状皮質　190
選択的注意　96
前庭動眼反射　185
前頭皮質　1
前頭葉　1
前補足運動野　4
早期 CNV　51
相互作用トルク　191
相反抑制　151
速順応型　84

側方抑制　93
組織制御系　40
ソフトテニス　160

[た]
ターゲットマッチ　45, 178
　　――運動課題　35
　　――課題　45
代謝型グルタミン酸受容体1型　183, 184
苔状線維　181
帯状皮質運動野　4
体性感覚　84
　　――MMN　99
　　――オドボール課題　102
　　――情報　30
　　――情報処理　48
　　――モダリティ　50
　　――誘発電位　59
　　――誘発脳磁場　94
　　――領域　8
第2視覚系　113
大脳基底核　30
大脳高次運動野　30
大脳皮質　1
　　――フィールド電位　179
大脳誘発電位　29
体部位局在　3, 118, 121
体部位再現　3, 20
　　――地図　117
タイミング　130, 150, 192, 193
多シナプス性脊髄反射　165
多シナプス性反射　126
立ち直り反射　143
短期記憶課題　20
短期記憶検査　70
単シナプス性反射　126
単シナプス性反応　171
単純スパイク　182
短潜時体性感覚誘発電位　92
知覚系情報処理　113
知覚中枢処理資源　101
知覚的準備　23
知覚と運動の乖離　107
知覚マスキング　107
力調節課題　138, 139
力把握　19
遅順応型　84
遅発性適応　164
注意　95
　　――関連電位　40

　　――痕跡説　97
　　――処理資源　95
　　――の定位　50
中間成分　51
中心溝　1
中枢遠心性のメカニズム　93
中枢求心性のメカニズム　93
中枢神経伝導時間　71
中枢性疲労　163
中枢パターン発生器　186
聴覚誘導性タッピング運動　14
聴覚誘発電位　71
長期増強　89, 149, **178**
長期抑圧　182
長期抑制　149
長距離選手　177
長経路反射→長潜時反射
長潜時伸張反射→長潜時反射
長潜時体性感覚誘発電位　94
長潜時反射　**132**, 135, 136, 137, 140, 144
(情動の) 低位経路　113
定位波　52
テークバック　130
適応型相関フィルター　70
適応制御　185
テニス　130
δ2型グルタミン酸受容体　183
電位依存性カルシウムチャネル　183
転移　20
　　両側性――　21
頭経蓋磁気刺激法　123, 132
動作緩慢　191
動作前の予備活性　130
登上線維　181, 182
到達運動　15, 191
頭頂弁蓋部　16
トレーニング　20, 37, 53, 60, 128, 161

[な]
内因性電位　48
内部フィードバックループ　193
内部モデル　8, 181
二次体性感覚野　87
二重課題　102
認知処理過程　29
認知文脈更新　41
脳幹網様体　86
脳幹網様体賦活系　51
脳磁図　94

脳内処理過程　10
脳内ネットワーク　12
脳の疲労　47
脳の賦活度　15

[は]

パーキンソン氏病　190
把握反射　142
背側運動前野　4
背側経路　109
把握運動　15, 16
バスケットボール　43
バックスイング　130
バッティング　107
バドミントン　160
バリスティック　45, 178
　──運動課題　35
　──課題　45
パワーリフティング　160
反射性姿勢調節　144
反射潜時　127
反応関連処理資源　101
皮質運動関連領域　18
皮質─運動細胞　14
皮質経由反射→長潜時反射
尾側外側前頭前皮質　5

標的刺激　62
　非──　62
フィードバック情報　8
フィードバック調節　125
フェンシング　143
負荷補償　134
複雑スパイク　182
腹側経路　109
符号化　14, 17
プライオメトリックス　128
プラトー電位　165
プリシェイピング　16
プルキンエ細胞層　181
吻側外側前頭前皮質　5
平行線維　181
閉塞　93
扁桃体　31
ポインティング動作　109
ボクシング　125
補足運動野　3, 4, 26
ホッピング　128

[ま]

前向き制御系　186
末梢運動神経伝導速度　158
末梢性疲労　47, 163

無意識下の感覚情報　107
無意識的知覚　111, 114
モーターセット　190

[や]

野　1
野球　107, 130, 143
誘発筋電図　159
陽電子放射断層撮影装置　11
抑制性シナプス後電位　91
予測性姿勢調節　144
予備緊張　55
予備的な筋活動　57

[ら]

ランニング　151
リーチング　191
リハビリテーション　130
領野　1
リン酸化　185
レジスタンストレーニング　172
籠細胞　181

[わ]

ワーキングメモリー　5
　前頭前野──　114

欧文索引

A-10神経　31
AMPA 型受容体　183
BA　3
Bereitschaftspotential→BP
BP　29, 31
branching task　6
Brodmann　1
caged Ca^{2+}　183
cCMA　4
CM　14
CMEP　171
CNV　29, **35**, 51-59, 73, 74
Collision 法　158
CPG　186
DMCV　158
dual control　153
EMD　127
EMG-RT　35, 57, 71
　　児童の——　63
EMG消失期間　170
ERP　29
fMRI　4, 13
GABA 作動性ニューロン　52
gating　24, 59, **89**, 90-95, 134
GO/NOGO 課題　19
grasping　16
H 波　127
H 反射　57
intermediate slope→IS
IS　33
IT 法　163, 168
LTD　149, 185
LTP　149
M1　**3**, 132
　　——成分　**132**, 136, 137, 140, 141

M2　**132**, 136, 137, 140
　　——成分　132, 136
M3　132
　　——成分　132
MCV　**158**, 160, 161
MEG　94
MEP　167
mGluR1　183, 184
mismatch negativity→MMN
MMN　48-50, **98**
motor evoked potential　167
motor potential　31
MP　70
MRCP　29, **31**
　　児童の——　68
MVC　163
M 波　158
N100　43, 66, 67
　　児童の——　66
N200　66, 67
　　児童の——　66
Nd　40, 96
negative slope　24
NO　184
NOGO 課題　12
NS'　24, 32, 68
P300　29, **38**, 39-47, 70
　　競技者の——　41
　　高齢者の——　72
　　児童の——　64
　　野球経験者の——　43
P3a　70, 72
P3b　70, 72
peri-stimulus time histgram　153
PM　3

PMd　3, **4**, 194
PMv　3
PNF　130
power grip　19
precision grip　19
precision 課題　19
pre-motion positivity　32
PrePMd　4
Pre-SMA　3, 4, 91
PSTH　153
rCMA　4
SEF　94
SEP　59
silent period　170
single-trial analysis　70
slow α 成分　66
SMA　3, 4
SMA-proper　91
SP　170
spinal memory　150
SⅠ　87
SⅡ　94
TMS　133, 190
VA　86
VB complex　87
VL　86
voluntary activation　168
VP　88
VPL　86, 107
VPM　86

2005年 8月10日　第1版第1刷発行
2009年 8月10日　　　　第2刷発行

運動と高次神経機能
定価（本体3,200円＋税）　　　　　　　　　　　　　　　　　　　検印省略

　　　　　　　　　　　編　者　　西平　賀昭
　　　　　　　　　　　　　　　　大築　立志
　　　　　　　　　　発行者　　太田　　博
　　　　　　　　　　発行所　　株式会社　杏林書院
　　　　　　　　　　　　　　　〒113-0034　東京都文京区湯島4-2-1
　　　　　　　　　　　　　　　Tel　03-3811-4887（代）
　　　　　　　　　　　　　　　Fax　03-3811-9148
Ⓒ Y. Nishihira and T. Ohtsuki　　　http://www.kyorin-shoin.co.jp

ISBN 978-4-7644-1073-2　C3047　　　　　　　　　　　　　広研印刷／三水舎
Printed in Japan

・本書の複製権・翻訳権・上映権・譲渡権・公衆送信権（送信可能化権を含む）は株式会社杏林書院が保有します．
・JCOPY ＜(社)出版者著作権管理機構 委託出版物＞
　本書の無断複写は著作権法上での例外を除き禁じられています．複写される場合は，そのつど事前に，(社)出版者著作権管理機構（電話 03-3513-6969, FAX 03-3513-6979, e-mail：info@jcopy.or.jp）の許諾を得てください．

運動生理学シリーズ　好評発売中

持久力の科学

石河　利寛
竹宮　隆　編集

　本書に取り上げられた内容は，そのメカニズム，トレーニング，パフォーマンスであり，いずれにおいても時間の要素が深くかかわる運動生理学の固有のテーマのひとつです．基礎的な内容から応用へ，この領域の専門家により分担執筆されたもので，学部生・大学院生の専門科目の演習はもとより，スポーツトレーナー，リハビリテーショントレーナー，スポーツコーチ陣に対し，持久力の構造と機能に関する新しい思考を提示しています．

B5判・304頁・定価（本体7,573円＋税）・ISBN978-4-7644-1027-5

運動とエネルギーの科学

中野　昭一
竹宮　隆　編集

　エネルギー生成・蓄積・消費という観点から，エネルギーの根源となる栄養素の消化と吸収，エネルギー自体を生成する体内中間代謝過程，エネルギー出納の調節，各栄養素別に運動との関連について，またエネルギー出納からみた運動を生理機能別に検討し，その体内における役割について理解を深めるとともに，運動に対応したエネルギー補給と，さらにエネルギー出納の面からみた各種スポーツの動態について記述されています．

B5判・312頁・定価（本体7,200円＋税）・ISBN978-4-7644-1030-5

運動適応の科学　―トレーニングの科学的アプローチ―

竹宮　隆
石河　利寛　編集

　健康運動の指導や競技スポーツのトレーニングに際しては生理的適応の過程を見ながら，目標のレベルに到達することが可能となります．運動効果が適応過程で科学的に分析され，理解されることになれば，当然その成果はトレーニング・プログラムや運動処方に活用できるでしょう．この事実や経験を適応生理学的な観点から科学的に考察された書物は少ない中，本書はその意味で得難い内容が記載されている好書であります．

B5判・224頁・定価（本体4,700円＋税）・ISBN978-4-7644-1036-7

運動とストレス科学

竹宮　隆
下光　輝一　編集

　本書の「ストレス」は，ハンス・セリエの提唱によるストレス概念に由来し，セリエ自身の研究の苦境から脱出する際に発想転換の基礎となった事実と思考の体系で，病気の本態を示唆するものでもあります．本書は，長くストレス科学に関係された領域トップの専門家による分担と協力で完成することができました．健康なからだが病気に移行するストレス状態のことや元気を作り出すユウストレスの存在を知っていただければ幸いです．

B5判・336頁・定価（本体4,800円＋税）・ISBN978-4-7644-1054-1

筋力をデザインする

吉岡　利忠・後藤　勝正
石井　直方　編集

　骨格筋収縮機構については，これまでに多くの知見がもたらされてきました．さらに，近年の新しい分析やモデルの開発により収縮シグナルの伝達機構や力発生の分子機構の一部は徐々に明らかにされつつあります．しかし依然として筋収縮機構の中心である力発生機構をはじめ，いまだ解明できていない部分が残されています．本書は，骨格筋の構造，筋や筋力の構造，維持，筋力の多様性などについて分かりやすく説明しています．

B5判・224頁・定価（本体3,700円＋税）・ISBN978-4-7644-1061-9

高所トレーニングの科学

浅野　勝己
小林　寛道　編集

　高所トレーニングに関する研究は大きな関心がもたれ，近年では長距離，マラソンのトレーニングとして考えられていた高所トレーニングが，実は，さまざまなスポーツ種目のトレーニングとして効果のあることが確かめられるようになってきました．本書は，高所トレーニングという実際的なフィールドでなされてきた成果を歴史に刻むとともに，これからの発展の礎と成るように総説されたものであり，これから先を行くひとにとっても，多くのヒントと示唆を与えるものと願います．

B5判・224頁・定価（本体3,500円＋税）・ISBN978-4-7644-1071-8